DR. MED. ELKE MANTWILL
ALICIA MANTWILL

NÄHRSTOFF GUIDE FÜR SENIOREN

Wie Sie Zellen, Muskeln und Organe optimal versorgen, um fit, selbstbestimmt und voller Energie durchs Leben zu gehen

riva

Inhalt

Vorwort

Liebe Leserin, lieber Leser,

wenn Sie dieses Buch in den Händen halten, dann haben Sie bereits einen wichtigen Schritt getan: Sie haben sich entschieden, sich selbst um Ihre Gesundheit zu kümmern. Und genau das war auch unsere Motivation dafür, nach unserem ersten Buch über Nährstoffe für Frauen nun diesen umfassenden Guide speziell für die spätere Lebensphase, das Seniorenalter, zu verfassen – wieder gemeinsam als Mutter und Tochter, als Ärztin und Medizinökonomin.

Die Begeisterung für einen ganzheitlichen Ansatz in der Gesundheitsvorsorge begleitet uns bereits seit vielen Jahren. Schon zu Beginn der hausärztlichen Tätigkeit wurde klar: Die reine Symptombehandlung greift zu kurz. Der Wunsch, den Menschen als Ganzes zu verstehen und nicht nur einzelne Beschwerden zu lindern, öffnete den Weg zur Komplementär- und Ernährungsmedizin, zu präventiven Strategien und in die Welt der Mikronährstoffe. Die wissenschaftliche Datenlage hat sich seither enorm erweitert und bestätigt immer wieder: Die Lebensqualität im Alter hängt entscheidend davon ab, wie Sie Ihren Körper mit allen Nährstoffen versorgen.

Täglich erleben wir in der Praxis, dass Menschen ab 60 oder 70 Jahren mit Beschwerden zu uns kommen, die für selbstverständliche Alterserscheinungen gehalten werden: schwindende Kraft, häufige Infekte, Knochenbrüche oder chronische Verdauungsbeschwerden. Doch viele dieser Beschwerden sind nicht unausweichlich. Sie lassen sich durch gezielte Ernährung, Bewegung und eine optimierte Nährstoffversorgung positiv beeinflussen. Als Medizinökonomin liegt der Fokus darauf, die wissenschaftlichen Zusammenhänge verständlich aufzubereiten. Welche Mechanismen stecken dahinter?

Wie kann ich Mikronährstoffe sinnvoll einsetzen? Und welche Fallstricke sollte ich vermeiden? Uns ist es wichtig, auch heikle Themen anzusprechen, die im Alter oft verschwiegen werden. Denn viele Menschen leiden still vor sich hin, weil sie sich für Probleme wie Verdauungsstörungen schämen – selbst im Gespräch mit medizinischem Fachpersonal. Mit diesem Buch möchten wir Ihnen zeigen, dass Sie nicht allein sind und es Unterstützung für Ihre Leiden gibt. Bevor es losgeht, möchten wir noch eine Sache betonen: Bitte halten Sie immer ärztliche Rücksprache, bevor Sie Mikronährstoffe einnehmen. Man kann dabei durchaus Fehler machen, und dieser Ratgeber ersetzt keine Beratung durch Ihre Ärztin oder Ihren Arzt.

Unser Ziel ist es, Ihnen nicht nur Wissen an die Hand zu geben, sondern Sie auch zu ermutigen, selbst aktiv zu werden. Gesundes Altern ist kein Zufall, es ist das Ergebnis bewusster Entscheidungen. Begleiten Sie uns auf dem Weg zu mehr Vitalität und Lebensfreude!

Herzlichst

Dr. med. Elke Mantwill und Alicia Mantwill

Das Senium: Veränderungen im Alter verstehen und gegenwirken

Möchten Sie 100 Jahre alt werden? Vielleicht sagt der ein oder die andere von Ihnen »auf jeden Fall«, vielleicht sind aber auch Leserinnen oder Leser dabei, die das nicht möchten. Was wir definitiv alle wollen, ist, gesund zu altern. In den letzten Lebensjahren und -jahrzehnten ohne Beschwerden und ohne Krankheiten das Leben zu genießen, das sollte das Ziel sein. Heute nennt man das lange, gesunde Altern »Longevity«. Aber oft fällt im Alter alles schwerer: Schuhe zubinden, aufstehen, kleine Schrift lesen, Treppen steigen, Namen merken. Oder man spürt immer mehr »Wehwehchen« und leidet unter Schlafstörungen, Müdigkeit und Erschöpfung, Schmerzen oder wiederkehrenden Infekten.

Um gesund alt zu werden, ist es wichtig, frühzeitig und gezielt etwas dafür zu tun. Das betrifft die Ernährung, die richtigen Nährstoffe, aber auch Bewegung, Schlaf und soziale Kontakte. In unserem *Nährstoff-Guide für Senioren* lernen Sie, welche Prozesse sich im Alter verändern, welche Bedeutung Nährstoffe haben, wie Sie Mängeln entgegenwirken können und was Sie besonders bei verschiedenen (chronischen) Erkrankungen beachten müssen. Wir geben Ihnen praktische Tipps, wie Sie Nährstoffe über die Ernährung aufnehmen können, verdeutlichen aber auch, wo die Grenzen sind. Und wir haben einige Rezepte und Einkaufslisten für Sie zusammengestellt, um den praktischen Einstieg in eine gesunde Lebensführung zu erleichtern.

Ab wann ist man eigentlich »Senior«?

Diese Frage lässt sich nicht eindeutig beantworten – weder medizinisch noch gesellschaftlich. Oft wird das 60. oder 65. Lebensjahr als Schwelle genannt. Biologisch gesehen altern Menschen allerdings sehr unterschiedlich. Die Forschung spricht deshalb lieber vom biologischen Alter – also dem Zustand von Körperfunktionen und Organen – statt vom chronologischen Alter, das heißt dem Alter in Jahren. Denn ein Mensch mit 70 Jahren kann durchaus fitter sein als manch einer mit 55 Jahren.

Subjektives Erleben: Das Alter fühlt sich nicht immer »alt« an

Viele Menschen erleben ab einem gewissen Alter einen interessanten Gegensatz: Ihr biologisches Alter steigt, doch innerlich fühlen sie sich deutlich jünger. Diese Widersprüchlichkeit zwischen dem tatsächlichen und dem empfundenen Alter ist mehr als nur ein psychologisches Kuriosum. Sie kann auch einen Einfluss darauf haben, wie motiviert Menschen sind, aktiv etwas für ihre Gesundheit zu tun. Menschen, die sich innerlich jünger fühlen und aktiv bleiben möchten, profitieren besonders davon, ihre Ernährung bewusst zu gestalten und gegebenenfalls gezielt Nährstoffe zu ergänzen. Denn ein vitales Lebensgefühl braucht auch eine gute biochemische Grundlage. Wer seinen Körper ausreichend mit allen wichtigen Nährstoffen versorgt, schafft die Basis dafür, im Alltag leistungsfähig, stabil und mental wach zu bleiben.

Langlebigkeit beginnt im Alltag

Die Forschung zu »Longevity«, also gesunder Langlebigkeit zeigt deutlich: Es sind nicht nur die Gene, die bestimmen, wie alt jemand wird, sondern vor allem der Lebensstil. Ernährung, Bewegung, innere Einstellung und soziale Verbundenheit gehören zu den zentralen Säulen eines langen, gesunden Lebens.

Gerade in der zweiten Lebenshälfte ist die Versorgung mit Mikronährstoffen besonders wichtig. Denn der Körper altert ab dem 20. Lebensjahr auf Zellebene, und genau da wirken Nährstoffe als schützende, regulierende und regenerative Elemente. Sie helfen dabei, Entzündungen zu reduzieren, die Funktionen der Zellen aufrechtzuerhalten und altersbedingten Abbauprozessen vorzubeugen.

Longevity bedeutet also nicht nur, die Lebensjahre zu verlängern, sondern vor allem, gesunde Lebenszeit zu gewinnen. Wer frühzeitig und regelmäßig auf eine ausgewogene, nährstoffdichte Ernährung achtet, kann vielen altersbedingten Einschränkungen entgegenwirken.

Was wir beim Alterungsprozess beeinflussen können und was nicht

Während sich auf genetische Faktoren des Alterns kaum Einfluss nehmen lässt, sind viele andere Aspekte durchaus formbar, so etwa:

- Ernährung
- Bewegung
- Schlaf
- Stressmanagement
- soziale Kontakte
- Mikronährstoffversorgung

Diese Faktoren wirken auf Zellalterung, Entzündungsprozesse, Hormonbalance und geistige Leistungsfähigkeit. Das Gute ist: Es ist nie zu spät, mit Veränderungen zu beginnen. Und dabei möchten wir Ihnen mit unserem Buch gerne helfen.

Grundsätzliche Veränderungen im Alter: Zellen, Muskeln, Gehirn, Hormone

Unser Körper verändert sich mit der Zeit auf Zellebene und in allen Organfunktionen, hormonellen Abläufen und der Muskelstruktur. Die folgende Tabelle gibt Ihnen eine Übersicht dieser Prozesse.

Körperliche Veränderungen im Alter	
Körperstruktur	**Veränderung**
Zellen	Im Laufe des Alterungsprozesses werden die Zellen zunehmend schwächer darin, sich zu teilen und zu erneuern, da ihre »Schutzkappen« (Telomere) immer kürzer werden. Sobald diese zu kurz sind, hören die Zellen auf, sich zu vermehren, und können sogar absterben. Zudem sammeln sich Fehler in der DNA sowie Schäden durch Umwelteinflüsse an. Das stört die Funktion der Zellen und kann zu Krankheiten führen.
Muskeln	Etwa ab dem 50. Lebensjahr verlieren wir jährlich rund 1 bis 2 Prozent Muskelmasse, ein Prozess namens Sarkopenie. Ohne gezieltes Training und ausreichende Eiweißzufuhr kann das Schwäche, Sturzgefahr und Immobilität zur Folge haben.
Gehirn	Die Durchblutung des Gehirns nimmt ab, Botenstoffe wie Dopamin und Acetylcholin werden langsamer produziert. Die Konzentrations- und Reaktionsfähigkeit kann nachlassen.
Hormone	Die Menge der im Körper vorhandenen Hormone verändert sich bei Frau und Mann im Lebensverlauf: Bei Frauen sinken zum Beispiel nach den Wechseljahren der Östrogen- und der Progesteronspiegel rapide. Bei Männern nimmt Testosteron langsamer, aber stetig ab. Auch der Spiegel der Schilddrüsen- und Stresshormone verändert sich, mit Folgen für Stoffwechsel, Energiehaushalt und Stimmung.

Dass der Körper nach und nach abbaut, heißt aber nicht, dass Sie nichts dagegen machen können. Denn wer die Mechanismen versteht, kann gezielt etwas für die Gesundheit tun, zum Beispiel durch regelmäßige Bewegung, geistige Aktivität, soziale Einbindung und eine Versorgung mit Makro- und Mikronährstoffen, die genau auf den Bedarf abgestimmt ist.

KAPITEL 1

DIE BEDEUTUNG VON NÄHRSTOFFEN IM ALTER

Mit zunehmendem Alter verändert sich der Nährstoffbedarf. Während der Körper weniger Kalorien benötigt, steigt die Nachfrage nach bestimmten Vitaminen, Spurenelementen und Mineralstoffen. Verdauung und Nährstoffaufnahme funktionieren jedoch gleichzeitig nicht mehr so effizient wie in jüngeren Jahren: Magensäure, Verdauungsenzyme und die Darmschleimhaut arbeiten langsamer und weniger leistungsfähig. Diese Veränderungen machen eine bewusste, nährstoffreiche Ernährung umso wichtiger, um Mangelerscheinungen vorzubeugen und die Gesundheit zu erhalten.

Nährstoffe: Bausteine für Gesundheit und Wohlbefinden

Nährstoffe sind lebenswichtige Substanzen, die der Körper mit der Nahrung aufnehmen muss, um gesund zu bleiben. Sie liefern Energie, bauen Körpergewebe auf und unterstützen zahlreiche Funktionen wie den Stoffwechsel, die Immunabwehr oder den Hormonhaushalt. Man unterscheidet grundsätzlich zwischen Makronährstoffen und Mikronährstoffen.

Makronährstoffe: Kohlenhydrate, Proteine und Fette

Die Makronährstoffe lassen sich in drei Hauptgruppen einteilen: Kohlenhydrate, Proteine (Eiweiße) und Fette. Sie liefern nicht nur Energie, sondern erfüllen auch zahlreiche wichtige Funktionen im Körper. Ergänzt werden sie durch einen oft unterschätzten, aber lebensnotwendigen »Nährstoff«, nämlich Wasser (Flüssigkeit). Nur wenn all diese Elemente ausreichend vorhanden sind, kann der Organismus langfristig gesund und leistungsfähig bleiben.

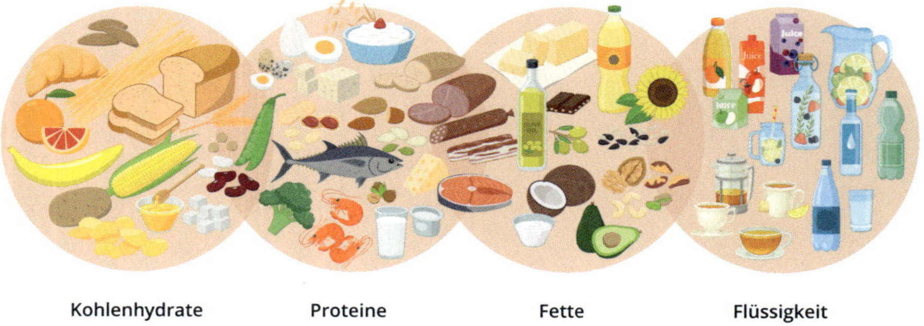

Eine vielfältige Ernährung mit ausreichend Kohlenhydraten, Proteinen, Fetten und Flüssigkeit liefert Energie und wichtige Nährstoffe.

Kohlenhydrate sind klassisch zu finden in Nudeln, Reis, Brot und Kartoffeln. Mit zunehmendem Alter wird es immer wichtiger, Kohlenhydrate eher moderat und in Form von komplexen Kohlenhydraten zu verzehren, zum Beispiel durch den Konsum von Vollkornprodukten, Hülsenfrüchten, Gemüse und Kartoffeln. Komplexe Kohlenhydrate enthalten viele Ballaststoffe und helfen unter anderem dabei, den Blutzucker stabil zu halten und damit das Risiko für Typ-2-Diabetes zu senken. Außerdem unterstützen sie die Darmgesundheit und beugen Verstopfung vor. Über den Darm sprechen wir ab Seite 181 in Kapitel 4 noch mal ausführlicher.

Proteinreiche Lebensmittel wie Quark, Fisch, Fleisch, Milch oder Hülsenfrüchte sind im Alter unverzichtbar. Proteine sind an nahezu allen Körperfunktionen beteiligt. Sie tragen unter anderem zum Erhalt der Muskelmasse, zur Immunabwehr und Wundheilung, zur Hormonbildung, Enzymproduktion und zum Transport von Nährstoffen im Blut bei.[1] Die aktuelle Empfehlung sieht etwa 1 bis 1,2 Gramm Protein pro Kilogramm Körpergewicht und Tag vor. Bei chronischen Erkrankungen oder in der Rekonvaleszenz – also der schrittweisen Wiederherstellung der Gesundheit nach einer Erkrankung – kann dieser Bedarf noch höher liegen.[2]

Fette sollten bevorzugt aus hochwertigen Quellen wie pflanzlichen Ölen (zum Beispiel Olivenöl oder Rapsöl), Nüssen und fettreichem Fisch stammen. Insbesondere die Zufuhr von ungesättigten Fettsäuren in Form von Omega-3-Fettsäuren ist mit antientzündlichen Effekten und einer verbesserten Herz-Kreislauf-Gesundheit verbunden. Auch unser Gehirn profitiert von diesen sogenannten »guten Fetten«. Transfette – das sind die »schlechten Fette« – sollten im Gegenzug möglichst vermieden werden, da sonst das Risiko für Herz-Kreislauf-Erkrankungen steigen kann. Diese finden sich hauptsächlich in Fast Food, Kuchenglasuren, Fertignahrung oder Gebäck.[3]

Für den Alltag können einige grundsätzliche Tipps sehr wertvoll sein:

- **Regelmäßigkeit:** Halten Sie sich an feste, regelmäßige Essenszeiten, das unterstützt den Stoffwechsel und beugt Unterzuckerungen vor.
- **Ausgewogene Mahlzeiten:** Achten Sie bei jeder Mahlzeit auf eine Kombination aus Kohlenhydraten, Proteinen und gesunden Fetten. Optimal ist jeweils ein Viertel Teller Kohlenhydrate und Proteine mit etwas Fett und der restliche Teller voller Gemüse.
- **Ausreichend trinken:** Das Durstgefühl lässt im Alter nach. Wasser, ungesüßte Tees und verdünnte Fruchtsäfte sind empfehlenswert. Sie sollten etwa auf 1,5 Liter pro Tag kommen.
- **Lebensmittelauswahl:** Am besten essen Sie frische, möglichst unverarbeitete Lebensmittel und bereiten Ihre Speisen schonend zu, damit die Nährstoffe erhalten bleiben.

Wie Sie die Makronährstoffe explizit in Ihre Mahlzeiten einplanen können, erfahren Sie in Kapitel 3 ab Seite 98. Dort erhalten Sie auch wertvolle Tipps zu Ernährungsweise und Makronährstoffverteilung. Nun aber erst einmal zu den Mikronährstoffen.

Mikronährstoffe

Mikronährstoffe sind lebenswichtige Nährstoffe, die der Körper nur in sehr kleinen Mengen benötigt. Während Makronährstoffe Energie liefern, erfüllen Mikronährstoffe zahlreiche regulatorische und schützende Funktionen im Organismus.

Zu den wichtigsten Mikronährstoffgruppen zählen:

- Vitamine (zum Beispiel Vitamin A, C, D, E, B-Vitamine)
- Mineralstoffe (etwa Kalzium, Magnesium, Kalium)
- Spurenelemente (wie Eisen, Zink, Selen, Jod)

- sekundäre Pflanzenstoffe (beispielsweise Carotinoide, Flavonoide, Polyphenole)
- Fettsäuren (gesättigte und ungesättigte Fettsäuren sowie Transfette)
- Aminosäuren

Einige dieser Mikronährstoffe müssen regelmäßig über die Nahrung zugeführt werden, da der Körper sie nicht oder nur in unzureichender Menge selbst aus verschiedenen Stoffen herstellen kann.

Risikonährstoffe im Alter

Im Alter ist der Bedarf an bestimmten Mikronährstoffen erhöht oder ihre Aufnahme ist eingeschränkt, weshalb eine gezielte Versorgung damit besonders wichtig ist. Typische solche »Risikonährstoffe« sind:[4,5]

- Vitamin B_{12}
- Kalzium und Vitamin D
- Zink und Selen
- Magnesium
- Natrium
- Eisen
- Omega-3-Fettsäuren
- Coenzym Q10
- Aminosäuren

Laut diversen Studien von Ernährungsgesellschaften ist die körperliche Versorgung mit manchen Mikronährstoffen bei älteren Menschen oft kritisch, weil die Aufnahmefähigkeit sinkt, der Appetit nachlässt oder bestimmte Medikamente die Verwertung beeinträchtigen können.[6,7,8] Die Risikonährstoffe schauen wir uns der Wichtigkeit nach geordnet auf den nächsten Seiten etwas genauer an.

Vitamin B_{12}

Vitamin B_{12} ist besonders wichtig für Nerven, Blut und Stoffwechsel, und das in jeder Lebensphase. Gerade im Alter steigt das Risiko für einen Mangel jedoch deutlich an, da der Körper das Vitamin immer schlechter aus der

Nahrung aufnehmen kann. Studien zeigen, dass etwa jeder vierte Mensch über 65 Jahre in Deutschland von einer Unterversorgung mit Vitamin B_{12} betroffen ist.[9]

Was sich bei der Aufnahme von Vitamin B_{12} verändert

Damit der Körper Vitamin B_{12} aufnehmen kann, braucht er Unterstützung durch den *Intrinsic-Faktor*. Dieser bindet sich mit Vitamin B_{12} und ermöglicht so seine Aufnahme im Körper. Damit der *Intrinsic-Faktor* aktiviert werden kann, wird Magensäure benötigt. Da davon im Alter aber weniger produziert wird, kommt es zu Problemen bei der Aufnahme des Vitamins. Das heißt dann: Selbst wenn Sie viel Fleisch, Fisch oder Milchprodukte essen, kann Ihr Körper das Vitamin B_{12} daraus vielleicht nicht mehr richtig verwerten.

Warum Vitamin B_{12} zu einem kritischen Nährstoff wird

Vitamin B_{12} übernimmt im Körper mehrere lebenswichtige Funktionen. Ist zu wenig vorhanden, kann der Körper zum Beispiel keine gesunden roten Blutkörperchen produzieren. Ein Mangel führt daher unweigerlich zu Blutarmut (Anämie). Zugleich sorgt das Vitamin dafür, dass die Schutzhüllen unserer Nervenfasern intakt bleiben. Fehlt es, können Nervenschäden mit Kribbeln, Taubheitsgefühlen oder Gangunsicherheit auftreten. Darüber hinaus unterstützt Vitamin B_{12} den Abbau von Homocystein und trägt so zu einem gesunden Homocysteinspiegel im Blut bei. Denn ein dauerhaft erhöhter Wert dieses Aminosäure-Abbauprodukts steigert das Risiko für Herzinfarkt und Schlaganfall. Schließlich ist Vitamin B_{12} für die DNA-Synthese und Zellteilung unverzichtbar, insbesondere in Geweben, die sich ständig erneuern müssen, wie beispielsweise dem Knochenmark.

Die gefährlichen Folgen eines Mangels

Ein Vitamin-B_{12}-Mangel entwickelt sich oft über Jahre hinweg unbemerkt, da der Körper grundsätzlich große Mengen in der Leber speichern kann, dieser Speicher mit zunehmendem Alter allerdings nachlässt. Besonders heimtückisch ist, dass erste Warnsignale einer Mangelerscheinung oft eher unauffällig sind:[10]

- anhaltende Müdigkeit und Schwäche, die sich auch durch viel Schlaf nicht bessert
- Konzentrationsprobleme und Vergesslichkeit
- Blässe durch eine beginnende Blutarmut
- Appetitlosigkeit

Wenn der Mangel fortschreitet, entstehen jedoch ernsthafte Probleme:

- Nervenschäden mit Kribbeln, Taubheitsgefühlen in Händen und Füßen
- Gangunsicherheit und Muskelschwäche, die das Sturzrisiko erheblich erhöhen
- Gedächtnisstörungen, Depressionen, Verwirrtheit und andere fortschreitende geistige Einschränkungen
- Wahnvorstellungen (Paranoia) und Demenz-ähnliche Symptome (in schweren, seltenen Fällen)

AUFGEPASST

Nervenschäden durch Vitamin-B_{12}-Mangel können irreversibel sein. Eine frühzeitige Erkennung und Behandlung sind daher entscheidend.

SCHON GEWUSST?

Protonenpumpenhemmer (PPI) werden häufig bei Sodbrennen verschrieben, verringern aber die Magensäurebildung. Wer über mehr als zwei Jahre regelmäßig PPI einnimmt, hat ein deutlich höheres Risiko, einen Vitamin-B_{12}-Mangel zu entwickeln. Bei längerer Einnahme sollten Sie also den Vitamin-B_{12}-Spiegel unbedingt regelmäßig kontrollieren lassen.

So versorgen Sie sich optimal mit Vitamin B_{12}

Der offizielle Tagesbedarf liegt bei 4 Mikrogramm für Erwachsene. Doch Experten diskutieren, ob diese Menge tatsächlich ausreicht, insbesondere wenn die Aufnahmefähigkeit eingeschränkt ist.

Die besten natürlichen Vitamin-B_{12}-Quellen sind ausschließlich tierischen Ursprungs: Fleisch, Innereien, Fisch, Eier und Meeresfrüchte. Für Vegetarier sind besonders Hartkäse, Quark und Joghurt gute Quellen. Als Veganer ist es ratsam, einen eventuellen Mangel abzuklären und dann nach ärztlicher Absprache mit entsprechenden Präparaten zu ergänzen.

Lebensmittel, die reich an Vitamin B_{12} sind: Fisch, Meeresfrüchte, Fleisch sowie Innereien, Eier und Käse sind ausgezeichnete Quellen dieses essenziellen Vitamins.

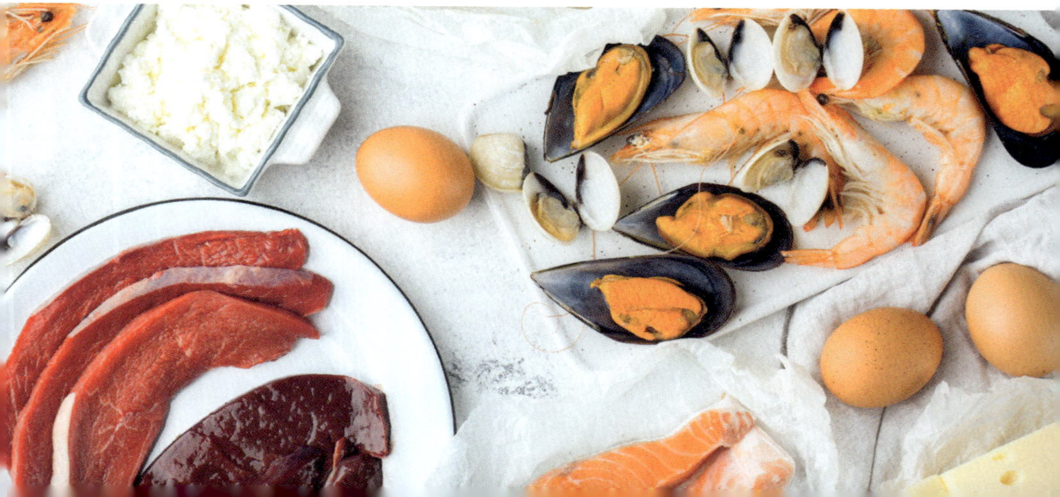

Menschen über 65 Jahre wird empfohlen, aufgrund der veränderten Aufnahmefähigkeit gezielt Vitamin B_{12} zuzuführen. Hochdosierte Präparate können die verminderte Aufnahme kompensieren und kritische Mangelzustände verhindern. Grundsätzlich ist es aber empfehlenswert, zunächst eine Blutuntersuchung zu machen, um einen gegebenenfalls bestehenden Mangel aufzudecken.

Top 3 der Lebensmittel zur Vitamin-B_{12}-Versorgung

Lebensmittel	Vitamin-B_{12}-Gehalt pro 100 Gramm	Besonderheit
Rinderleber	65–87 µg	hoher Gehalt, gut bioverfügbar, sollte aber nur in Maßen verzehrt werden
Makrele	12–19 µg	sehr gut bioverfügbar, reich an Omega-3
Eier	bis zu 2,5 µg	gut bioverfügbar, können regelmäßig gegessen werden

SCHON GEWUSST?

Was bedeutet »bioverfügbar«? Die Bioverfügbarkeit beschreibt, wie gut und wie schnell der Körper einen Nährstoff aus der Nahrung aufnehmen und verwenden kann. Ein Nährstoff mit hoher Bioverfügbarkeit kommt schneller und vollständiger dort an, wo er gebraucht wird.

Kalzium und Vitamin D

Mit steigendem Alter verändert sich der Körper grundlegend und diese Veränderungen machen eine ausreichende Kalziumversorgung zur wichtigsten Grundlage für Mobilität, Selbstständigkeit und Lebensqualität. Dabei wird Vitamin D als unverzichtbarer Partner von Kalzium angesehen: Ohne ausreichend Vitamin D kann der Körper Kalzium nicht effektiv aufnehmen und verwerten.

Veränderungen im Kalzium- und Vitamin-D-Stoffwechsel

Der alternde Körper verändert seinen Kalziumstoffwechsel. Während bis zum 30. Lebensjahr noch mehr Knochenmasse aufgebaut als abgebaut wird, kehrt sich dieses Verhältnis danach um. Ab dem 35. Lebensjahr beginnt ein schleichender Prozess: Die Knochenmasse nimmt jährlich um

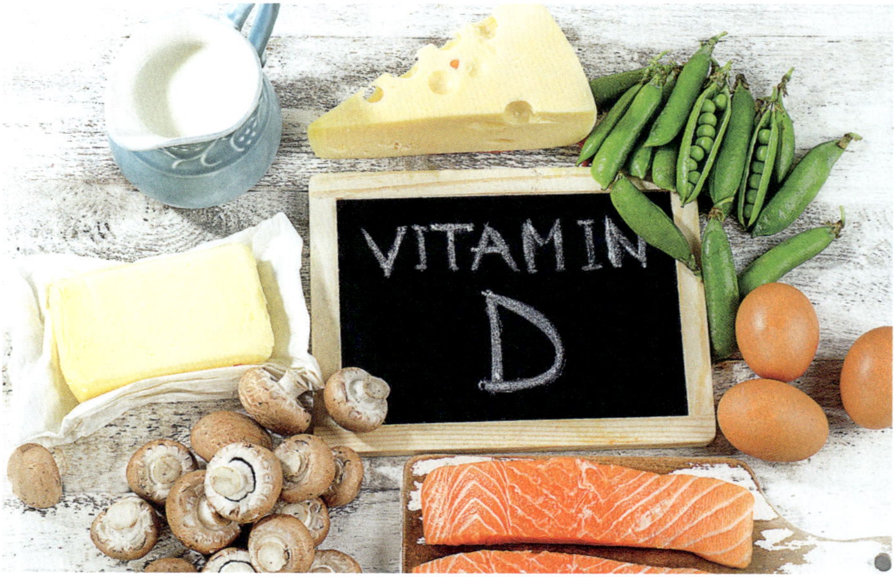

Vitamin D und Kalzium unterstützen sich gegenseitig bei der Förderung gesunder Zellen, Nervenfunktionen und Muskeln.

0,5 bis 1 Prozent ab. Bei Frauen nach der Menopause kann dieser Verlust sogar auf bis zu 2 Prozent pro Jahr ansteigen.[11] Dieser beschleunigte Knochenabbau führt dazu, dass die Knochen an Stabilität verlieren und leichter brechen können. Kalzium trägt dazu bei, den Verlust von Knochenmineralien zu verringern und die Knochen möglichst stabil zu halten. Parallel dazu verschlechtert sich oft auch die Vitamin-D-Versorgung. Denn mit zunehmendem Alter nimmt die Fähigkeit der Haut, Vitamin D zu bilden, deutlich ab, und zwar etwa um die Hälfte! Bei 70-Jährigen ist die Vitamin-D-Produktion sogar drei- bis fünfmal geringer als bei jungen Erwachsenen.[12] Diese altersbedingte Abnahme der Vitamin-D-Bildung verschlechtert die Kalziumaufnahme zusätzlich. Vitamin D ist nämlich dafür verantwortlich, dass der Darm Kalzium aus der Nahrung ins Blut aufnehmen kann. Fehlt Vitamin D, kann selbst bei ausreichender Kalziumzufuhr zu wenig davon im Körper ankommen. So kann dann ein langfristiger Vitamin-D-Mangel letztendlich zu porösen Knochen führen.

SCHON GEWUSST?

Das Sonnenlicht reicht häufig nicht aus, um den Vitamin-D-Spiegel auf ein optimales Niveau zu bringen. Gerade im Winter und bei älteren Menschen kommt es oft zu Mangelwerten. Spätestens ab 45 Jahren ist es meistens sinnvoll, gezielt und individuell angepasst geeignete Ergänzungsmittel zu nehmen, um Knochengesundheit und Muskelkraft zu erhalten.[13] Tatsächlich ist eine Ergänzung von Vitamin D schon im Kindesalter bis hin ins hohe Alter auch dauerhaft in den Wintermonaten sinnvoll.[14]

Besonders problematisch ist, dass etwa 80 Prozent der über 60-Jährigen an einem erheblichen Vitamin-D-Mangel leiden. Dies verschlechtert zudem die Kalziumaufnahme, da Vitamin D für die Kalziumverwertung im Körper unerlässlich ist.[15]

Warum Kalzium und Vitamin D im Alter besonders wichtig sind

Kalzium ist weit mehr als nur ein Knochenbaustein. Es erfüllt lebenswichtige Aufgaben in allen Körperzellen:

- **Zellstabilität:** Kalzium stärkt die Zellwände und ermöglicht die Signalübermittlung zwischen den Zellen.
- **Nervenfunktion:** Es ist unerlässlich für die Weiterleitung von Reizen im Nervensystem.
- **Muskelkontraktion:** Ohne ausreichend Kalzium können Muskeln nicht ordnungsgemäß arbeiten.

Vitamin D verstärkt all diese Kalziumwirkungen: Es fördert nicht nur dessen Aufnahme im Magen-Darm-Trakt, sondern beeinflusst auch direkt die Muskelkraft und die Koordinationsfähigkeit.[16] Unser »Sonnenvitamin« unterstützt das Immun- und Herz-Kreislauf-System und reguliert zahlreiche Stoffwechselprozesse; zudem trägt es dazu bei, überschießende Immunreaktionen zu hemmen und so das Risiko für Autoimmunerkrankungen zu senken.

Die gefährlichen Folgen eines Mangels

Wenn der Körper nicht genügend Kalzium über die Nahrung erhält, greift er auf die vorhandenen Knochenspeicher zurück. Der Kalziumspiegel im Blut wird dadurch zwar zunächst konstant gehalten, allerdings geht das auf Kosten der Knochendichte. Akute Symptome eines Kalziummangels sind:

- Muskelkrämpfe
- Kribbeln und Taubheitsgefühl in Händen und Füßen
- Müdigkeit und Schwäche

Hält der Kalziummangel lange an, können sich chronische Folgen entwickeln:

- erhöhtes Knochenbruchrisiko, Osteoporose[17]
- Zahnprobleme und Karies
- trockene, rissige Haut und Haarausfall
- Querrillen auf den Nägeln

Ein Vitamin-D-Mangel verschärft diese Folgen eines Kalziummangels noch mehr. Akute Folgen können dann sein:

- Müdigkeit
- Infektanfälligkeit (wie Atemwegserkrankungen)
- Muskelschwäche, Muskelschmerzen und Muskelzuckungen
- Konzentrationsstörungen, depressive Verstimmungen und Kopfschmerzen
- trockene, schuppige, rissige Haut bis hin zu Schleimhautveränderungen

Zusätzlich gibt es auch chronische Folgen eines Vitamin-D-Mangels:

- Entkalkung der Knochen *(Osteomalazie)*, das heißt, die Knochen werden weich
- Entwicklung einer Osteoporose
- Stürze und Knochenbrüche
- vermehrtes Risiko für Herz-Kreislauf-Erkrankungen und Demenz beziehungsweise kognitive Einschränkungen

Eine optimale Versorgung

Ältere Menschen über 65 Jahre haben einen generell erhöhten Kalziumbedarf von 1200 Milligramm täglich. Die besten natürlichen Quellen sind:

- Milch und Milchprodukte (vor allem gereift)
- grünes Gemüse
- kalziumreiches Mineralwasser
- Nüsse
- Fisch (vor allem Sardinen)

Vitamin D ist der unverzichtbare Partner von Kalzium. Die Deutsche Gesellschaft für Ernährung (DGE) empfiehlt bei mangelhafter körpereigener Bildung 20 Mikrogramm (das entspricht 800 IE, Internationale Einheiten) Vitamin D täglich.[18] Experten raten älteren Menschen jedoch oft zu höheren Dosierungen von 1000 bis 2000 internationalen Einheiten (IE) täglich oder therapeutisch sogar mehr.

Top 3 der Lebensmittel zur Kalziumversorgung

Lebensmittel	Kalziumgehalt pro 100 Gramm	Besonderheit
Hartkäse (Parmesan)	1180 mg	sehr gut bioverfügbar, laktosearm, aber nicht vegetarisch
Sardinen mit Gräten	380 mg	enthalten auch Vitamin D, gut bioverfügbar
Grünkohl	210 mg	vitaminreich

Top 3 der Lebensmittel zur Vitamin-D-Versorgung		
Lebensmittel	**Vitamin-D-Gehalt pro 100 Gramm**	**Besonderheit**
Hering	1000 IE	fettreich, dadurch eine bessere Aufnahme
Lachs	640 IE	gut verträglich, reich an Omega-3
Eigelb	bis 240 IE	täglich verzehrbar, mit etwas Fett

Zink und Selen

Zink und Selen sind oft unterschätzte, aber unverzichtbare Spurenelemente, wenn es um ein starkes Immunsystem, Zellschutz und die Erhaltung der Leistungsfähigkeit im Alter geht.

Die leisen Veränderungen im Alter

Studien zeigen, dass sowohl die Zink- als auch die Selenwerte bei vielen älteren Menschen ab dem 60. Lebensjahr sinken. Der Grund: Die Aufnahmefähigkeit des Darms lässt nach. Hinzu kommt, dass die Ernährung oft einseitiger wird und chronische Erkrankungen oder regelmäßige Medikamenteneinnahmen die Versorgung mit diesen wichtigen Spurenelementen zusätzlich erschweren.[19]

Mehr als 40 Prozent der über 65-Jährigen haben einen Zinkmangel. Dieser unterschwellige Mangel wird zwar im Alltag meist kaum bemerkt, aber er wird auf sanfte und stetige Weise sichtbar. Müdigkeit, abnehmende Sinnesleistungen, häufige Infekte und verlangsamte Wundheilung sind dabei die häufigsten Warnzeichen.[20]

Zink und Selen – unverzichtbare Mikronährstoffe im Alter	
Zink	**Selen**
Immunabwehr: Zink ist unentbehrlich für die Bildung und Aktivierung von Abwehrzellen. Ein Mangel schwächt das Immunsystem, erhöht die Infektanfälligkeit und kann sogar das Ansprechen auf Impfungen beeinflussen.	**Antioxidativer Schutz:** Selen ist ein zentraler Bestandteil von Enzymen, die freie Radikale abfangen und so die Zellen vor Schädigung, Entzündung und beschleunigtem Altern schützen.
Sinnesleistung: Zink unterstützt die Sinneswahrnehmungen wie Riechen, Schmecken und Sehen. Auch die geistige Frische und Konzentration hängen eng mit einer guten Zinkversorgung zusammen.	**Muskulatur & Leistungsfähigkeit:** Selenmangel wurde schon früh mit Muskelschwäche und -abbau in Verbindung gebracht. Neue Studien zeigen, dass ältere Menschen mit guten Selenwerten mehr Muskelkraft und eine höhere körperliche Leistungsfähigkeit aufweisen.
Wundheilung & Zellschutz: Ohne Zink funktioniert die Gewebereparatur langsamer, die Wundheilung ist beeinträchtigt und Muskeln regenerieren schlechter. Zudem trägt Zink als Bestandteil von Enzymen zum Schutz vor oxidativem Stress bei.	**Schilddrüsenfunktion & Immunität:** Selen ist für die Bildung wichtiger Schilddrüsenhormone essenziell und stärkt die körpereigene Abwehr.

SCHON GEWUSST?

Oxidativer Stress entsteht, wenn es zu viele freie Radikale (Prooxidantien) und zu wenige Radikalfänger (Antioxidantien) im Körper gibt. Freie Radikale sind nicht grundsätzlich schlecht: Sie werden bei vielen Stoffwechselprozessen gebildet und sind eigentlich immer hilfreich, zum Beispiel wenn der Körper Krankheitserreger abwehren muss. Sie können jedoch auch Stress erzeugen, wenn das antioxidative Schutznetzwerk es nicht mehr schafft, diese reaktionsfreudigen Teilchen in Schach zu halten. Dadurch können Zellen und Stoffwechselvorgänge unter oxidativen Stress geraten, was zum Beispiel die Hautalterung beschleunigen oder die Energiekraftwerke unserer Zellen, die Mitochondrien, zerstören kann.

Woran Sie einen Mangel an Zink und Selen erkennen

Ein Zinkmangel äußert sich durch vermehrt auftretende Infekte, eine Abnahme der Sinneswahrnehmungen, schlechte Wundheilung, Hautprobleme, Müdigkeit und in schweren Fällen durch kognitive Störungen. Für einen Selenmangel typisch sind generelle körperliche Abgeschlagenheit, Muskelabbau, Immunschwäche, erhöhtes Risiko für Herz-Kreislauf- sowie Schilddrüsenerkrankungen und eine größere Anfälligkeit für oxidativen Zellstress.

Eine gute Versorgung mit Zink und Selen

Eine ausgewogene Ernährung ist grundsätzlich der beste Schutz vor Mangelzuständen: Zink ist in Fleisch, Eiern, Milchprodukten, Austern sowie Nüssen und Hülsenfrüchten enthalten. Am besten ist es, wenn man es aus tierischen Quellen zu sich nimmt, denn der Körper kann diese Nahrungsmittel besser verwerten. Pflanzenstoffe wie Phytinsäure (kommt in Vollkornprodukten vor) hemmen die Aufnahme. Deshalb sollte man Zink auch nicht zu den morgendlichen Haferflocken einnehmen. Davon käme dann nämlich kaum etwas im Körper an.

Selen ist in Paranüssen, Fisch, Eiern, Fleisch und Getreide reichlich vorhanden. In Mitteleuropa sind Böden oft selenarm, deshalb ist der Selengehalt in pflanzlichen Lebensmitteln hier eher niedrig. Doch Achtung: Seien Sie bei Paranüssen vorsichtig und essen Sie nicht mehr als zwei bis drei pro Tag, sonst riskieren Sie eine Radiumüberdosierung.

Die Deutsche Gesellschaft für Ernährung empfiehlt für Erwachsene eine tägliche Aufnahme von etwa 7 bis 10 Milligramm Zink. Bei Menschen über 65 Jahre hängt der tatsächliche Bedarf aber auch stark von individuellen Faktoren wie Ernährung, Erkrankungen oder der Einnahme von Medikamenten ab. In manchen Fällen können sogar bis zu 15 Milligramm ratsam sein.

Frauen sollten täglich 60 Mikrogramm und Männer 70 Mikrogramm Selen zu sich nehmen. Am besten lassen Sie Ihre Werte im Rahmen einer Vorsorgeuntersuchung überprüfen, bevor Sie sich in Absprache mit Ihrem Arzt oder Ihrer Ärztin für eine Einnahme entscheiden.

Top 3 der Lebensmittel zur Zinkversorgung		
Lebensmittel	**Zinkgehalt pro 100 Gramm**	**Besonderheit**
Austern	bis 90 mg	extrem hoher Gehalt, werden aber selten verzehrt
Rindfleisch	4–8 mg	gut verfügbar
Kürbiskerne	7 mg	pflanzlich, gut zu dosieren

Top 3 der Lebensmittel zur Selenversorgung		
Lebensmittel	**Selengehalt pro 100 Gramm**	**Besonderheit**
Paranüsse	ca. 1900 µg	maximal 2 bis 3 Nüsse decken den Tagesbedarf
Thunfisch	100 µg	gut verfügbar, proteinreich
Eier	30 µg	können täglich verzehrt werden, gut bioverfügbar

Magnesium

Der Mineralstoff Magnesium ist essenziell für den Energiestoffwechsel, die Weiterleitung von Nervenreizen und die Stabilität der Zellen.

Was Magnesium im Körper bewirkt

Im Grunde geht nichts ohne Magnesium: Denn es unterstützt fast alle Prozesse im Körper. Man kann es sich vorstellen wie einen Kraftstoff für die Körperzellen. Ohne ausreichend Magnesium können die Zellen nicht genug Energie produzieren. Besonders wichtig ist das Mineral für die Muskeln (ja, auch den Herzmuskel!), Nerven und Knochen. Es hilft auch, dass der Blutdruck normal bleibt, indem es die Gefäßmuskeln entspannt. Außerdem fördert es die Nervenfunktion. Magnesium optimiert nämlich die Reizweiterleitung von Nervenzellen.[21, 22] Und wussten Sie, dass Magnesium die erste Maßnahme ist, wenn man unter Verstopfung leidet? Andererseits heißt das aber auch: Der Mineralstoff kann zu Durchfall führen. Dann werden lediglich überschüssige Mengen wieder ausgeschieden.

Warum man im Alter öfter einen Magnesiummangel bekommt

Mit zunehmendem Alter wird es schwieriger, ausreichend Magnesium zu sich zu nehmen und im Körper zu speichern. Das hat verschiedene Gründe: Viele Senioren essen weniger und oft einseitiger als in früheren Lebensjahren. Wenn das Kauen schwerfällt oder der Appetit nachlässt, stehen magnesiumreiche Lebensmittel wie Nüsse oder Vollkornbrot seltener auf dem Speiseplan. Zudem nimmt der Darm im Alter weniger Magnesium aus der Nahrung auf. Normalerweise kann unser Körper etwa die Hälfte des Magnesiums aus dem Essen verwerten. Bei älteren Menschen ist das jedoch oft viel weniger.

Auch Medikamente können ein Problem darstellen. Denn viele ältere Menschen schlucken Tabletten, die dafür sorgen, dass mehr Magnesium ausgeschieden oder dieses schlechter aufgenommen wird. Dazu zählen vor allem Entwässerungstabletten *(Diuretika)* und Magenschutzmittel (Protonenpumpenhemmer).[23] Auch chronische Durchfallerkrankungen, die im Alter recht häufig sind, können zu einem Magnesiummangel führen.

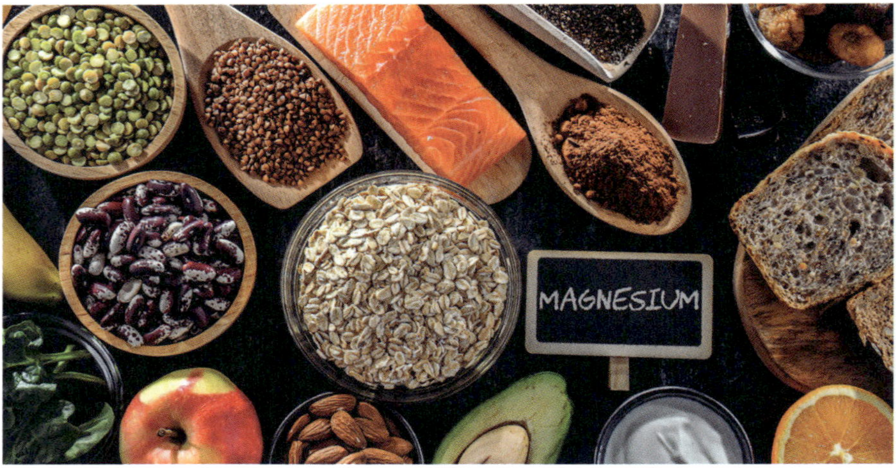

Magnesium steckt etwa in Nüssen, Vollkornprodukten, Haferflocken, Hülsenfrüchten, Samen, grünem Gemüse, Kakao und Fisch.

Die Anzeichen eines Magnesiummangels werden allerdings oft für normale Alterserscheinungen gehalten. Dabei sind sie ein wichtiges Warnsignal. Häufige Beschwerden sind etwa:

- ständige Müdigkeit und Schwäche
- Muskelkrämpfe, besonders nachts in den Waden
- Zittern der Hände oder Augenlider
- Schlafprobleme und innere Unruhe
- Konzentrationsschwierigkeiten
- häufige Infekte

Bei älteren Menschen kann Magnesiummangel dann richtig gefährlich werden, wenn das Herz aus dem Takt gerät, der Blutdruck steigt und die Knochen brüchiger werden.

Lebensmittel mit viel Magnesium

Eine ausgewogene Ernährung ist normalerweise der beste Weg, um einen gesunden Magnesiumspiegel zu erreichen. Besonders große Mengen des Minerals enthalten zum Beispiel:

- **Nüsse und Kerne:** Kürbiskerne, Sonnenblumenkerne, Mandeln, Walnüsse
- **Vollkornprodukte:** Haferflocken, Vollkornbrot, brauner Reis
- **Hülsenfrüchte:** Linsen, Bohnen, Erbsen
- **grünes Gemüse:** Spinat, Brokkoli, Mangold
- **Mineralwasser** mit über 120 Milligramm Magnesium pro Liter

Kaffee, schwarzer Tee oder Milch können die Aufnahme von Magnesium verschlechtern. Deshalb sollte man diese Getränke am besten nicht direkt zu magnesiumreichen Mahlzeiten konsumieren.

Wenn magnesiumreiche Ernährung nicht ausreicht

Manchmal genügt eine vielfältige und magnesiumreiche Ernährung nicht, um den tatsächlichen persönlichen Bedarf zu decken. Das gilt vor allem, wenn jemand Medikamente einnimmt, an einer chronischen Erkrankung leidet oder häufig Stress hat. In solchen Fällen können dann zusätzliche Magnesiumpräparate sinnvoll sein. Aber nicht alle sind gleich gut verträglich. Einfache anorganische Magnesiumsalzverbindungen wie Magnesiumoxid können etwa Durchfall oder Magenbeschwerden verursachen. Organische Magnesiumsalzverbindungen wie Magnesiumcitrat, Magnesiumglycinat oder eine Mischung aus verschiedenen organischen Salzen werden in der Regel besser vertragen und vom Körper gut aufgenommen. Sie sind nämlich schon an organische Moleküle gebunden, die der Körper problemlos verwerten kann.

Sollten Sie Magnesiumpräparate einnehmen wollen, fangen Sie ganz langsam mit einer niedrigen Dosierung an und steigern Sie diese dann nach und nach. Bekommen Sie Durchfall, ist das ein Zeichen dafür, dass Sie Ihre persönliche Obergrenze erreicht haben. Dann können Sie einfach 100 Milligramm weniger zu sich nehmen und haben so Ihre individuelle Magnesiummenge bestimmt.

Top 3 der Lebensmittel zur Magnesiumversorgung		
Lebensmittel	**Magnesiumgehalt pro 100 Gramm**	**Besonderheit**
Kürbiskerne	530 mg	sehr hoher Gehalt, gut zu dosieren
Sonnenblumenkerne	320 mg	gut bioverfügbar, vielseitig einsetzbar
Mandeln	260 mg	gut verträglich, gesunde Fette

Natrium

Natrium ist ein Mineralstoff, der im Körper lebenswichtige Aufgaben erfüllt, und gerade bei älteren Menschen eine besondere Herausforderung darstellt. Denn anders als bei anderen Nährstoffen geht es hier nicht nur um einen Mangel, sondern um die richtige Balance. Während die meisten Menschen eher zu viel Natrium – meist über Kochsalz – aufnehmen, können bestimmte Umstände im Alter zu einem Mangel führen. Und das hat ebenso ernste Folgen.

Aufgaben von Natrium im Körper	
Aufgabe	**Erklärung**
Flüssigkeitshaushalt	Natrium reguliert, wie viel Wasser in und außerhalb der Zellen gespeichert wird.
Nervenfunktion	Es ist entscheidend für die Weiterleitung von Nervenimpulsen zwischen den Nervenzellen.
Muskelfunktion	Ohne ausreichend Natrium können sich Muskeln nicht ordnungsgemäß zusammenziehen.
Blutdruckregulation	Natrium beeinflusst direkt das Blutvolumen und damit den Blutdruck.

Die Natriumregulation im Alter

Mit zunehmendem Alter verändert sich die Art, wie der Körper mit Natrium umgeht. Die Nieren arbeiten weniger effizient und können Schwankungen im Natriumhaushalt schlechter ausgleichen. Gleichzeitig nimmt das Durstgefühl ab, was die natürliche Regulation zusätzlich erschwert. Das Hormon Aldosteron, das normalerweise den Natriumhaushalt steuert, wird im Alter weniger produziert. Diese Veränderungen machen ältere Menschen anfälliger sowohl für Natriummangel als auch für Natriumüberschuss.

Besonders problematisch wird es bei Hitze, Fieber oder Durchfallerkrankungen. Während jüngere Menschen solche Belastungen gut kompensieren können, geraten ältere schneller in ein gefährliches Ungleichgewicht.

Die doppelte Gefahr: Natriummangel und -überschuss

Ein Natriummangel *(Hyponatriämie)* tritt häufiger auf, als Sie vielleicht denken. Besonders gefährdet sind Senioren, die Entwässerungstabletten oder Herzmedikamente einnehmen. Auch starkes Schwitzen und das Trinken von Leitungswasser oder häufiger Durchfall und Erbrechen führen zu einem Mangel. Die Symptome eines solchen Natriummangels entwickeln sich oft schleichend wie bei den meisten Mangelzuständen und können folgendermaßen aussehen:

- Übelkeit und Appetitlosigkeit
- Kopfschmerzen und Schwindel
- Muskelschwäche und -krämpfe (keineswegs nur Symptome eines Magnesiummangels)
- Verwirrtheit und Gedächtnisstörungen
- Bewusstlosigkeit und Krampfanfälle[24] (in schweren, seltenen Fällen)

Ein bekannteres Problem ist allerdings der Natriumüberschuss *(Hypernatriämie).* Zu viel Natrium, meist durch zu salzige Ernährung, führt zu:

- Bluthochdruck und Herz-Kreislauf-Erkrankungen
- Wassereinlagerungen *(Ödeme)*
- erhöhtem Risiko für Schlaganfall und Herzinfarkt
- Belastung der Nieren

AUFGEPASST

Verwirrtheit und Gedächtnisprobleme können erste Anzeichen sowohl für einen Natriummangel als auch für einen Natriumüberschuss sein. Lassen Sie bei solchen Symptomen am besten immer die Blutwerte kontrollieren.

Die richtige Natrium-Balance

Die Deutsche Gesellschaft für Ernährung empfiehlt für Erwachsene maximal 6 Gramm Kochsalz (einen gestrichenen Teelöffel) täglich. Das entspricht etwa 2,4 Gramm Natrium.[25] Viele Deutsche kommen jedoch auf das Doppelte. Andererseits sollten Senioren auch nicht zu wenig Natrium zu sich nehmen, besonders bei Hitze oder körperlicher Anstrengung. Sie sehen: Auf die Balance kommt es an. Es ist ratsam, den Natriumspiegel durch eine Blutuntersuchung regelmäßig überprüfen zu lassen. Basierend darauf kann man dann entscheiden, ob Natrium ergänzt oder ob sogar salzarm gegessen werden sollte.

Natrium bewusst dosieren

Für eine ausgewogene Natriumversorgung sollten Sie vor allem auf natürliche Quellen setzen. Fisch, Fleisch und Milchprodukte enthalten von Natur aus Natrium. Käse hat oft einen höheren Natriumgehalt als Milch. Obst und Gemüse enthalten ebenfalls Natrium, allerdings nur in Spuren. Mineralwasser mit mittlerem Natriumgehalt zwischen 200 und 500 Milligramm pro Liter ist beispielsweise besser geeignet als salzarmes Wasser, wenn Sie zu Natriummangel neigen. Bei Hitze sollten Sie ebenfalls nicht nur reines Leitungswasser trinken, sondern auch isotonische Getränke oder natriumhaltiges Mineralwasser zu sich nehmen, um den durch Schwitzen entstehenden Verlust auszugleichen.

ISOTONISCHE GETRÄNKE

Isotonische Getränke enthalten Natrium in ähnlicher Konzentration wie unser Blut. Sie sind bei Flüssigkeitsverlust durch Schwitzen oder Durchfall besser geeignet als reines Wasser, da sie den Natriumhaushalt nicht verdünnen. Hier ist ein Basisrezept für ein isotonisches Getränk, das auch noch gut schmeckt:

- 2 Teile natriumreiches Mineralwasser
- 1 Teil Fruchtsaft, etwa Orangen- oder Apfelsaft
- 1 Prise Salz (maximal 0,5 bis 1 Gramm auf 250 Milliliter Flüssigkeit)
- bei Bedarf: 1 bis 2 Teelöffel Honig (für schnellen Energieschub)

Alle Zutaten gut verrühren, bis sich das Salz vollständig aufgelöst hat. Das Getränk am besten zimmerwarm trinken, damit der Körper es schnell aufnehmen kann. Wer mag, kann auch Limettensaft, Zitronensaft oder Kräuter wie Minze und Zitronenmelisse zugeben, um Geschmack und Vitamingehalt zu steigern.

Um nicht in einen Natriumüberschuss zu gelangen, sollten Sie vermeiden, mit viel Salz zu würzen. Stattdessen können Sie mit frischen Kräutern, unterschiedlichen Gewürzen und Zitronensaft für ansprechende Aromen in Ihrem Essen sorgen. Verwenden Sie hochwertiges Steinsalz am besten nur in Maßen. Gleichzeitig ist es wichtig, versteckte Salzfallen im Blick zu behalten, denn Brot, Wurst, Käse und Fertigprodukte enthalten oft deutlich mehr Salz, als man vermutet. Lesen Sie daher bei verpackten Lebensmitteln die Zutatenliste, um den Natriumgehalt zu erfahren. Allerdings kann sich Natrium dabei hinter vielen Namen verstecken, beispielsweise Natriumchlorid, Soda, Natriumglutamat und vielen E-Nummern.

Den Natriumhaushalt in der richtigen Balance zu halten, erfordert also gerade im Alter besondere Aufmerksamkeit. Während meist eher zu viel Salz konsumiert wird, kann es unter bestimmten Umständen schnell zu einem gefährlichen Mangel kommen. Das Ziel muss daher eine bewusste Balance sein: weder zu viel noch zu wenig, sondern genau richtig für Ihre individuelle Situation.

Top 3 der Lebensmittel zur Natriumversorgung		
Lebensmittel	**Natriumgehalt pro 100 Gramm**	**Besonderheit**
Mineralwasser	200–1000 mg	füllt zugleich den Flüssigkeitshaushalt auf
Oliven in Lake	1500 mg	speichern Natrium aus der Lake durch das lange Lagern besonders gut
Feta-Käse	1440 mg	zusätzlich eine gute Kalziumquelle

Eisen

Eisen ist ein essenzielles Spurenelement, das zum Beispiel beim Sauerstofftransport im Blut und zahlreichen Stoffwechselprozessen wichtige Funktionen erfüllt. Daher ist es für den menschlichen Organismus unverzichtbar. Es ist der zentrale Baustein des Hämoglobins, des roten Blutfarbstoffs, dessen Aufgabe es ist, Sauerstoff aus der Lunge zu allen Körperzellen und den Organen zu bringen. Eisen ist außerdem ein wichtiger Bestandteil von zahlreichen Enzymen und dem Protein Myoglobin, das im Muskelgewebe Sauerstoff speichert und für die rote Farbe von Fleisch verantwortlich ist.

Die Eisenversorgung im Alter

Etwa 10 bis 20 Prozent der Senioren haben einen Eisenmangel, der oft unerkannt bleibt.[26] Dabei kann dies zu Blutarmut führen, die selbst in milder Ausprägung bei älteren Menschen erhebliche Konsequenzen für Gesundheit und Lebensqualität hat. Verschiedene Faktoren können das Risiko für einen Eisenmangel erhöhen und zudem dessen Auswirkungen verstärken.

Veränderte Ernährungsgewohnheiten sind hier oft der Schlüssel: Appetitmangel, Schluckbeschwerden oder schlecht sitzende Zahnprothesen sind Gründe dafür, dass eisenreiche (Fleisch-)Mahlzeiten gemieden und stattdessen weiche, oft eisenärmere Lebensmittel bevorzugt werden. Das kann eine unzureichende Eisenzufuhr über die Nahrung zur Folge haben.

Die verschlechterte Eisenaufnahme ist ein weiterer kritischer Faktor. Bei älteren Menschen treten vermehrt Magen-Darm-Erkrankungen auf, was die Eisenaufnahme beeinträchtigen kann. Dazu verstärken einige chronische Erkrankungen das Problem zusätzlich, so etwa Nierenversagen, Herzschwäche oder Diabetes. Darüber hinaus können bestimmte Medikamente zu geringen Blutverlusten im Magen-Darm-Trakt führen oder die Eisenaufnahme verschlechtern. Dazu zählen insbesondere Blutverdünner wie Acetylsalicylsäure (ASS), Ibuprofen und Säureblocker wie Protonenpumpenhemmer (PPI).

Symptome von Eisenmangel

Eisenmangel äußert sich durch vielfältige Symptome: Müdigkeit und Erschöpfung sind die häufigsten Anzeichen, da die Zellen nicht mehr ausreichend mit Sauerstoff versorgt werden. Weitere typische Symptome sind körperliche Schwäche und Abgeschlagenheit, Konzentrationsstörungen, Gedächtnisprobleme, Schwindel und eine erhöhte Infektanfälligkeit. Die Symptome können sogar einem frühen Stadium der Demenz ähneln. Eisenmangel erhöht außerdem durch auftretende Schwindelanfälle das

AUFGEPASST

Ein Eisenmangel kann im Zusammenhang mit einer chronischen Herzschwäche eine wichtige Rolle spielen. Deshalb sollten Sie bei einer Herzschwäche immer auch Ihre Eisenwerte kontrollieren lassen.

Sturzrisiko, führt zu Muskelkraftverlust und ist mit einer höheren Sterblichkeit sowie längeren Krankenhausaufenthalten verbunden.

Die ausreichende Eisenversorgung

Die Deutsche Gesellschaft für Ernährung empfiehlt für Menschen ab 65 Jahren eine tägliche Eisenzufuhr von 11 Milligramm für Männer und 14 Milligramm für Frauen. Diese Werte sind niedriger als bei jüngeren Frauen, da nach der Menopause die Blutung und damit der Eisenverlust bei Frauen wegfällt. Bei älteren Männern steigt das Risiko eher für einen Eisenüberschuss. Zu viel Eisen fördert oxidativen Stress, weshalb die Eisenzufuhr hier angepasst werden muss. Es ist sehr wichtig, sich bewusst zu machen, dass der tatsächliche Eisenbedarf des Körpers lediglich bei etwa 1 bis 2 Milligramm täglich liegt. Die höheren Empfehlungen für die Zufuhr berücksichtigen, dass nur ein Bruchteil des über die Nahrung aufgenommenen Eisens vom Körper auch verwertet wird.

AUFGEPASST

Bitte nehmen Sie Eisen-Nahrungsergänzungsmittel niemals einfach so ein. Eine Eisengabe ist nur bei einem echten Mangel sinnvoll und sollte von einem Arzt oder einer Ärztin empfohlen werden.

Eisenreiche Ernährung

Der Körper kann tierisches Eisen besser aufnehmen als solches aus pflanzlichen Quellen. Rotes Fleisch, Leber, Fisch und Geflügel liefern das meiste Eisen. Hülsenfrüchte wie Linsen und Bohnen, Vollkornprodukte, Nüsse und Samen sowie dunkles Blattgemüse sind die besten pflanzlichen Quellen.

Um die Eisenaufnahme zu optimieren, sollten Sie eisenreiche Mahlzeiten mit Lebensmitteln ergänzen, die viel Vitamin C enthalten, etwa Zitrusfrüchte, Paprika, Brokkoli oder Orangensaft. Kaffee, schwarzer Tee und Milchprodukte sollten nicht zeitgleich mit Eisen konsumiert werden, da sie die Aufnahme hemmen.

Hat eine Laboruntersuchung gezeigt, dass Ihre Eisenspeicher erschöpft sind, reicht eine eisenreiche Ernährung allein allerdings meist nicht aus, um den Mangel zu beheben. In diesem Fall ist eine zusätzliche Gabe nach ärztlichem Rat sinnvoll.

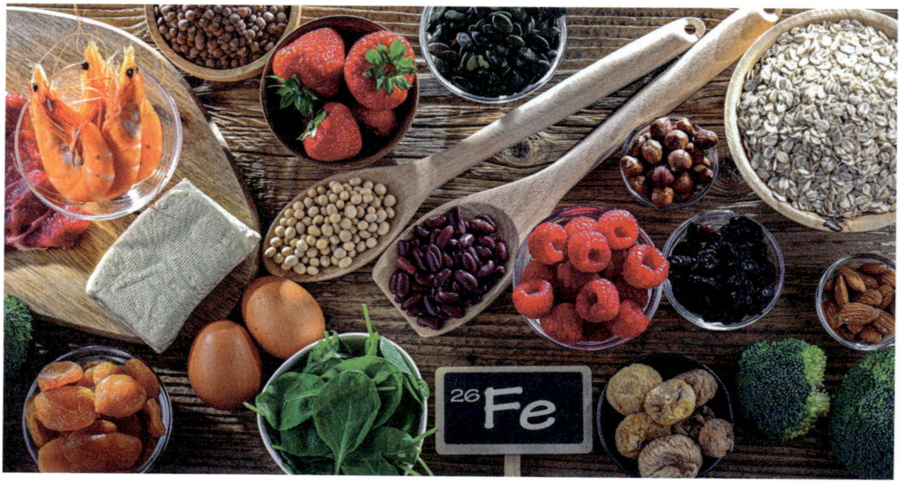

Fleisch, Hülsenfrüchte, grünes Gemüse, Nüsse, Samen, Vollkornprodukte und Trockenfrüchte stärken den Körper durch einen hohen Eisenanteil.

Top 3 der Lebensmittel zur Eisenversorgung		
Lebensmittel	**Eisengehalt pro 100 Gramm**	**Besonderheit**
Rindfleisch	3 mg	gut bioverfügbar, kann regelmäßig verzehrt werden
Thunfisch	1,3 mg	gut bioverfügbar, aus der Dose (in eigenem Saft) einfach zu bekommen
gekochter Spinat	3,6 mg	reich an weiteren Nährstoffen, fördert Herz-Kreislauf- und Knochengesundheit

Omega-3-Fettsäuren

Omega-3-Fettsäuren gehören zu den Nährstoffen, die für die Gesundheit im höheren Lebensalter besonders wichtig sind. Sie halten das Gehirn fit, schützen das Herz und können Entzündungen im Körper reduzieren. Doch gerade ältere Menschen nehmen oft zu wenig dieser wertvollen Fette zu sich.

Die Wirkung von Omega-3-Fettsäuren in unserem Körper

Omega-3-Fettsäuren sind lebenswichtige Bausteine, die der Körper nicht selbst herstellen kann. Die beiden wichtigsten sind EPA (Eicosapentaensäure) und DHA (Docosahexaensäure) und sie kommen hauptsächlich in Fisch und Meeresfrüchten vor. DHA macht etwa 40 Prozent der Fettsäuren in unserem Gehirn aus und ist entscheidend für die Funktion der Nervenzellen.[27] EPA wirkt stark entzündungshemmend und hilft dabei, chronische Entzündungsprozesse zu reduzieren. Omega-3-Fettsäuren sorgen dafür, dass die Zellwände flexibel bleiben, unterstützen die Kommunikation zwischen den Nervenzellen und helfen bei der Bildung wichtiger Botenstoffe.[28]

SCHON GEWUSST?

Es gibt unterschiedliche Fette, die nicht alle gleich empfehlenswert sind. Einfach ungesättigte Fette aus Olivenöl, Rapsöl und Nüssen sind besonders gesund. Sie senken das schädliche Cholesterin, fördern die Aufnahme von Vitaminen und sind gut für Herz und Gehirn. Gesättigte Fette aus Butter, Käse oder Fleisch sind in kleinen Mengen ebenfalls wichtig, da sie Hormone und Nerven unterstützen. MCT-Fette, das sind mittelkettige Fettsäuren, die zum Beispiel aus Kokosöl stammen, liefern schnelle Energie und versorgen auch das Gehirn direkt. Transfette, wie sie in Wurst oder Fertigprodukten enthalten sind, sollten dagegen ganz gemieden werden, weil sie das Risiko für Herz-Kreislauf-Erkrankungen deutlich erhöhen.

Warum ältere Menschen besonders viel Omega-3 brauchen

Omega-3-Fettsäuren sind für unseren Körper besonders wichtige essenzielle Nährstoffe, weil er sie nicht selbst herstellen kann. Ihre wichtigste Eigenschaft ist die entzündungshemmende Wirkung, die sich positiv auf Herz, Gehirn, Gefäße und Stoffwechsel auswirkt.

Im Alter steigt der Bedarf an Omega-3-Fettsäuren, während die individuelle Aufnahme oft sinkt. Das liegt daran, dass ältere Menschen häufig weniger Fisch essen oder Schwierigkeiten beim Kauen und damit grundsätzlich bei der Nahrungsaufnahme haben. Gleichzeitig kommt es vermehrt zu chronischen Entzündungen im Körper – ein Prozess, den man *Inflammaging* nennt. (Dazu mehr in Kapitel 4 ab Seite 170 beim Thema Immunsystem.) Omega-3-Fettsäuren können diesem Alterungsprozess entgegenwirken. Sie verlangsamen zudem den Abbau von Muskelmasse (Sarkopenie), unterstützen die Gehirnfunktion und können das Risiko für Gebrechlichkeit um bis zu 17 Prozent senken.[29] Studien zeigen, dass Menschen mit einem höheren Omega-3-Spiegel langsamer altern und bessere körperliche Funktionen behalten.[30]

Anzeichen eines Omega-3-Mangels

Wie so oft, entwickelt sich auch ein Mangel an Omega-3-Fettsäuren eher schleichend. Und da die meisten Menschen in westlichen Ländern suboptimale Werte haben, werden die Symptome häufig übersehen:

- Verschlechterung des Gedächtnisses und der Konzentration
- zunehmende Gelenksteifigkeit und Entzündungen
- trockene Haut und brüchige Nägel
- häufige Stimmungsschwankungen oder depressive Verstimmungen
- nachlassende körperliche Leistungsfähigkeit
- erhöhte Anfälligkeit für Herz-Kreislauf-Probleme

Wer eines oder mehrere dieser Anzeichen bei sich bemerkt, sollte einen Blick auf seine Omega-3-Zufuhr werfen. Oft reichen schon kleine Anpassungen im Speiseplan, um die Versorgung zu verbessern.

Der beste Weg, den Omega-3-Status zu messen, ist der sogenannte Omega-3-Index. Dieser sollte zwischen acht und elf Prozent liegen. Ein Wert, den die meisten Menschen in Deutschland nicht erreichen.

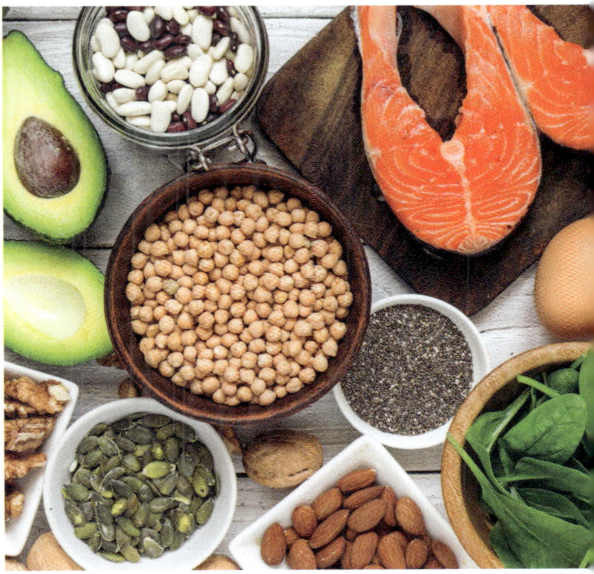

Gesunde Omega-3-Fette liefern zum Beispiel Avocado, Nüsse, Samen, Hülsenfrüchte, Fisch und Eier.

AUFGEPASST

Falls Sie blutverdünnende Medikamente nehmen, sprechen Sie vor der Einnahme von Omega-3-Präparaten unbedingt mit Ihrem Arzt oder Ihrer Ärztin. Denn obwohl Omega-3-Fettsäuren eigentlich sehr sicher in der Einnahme sind, können sie die Blutungsneigung leicht erhöhen.

Omega-3-reiche Ernährung für Senioren

Für die Gesundheit im Alter ist eine tägliche Aufnahme von etwa 1000 bis 2000 Milligramm EPA und DHA empfehlenswert. Bei bestehenden Herz-Kreislauf-Erkrankungen oder Entzündungen können auch höhere Mengen sinnvoll sein. Die beste Quelle für EPA und DHA ist fetter Seefisch. Bereits zwei Portionen davon pro Woche gewähren eine gute Versorgung. Wenn Sie wenig oder keinen Fisch essen, dann können hochwertige Algenöl-Kapseln eine gute Alternative sein. Zudem sind auch in anderen Lebensmitteln Omega-3-Fettsäuren enthalten. Gute Lieferanten sind also:

- **fettreiche Fische:** Lachs, Hering, Makrele, Sardinen, Thunfisch
- **Meeresfrüchte und andere Fischarten** (liefern aber geringere Mengen)
- **Öle:** Leinöl, Walnussöl, Hanföl, Rapsöl
- **Samen und Nüsse:** Leinsamen, Chiasamen, Walnüsse, Hanfsamen
- **einige Gemüsesorten** wie Spinat und Rosenkohl
- **Algenöl,** hochwertiges Fischöl
- **angereicherte Lebensmittel,** also Lebensmittel wie Brot oder Margarine, denen Omega-3-Fettsäuren zugesetzt sind

Da der Körper pflanzliche Omega-3-Fettsäuren (ALA oder auch Alpha-Linolensäure zum Beispiel aus Leinöl) nur schlecht in EPA und DHA umwandeln kann, reicht eine rein pflanzliche Ernährung oft nicht aus, um einen optimalen Spiegel zu erreichen. In diesem Fall ist es ratsam, sich nach Zusatzpräparaten mit Algenöl zu erkundigen.

Achten Sie bei Omega-3-Nahrungsergänzungsmitteln unbedingt auf Qualität und Reinheit. Beginnen Sie mit einer niedrigen Dosierung und steigern Sie diese langsam, um Magenbeschwerden zu vermeiden. Die Einnahme zu oder direkt nach den Mahlzeiten verbessert die Aufnahme und die Verträglichkeit.

Top 3 der Lebensmittel zur Omega-3-Versorgung		
Lebensmittel	**Omega-3-Gehalt pro 100 Gramm**	**Besonderheit**
Hering	3 g	sehr hoher Gehalt, gut verträglich
Makrele	2 g	hoch bioverfügbar
Lachs	bis 2 g	beliebt, gut bioverfügbar

Coenzym Q10

Coenzym Q10, auch bekannt als Ubichinon oder Ubichinol, ist ein wichtiger Baustein für die Energieproduktion in den Körperzellen. Im höheren Lebensalter wird dieser Nährstoff besonders bedeutsam, da seine körpereigene Produktion nachlässt und gleichzeitig der Bedarf steigt.

Wie Coenzym Q10 in unserem Körper wirkt

Coenzym Q10 ist so etwas wie der Motor in den Kraftwerken der Zellen, den Mitochondrien. Es sorgt dafür, dass aus der Nahrung Energie in Form von ATP (Adenosintriphosphat) gewonnen wird, die alle Körperfunktionen antreibt. Besonders energiehungrige Organe wie Herz, Leber und Nieren enthalten hohe Mengen davon. Neben der Energiegewinnung schützt Q10 auch vor schädlichen freien Radikalen. Außerdem hilft es, die Zellwände gesund zu halten und Entzündungen zu reduzieren.

Warum ältere Menschen mehr Coenzym Q10 brauchen

Mit fortschreitendem Alter nimmt die körpereigene Q10-Produktion stetig ab. Vor allem die einzelnen Organe produzieren stetig weniger, wodurch der Gesamtspiegel weiter und weiter sinkt (siehe Grafik). Bei über 70-Jährigen kann sie um bis zu 50 Prozent niedriger sein als bei jungen Erwachsenen.[31]

Besonders problematisch wird es, wenn gleichzeitig Medikamente eingenommen werden, die den Q10-Spiegel zusätzlich senken. Cholesterinsenker (Statine) blockieren beispielsweise denselben Stoffwechselweg, über den

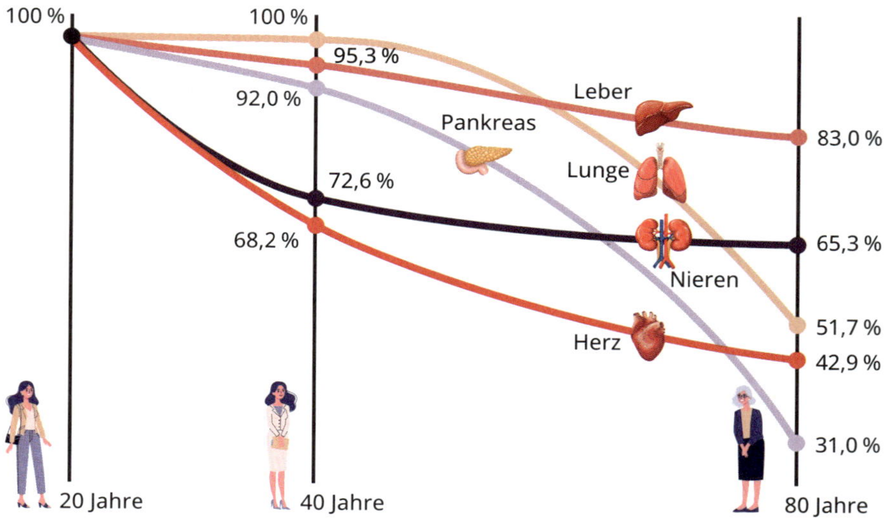

Mit zunehmendem Alter sinkt der Coenzym-Q10-Spiegel in Herz, Nieren, Lunge, Leber und Bauchspeicheldrüse (Pankreas) deutlich ab.

auch Q10 gebildet wird. Dies kann zu einem ausgeprägten Mangel führen und die typischen Statinnebenwirkungen wie Muskelschmerzen verstärken.

Q10-Mangel erkennen

Da die Symptome einer mangelhaften Versorgung mit dem Coenzym Q10 sehr unspezifisch sind, werden sie oft, wie häufig auch bei anderen Mangelzuständen, als normale Alterserscheinungen abgetan. Als Anzeichen können auftreten:

- anhaltende Müdigkeit und Erschöpfung
- Muskelschwäche und Schmerzen, besonders in Verbindung mit Statineinnahme
- verminderte körperliche Leistungsfähigkeit
- häufige Infekte durch schwaches Immunsystem
- Herzrhythmusstörungen oder Herzinsuffizienz
- Verschlechterung bei bestehenden neurologischen Erkrankungen

Dosierungsempfehlungen

Eine einheitliche Bedarfsempfehlung für Q10 gibt es nicht, da es normalerweise vom Körper selbst in ausreichender Menge produziert wird. Über die normale Ernährung werden täglich nur etwa 3 bis 7 Milligramm aufgenommen, viel zu wenig, um einen altersbedingten Mangel auszugleichen.

Studien verwenden in diesem Zusammenhang meist Dosierungen zwischen 100 und 200 Milligramm täglich. Bei Herzproblemen oder Statineinnahme können auch bis 300 Milligramm sinnvoll sein. Die Einnahme ist sehr sicher: Selbst hohe Dosen über 300 Milligramm täglich zeigen keine Nebenwirkungen.

Quellen für die Q10-Versorgung

Die besten natürlichen Q10-Quellen sind tierische Lebensmittel, da Pflanzen meist nur sehr geringe Mengen enthalten:

- **Organfleisch:** Herz, Leber, Niere
- **Fleisch:** Rind, Schwein, Geflügel
- **fetter Seefisch:** Sardinen, Makrele, Thunfisch
- **Eier und Vollmilchprodukte**
- **pflanzliche Quellen:** Sojabohnen, Nüsse, Spinat (geringe Mengen)

Da die Menge des Coenzyms in Lebensmitteln begrenzt ist und mit dem Alter der Bedarf steigt, können Nahrungsergänzungsmittel durchaus sinnvoll sein. Die Einnahme mit einer fetthaltigen Mahlzeit verbessert die Aufnahme erheblich. Beginnen Sie mit einer niedrigen Dosierung (50 bis 100 Milligramm) und steigern Sie diese bei Bedarf langsam.

Top 3 der Lebensmittel zur Q10-Versorgung		
Lebensmittel	**Q10-Gehalt pro 100 Gramm**	**Besonderheit**
Rindfleisch	3 mg	kann regelmäßig verzehrt werden, gut bioverfügbar
Hähnchenfleisch	2 mg	mager, gut verträglich, alltagstauglich
Sardinen	6 mg	gut verfügbar, enthalten auch Omega-3

Aminosäuren

Aminosäuren sind die Grundbausteine aller Proteine im menschlichen Körper. Ohne sie gäbe es keine Muskeln, keine Enzyme, keine Hormone und keine Nervenbotenstoffe. Jede Zelle benötigt sie, um ihre Strukturen aufzubauen, sie zu reparieren und um lebenswichtige Prozesse aufrechtzuerhalten. Auch das Immunsystem, die Wundheilung, die Energiegewinnung und sogar unsere geistige Leistungsfähigkeit sind eng mit einer ausreichenden Versorgung an Aminosäuren verbunden. Man unterscheidet zwischen essenziellen, bedingt essenziellen und nicht essenziellen Aminosäuren. Essenzielle Aminosäuren (zum Beispiel L-Leucin, L-Lysin, L-Methionin oder L-Tryptophan) kann der Körper nicht selbst herstellen. Sie müssen also mit der Nahrung zugeführt werden. Bedingt essenzielle Aminosäuren wie L-Arginin, L-Cystein und L-Tyrosin produziert der Körper normalerweise selbst in ausreichender Menge.

Essenziel	Bedingt essenziell	Nicht essenziell
L-Valin	L-Cystein	L-Glycin
L-Leucin	L-Tyrosin	L-Alanin
L-Isoleucin	L-Arginin	L-Serin
L-Methionin		L-Asparagin
L-Phenylalanin		L-Glutamin
L-Tryptophan		L-Prolin
L-Histidin		L-Asparaginsäure
L-Threonin		L-Glutaminsäure
L-Lysin		

Aminosäuren werden in essenzielle, nicht essenzielle und bedingt essenzielle Aminosäuren eingeteilt. Essenzielle müssen über die Nahrung aufgenommen werden.

Bei erhöhtem Bedarf, etwa durch Krankheit, Stress oder Infektionen, reicht die körpereigene Produktion jedoch nicht mehr aus, und sie müssen über die Ernährung ergänzt werden. Nicht essenzielle Aminosäuren (etwa L-Glutamin, L-Arginin oder L-Glycin) kann der Körper dagegen selbst bilden. Allerdings kann in Belastungssituationen wie Krankheit, Stress oder im Alter der erhöhte Bedarf die körpereigene Produktion übersteigen, sodass eine zusätzliche Zufuhr sinnvoll wird. Aminosäuren sind allerdings viel mehr als nur die Bausteine von Proteinen. Sie wirken wie »Werkzeuge« für Gesundheit, Stoffwechsel und Regeneration. Besonders im Alter können bestimmte Aminosäuren gezielt unterstützen.

Veränderungen des Proteinstoffwechsels im Alter

Mit zunehmendem Lebensalter ändert sich der Proteinstoffwechsel im Körper. Ursachen hierfür sind unter anderem:

- **Verringerte Eiweißaufnahme:** Appetit, Kau- und Verdauungsprobleme führen oft zu einer geringeren Proteinversorgung.
- **Schwächere Stoffwechselprozesse:** Die Fähigkeit, Aminosäuren effizient zu verwerten, nimmt ab.
- **Abnahme der Muskelmasse (Sarkopenie):** Der Körper baut mehr Muskulatur ab, als er neu bilden kann.
- **Erhöhter Bedarf:** Stress, Erkrankungen, Entzündungen oder Operationen steigern den Aminosäurebedarf.

SCHON GEWUSST?

Die Aminosäure L-Lysin kann bei wiederkehrendem Lippenherpes helfen. Wenn Sie L-Lysin einnehmen, sobald es an der Lippe kribbelt, kann es sogar den Ausbruch komplett verhindern. Eine Einnahme von 3000 Milligramm L-Lysin kann eine akute Infektion wesentlich reduzieren. Es hemmt das Herpes-Virus, indem es die Aufnahme der Aminosäure L-Arginin blockiert, welche das Virus für seine Vermehrung benötigt.

Selbst bei einer scheinbar ausreichenden Ernährung kann aufgrund dieser Veränderung im vorgerückten Lebensalter ein Defizit an Aminosäuren entstehen, das weitreichende Folgen haben kann.

Die Hauptwirkung und der Nutzen von Aminosäuren im Alter		
Aminosäure	**Hauptwirkung**	**Nutzen im Alter**
L-Leucin	aktiviert den Muskelaufbau	Vorbeugung von Muskelschwund (Sarkopenie), Erhalt der Mobilität
L-Lysin	unterstützt Kollagen- und Kalziumstoffwechsel	stabile Knochen, gesunde Haut, stärkeres Immunsystem
L-Tryptophan	Vorstufe von Serotonin und Melatonin	bessere Stimmung, erholsamer Schlaf, Stressreduktion
L-Arginin	verbessert die Durchblutung	erhält Gefäßgesundheit, bessere Durchblutung, schnellere Wundheilung und Immunabwehr
L-Glutamin	Energiequelle für Darm- und Immunzellen	gesunde Darmbarriere, starkes Immunsystem, verbesserte Nährstoffaufnahme
L-Glycin	Bestandteil von Kollagen, wirkt beruhigend aufs Nervensystem	elastisches Bindegewebe, Haut- und Knorpelgesundheit, Entspannung
L-Cystein	wirkt als Antioxidans	Zellschutz vor oxidativem Stress, Unterstützung der Entgiftung

Alarmsignale eines Aminosäuremangels

Wie bei vielen der bereits genannten Nährstoffe zeigt sich auch ein Mangel an Aminosäuren oft schleichend und unspezifisch. Typische Warnsignale können sein:

- nachlassende Muskelkraft und schneller Muskelabbau
- verzögerte Wundheilung oder schlechte Hautregeneration
- häufige Infekte durch geschwächtes Immunsystem
- Müdigkeit, Erschöpfung und depressive Verstimmungen (zum Beispiel durch Mangel an L-Tryptophan, Vorstufe von Serotonin)
- Haarausfall oder brüchige Nägel
- Konzentrations- und Gedächtnisschwäche

Die richtige Dosierung von Aminosäuren

Eine gezielte Versorgung mit Aminosäuren kann im Alter entscheidend sein, um so lange wie möglich körperlich und geistig leistungsfähig zu bleiben. Denn Aminosäuren sind nicht nur Bausteine für Muskeln, sondern auch Steuerungsmoleküle für Stoffwechsel, Gefäße, Darm, Stimmung und Immunsystem. Wer sie gezielt in ausreichender Menge zuführt – über die Nahrung und gegebenenfalls Ergänzungsmittel –, kann den Alterungsprozessen somit aktiv entgegenwirken.

In Ihrer Ernährung sollten Sie daher auf hochwertige Proteinquellen wie Fisch, Eier, Hülsenfrüchte, Milchprodukte oder fermentiertes Whey-Protein setzen. Denn sie liefern ein breites Aminosäurespektrum. Versuchen Sie auch, speziell essenzielle Aminosäuren in Ihren Speiseplan einzubauen. Besonders L-Leucin ist wichtig für den Muskelerhalt und L-Lysin stärkt Knochen und Immunsystem.

Gerade bei nachlassendem Appetit, Erkrankungen oder einem anderweitig bedingten erhöhten Bedarf kann die Aufnahme über die Nahrung nicht ausreichend sein, sodass zusätzliche Aminosäurepräparate sinnvoll sind. Eine weitere gute Maßnahme ist regelmäßige Bewegung. Denn körperliche Aktivität steigert die Aufnahme und den Einbau von Aminosäuren in die Muskulatur.

Top 3 der Lebensmittel zur Versorgung mit essenziellen Aminosäuren		
Lebensmittel	**Proteingehalt pro 100 Gramm**	**Besonderheit**
Eier	13 g (biologische Wertigkeit: 100)	vollständiges Aminosäureprofil
Lachs	25 g (biologische Wertigkeit: 83)	hoher L-Leucin-Gehalt für den Muskelerhalt
Magerquark	13 g (biologische Wertigkeit: 81)	langsamere Verdauung, langes Sättigungsgefühl

Wichtige Mikronährstoffe und ihre Dosierung

Grundsätzlich ist Vorsicht geboten bei der regelmäßigen Einnahme von Zusatzpräparaten. Daher sollten Sie immer Rücksprache mit medizinischem Fachpersonal halten. Eine individuelle Anpassung bezüglich der einzelnen Risikonährstoffe ist je nach persönlichem Gesundheitszustand, eingenommenen Medikamenten und Laborwerten in jedem Fall erforderlich. In der folgenden Tabelle finden Sie eine Übersicht der zuvor behandelten Mikronährstoffe mit ihren jeweiligen Funktionen, Mangelsymptomen und Dosierungen. Bei Nieren- oder Lebererkrankungen gelten allerdings andere Empfehlungen.

Wichtige Risikonährstoffe im Alter			
Mikronährstoff	**Funktion im Körper**	**Typische Risiken bei Mangel im Alter**	**Dosierung ab 65+**
alle essenziellen Aminosäuren	Muskelaufbau, Immunsystem, Neurotransmitter	Muskelschwund (Sarkopenie), Gebrechlichkeit, schwaches Immunsystem	1,2–1,5 g Protein pro Kilogramm Körpergewicht; bei Bedarf einzeln ergänzen
Kalzium	Knochen und Zähne, Nervenfunktion	Osteoporose, Muskelkrämpfe	1000–1200 mg (Frauen nach der Menopause: 1200 mg)
Eisen	Sauerstofftransport, Blutbildung	Müdigkeit, Infektanfälligkeit	Männer: 11 mg Frauen: 14 mg
Magnesium	Muskelfunktion, Enzymaktivität	Muskelkrämpfe, Herzrhythmusstörungen	individuell bis zur Durchfallgrenze
Natrium	Regulation des Flüssigkeitshaushalts, Blutdruck, Nerven- und Muskelfunktion, Membranpotenzial	Verwirrtheit, Lethargie, Muskelschwäche, Muskelkrämpfe, Schwindel, erhöhtes Sturz- und Demenzrisiko	1500 mg/Tag, bei Bluthochdruck max. 1300 mg/Tag

Wichtige Risikonährstoffe im Alter			
Mikronährstoff	**Funktion im Körper**	**Typische Risiken bei Mangel im Alter**	**Dosierung ab 65+**
Omega-3-Fettsäuren	Entzündungshemmung, Herz-Kreislauf-System	erhöhtes Risiko für Herz-Kreislauf-Erkrankungen, Entzündungen	EPA & DHA: 1–2 g täglich
Coenzym Q10	Energiegewinnung in Zellen, Antioxidans	Müdigkeit, Muskelschwäche, Herzprobleme	100–200 mg (bei Statineinnahme bis 300 mg)
Vitamin B_{12}	Blutbildung, Nervensystem	Anämie, neurologische Störungen	4 µg (bei Resorptionsstörungen höher)
Vitamin D	Knochenstoffwechsel, Immunsystem	Osteoporose, Infektanfälligkeit	2000 IE
Zink und Selen	Immunsystem, Zellschutz	Schwächung der Immunabwehr, erhöhter oxidativer Stress	Zink: Männer: 14 mg Frauen: 8 mg Selen: 60–70 µg

Diagnostik von Nährstoffmängeln

Gezielte Laboruntersuchungen können wertvolle Hinweise liefern, ob eine ausreichende Nährstoffversorgung besteht oder bereits ein Mangel vorliegt. Gerade im höheren Lebensalter ist das wichtig: Denn der Stoffwechsel verändert sich, die Nährstoffaufnahme im Darm nimmt ab, viele Menschen essen weniger oder nehmen Medikamente, die die Aufnahme beziehungsweise das Vorhandensein von Vitaminen und Spurenelementen beeinflussen.

Welche Untersuchungen sind bei den jeweiligen Mangelsymptomen sinnvoll?		
Symptom	**Möglicher Mangel**	**Empfohlene Untersuchungen**
Müdigkeit, Blässe, Schwäche	Eisen, Vitamin B_{12}, Folsäure	kleines Blutbild, Ferritin, Holotranscobalamin, Folsäure
häufige Infekte	Vitamin D, Zink, Selen	Vitamin D, Zink, Selen
Muskelschmerzen, Stürze	Vitamin D, Magnesium, Eiweiß	Vitamin D, Magnesium
Gedächtnis- oder Konzentrationsprobleme	Vitamin B_{12}, Omega-3	Holotranscobalamin, Omega-3-Index
Gewichtsverlust oder Appetitlosigkeit	Zink, B-Vitamine	Zink, Folsäure, Vitamin B_{12}

Wie bereits mehrfach betont, sind typische Warnsignale von Mangelerscheinungen anhaltende Müdigkeit, erhöhte Infektanfälligkeit, allgemeine Schwäche, Blässe, Muskelschmerzen, Konzentrationsstörungen, Gedächtnisprobleme oder depressive Verstimmungen. Da diese Symptome jedoch sehr unspezifisch sind und nicht eindeutig auf einen bestimmten Nährstoff hindeuten, sollte man bei derartigen Beschwerden gezielte Blutuntersuchungen durchführen lassen und diese auch regelmäßig wiederholen, um Veränderungen früh zu erkennen.

Das kleine Blutbild

Ein sogenanntes kleines Blutbild gibt Aufschluss über die Zusammensetzung der Blutzellen – also die roten Blutkörperchen (*Erythrozyten* – wichtig für den Sauerstofftransport), die weißen Blutkörperchen (*Leukozyten* – zuständig für die Abwehr) und die Blutplättchen (*Thrombozyten* – für die Gerinnung). Außerdem werden der Hämoglobinwert (roter Blutfarbstoff) und der Hämatokrit (Anteil der roten Blutkörperchen am Gesamtblut) bestimmt. Weitere Werte wie MCV, MCH und MCHC geben Auskunft über Größe und Hämoglobingehalt der einzelnen roten Blutkörperchen, während die RDW zeigt, wie gleichmäßig diese geformt sind.

Ist der Hämoglobinwert zu niedrig oder sind zu wenige rote Blutkörperchen vorhanden, kann dies unter anderem auf einen Eisen- oder Vitamin-B_{12}-Mangel hinweisen. Auch Entzündungen, die Einnahme von Blutverdünnern oder chronische Erkrankungen können das Blutbild verändern und lassen sich an ungünstigen Werten ablesen.

Nährstoff im Blut	Gemessener Wert	
Leukozyten	4,6 Zellen/nl	
Erythrozyten	4,17/pl	
Erythrozytenverteilungsbreite (RDW)	13,8 %	
Hämoglobin	12,6 g/dl	
Hämatokrit	37,4 V %	
MCV	90 fl	
MCH	30,3 pg	
MCHC	33,7g/dl Ery.	
Thrombozyten	124/nl	

Ein typisches kleines Blutbild mit einem erniedrigten Thrombozytenwert, was ein Hinweis auf eine Blutbildungsstörung oder Medikamenteneffekte sein kann.

Bestimmung des Vitamin-D-Wertes

Vitamin D ist nicht nur wichtig für stabile Knochen, sondern auch für Muskeln, Immunsystem und Stimmung. Im Alter spielt es zudem eine Schlüsselrolle bei der Sturz- und Frakturenprävention. Da die Haut im Alter deutlich weniger Vitamin D bilden kann, ist ein Mangel allerdings weitverbreitet. Optimal sind Werte zwischen 40 und 60 Nanogramm pro Milliliter (ng pro ml). Besonders im Winter oder bei wenig Aufenthalt im Freien ist eine Ergänzung oft notwendig. Lassen Sie daher Ihren Spiegel regelmäßig messen.

Nährstoff im Blut	Gemessener Wert	
Vitamin D (umgerechnet in ng/ml)	16,2 ng/ml	

Vitamin-D-Spiegel im Mangelbereich: Ein Wert von 16,2 ng pro ml gilt als deutlich zu niedrig.

Die Messung des aktiven Vitamin B_{12} (Holotranscobalamin)

Holotranscobalamin ist die aktive Form des Vitamin B_{12}, die den Zellen direkt zur Verfügung steht. Dieser gemessene Wert ist aussagekräftiger als der gemessene Gesamt-B_{12}-Wert im Blut. Ein Mangel ist im Alter häufig, weil die Magenschleimhaut weniger Magensäure bildet, und ohne diese kann Vitamin B_{12} aus der Nahrung oder aus Supplementen nicht optimal aufgenommen werden. Auch Medikamente wie Magensäureblocker oder *Metformin* (ein Medikament für Typ-2-Diabetiker) verursachen einen Mangel. Typische Symptome sind beispielsweise: Müdigkeit, Kribbeln in Händen oder Füßen, Gedächtnisprobleme oder depressive Verstimmungen. Der Optimalwert liegt über 50 Pikomol pro Liter (pmol pro l).

Nährstoff im Blut	**Gemessener Wert**		**Normalbereich**
Holotranscobalamin (aktives Vitamin B_{12})	122 pmol/l		> 50,0

Der Holotranscobalamin-Wert bestimmt das aktive Vitamin B_{12} und zeigt die aktuelle Versorgungslage in Pikomol pro Liter zuverlässig an.

Bestimmung des Folsäurewertes

Folsäure, auch als Vitamin B_9 bezeichnet, ist wichtig für die Zellteilung, Blutbildung und geistige Leistungsfähigkeit. Im Alter kommt es häufig zu Mängeln, besonders bei einseitiger Ernährung, Alkoholabusus oder Medikamenteneinnahme (zum Beispiel *Methotrexat* gegen Autoimmun- oder Krebserkrankungen oder Antiepileptika). Ein Mangel kann Konzentrationsstörungen, Blutarmut oder Stimmungsschwankungen zur Folge haben. Der Optimalwert liegt bei über 7 Nanogramm pro Milliliter.

Nährstoff im Blut	**Gemessener Wert**	
Vitamin B_9 (Folsäure)	2,6 ng/ml	

Der gemessene Folsäure-Spiegel zeigt die aktuelle Versorgung in Nanogramm pro Milliliter an und liegt hier im kritischen Bereich.

Ferritin (Eisenspeicher)

Der Proteinkomplex *Ferritin* zeigt an, wie gut die Eisenspeicher des Körpers gefüllt sind, und ist damit der wichtigste Laborwert zur Beurteilung des Eisenstatus. Chronische Müdigkeit, Blässe, kalte Hände oder Schwäche können auf einen niedrigen Ferritinwert hinweisen. Zu hohe Werte treten dagegen bei Entzündungen oder Leberproblemen auf und sollten immer im Gesamtzusammenhang betrachtet werden. Daher macht es Sinn, dann zusätzlich die Leber- und die Entzündungswerte zu kontrollieren. Der Optimalbereich liegt zwischen 50 bis 150 Mikrogramm pro Liter (µg pro l).

Nährstoff im Blut	Gemessener Wert	
Ferritin	88,2 ng/ml	

Der Ferritin-Wert gibt Auskunft über die Eisenspeicher im Körper und hilft bei der Beurteilung der Eisenversorgung.

Die Messung des Zink-, Selen-, Eisen-, Kupfer- und Magnesiumstatus

Zink, Selen, Eisen sowie Kupfer und Magnesium gehören zu den wichtigsten Mineralstoffen und Spurenelementen im Alter. Sie unterstützen gemeinsam Immunsystem, Muskelfunktion, Blutbildung, Energiestoffwechsel, Herz, Schilddrüse, Haut und Zellschutz.

Die Laborbestimmung aus Vollblut ist hier am aussagekräftigsten, da dabei auch die Mineralien innerhalb der Blutzellen erfasst werden. Viele ältere Menschen zeigen erniedrigte Werte der Spurenelemente und Mineralien Selen, Zink und Magnesium, weil Medikamente (zum Beispiel entwässernde Mittel oder Protonenpumpenhemmer), Appetitlosigkeit oder eine eingeschränkte Darmaufnahme die Verfügbarkeit vermindern. Empfohlene Werte sind die folgenden:

- **Zink:** 4 bis 7 Milligramm pro Liter
- **Selen:** 120 bis 150 Mikrogramm pro Liter
- **Magnesium:** 0,85 bis 1,05 Millimol pro Liter (mmol pro l)
- **Eisen:** 423 bis 520 Milligramm pro Deziliter
- **Kupfer:** 0,7 bis 1,1 Milligramm pro Deziliter

Mikronährstoff		Beurteilung
Eisen		normal
Kalium		grenzwertig-niedrig
Kupfer		normal
Magnesium		grenzwertig-erhöht
Selen		erniedrigt
Zink		normal

Im Laborprofil werden neben Zink und Selen meist auch Magnesium und Kalium gemessen, wichtige Mineralstoffe für Energie, Blutbildung, Muskelfunktion und Herzgesundheit.

Der Omega-3-Index

Der Omega-3-Index beschreibt den Anteil der Omega-3-Fettsäuren (EPA und DHA) an allen Fettsäuren im Körper. Er ist ein hervorragender Marker für Entzündungsneigung, Herz-Kreislauf-Gesundheit und geistige Leistungsfähigkeit. Ein Wert über acht Prozent gilt als optimal. Viele Senioren erreichen diesen Wert jedoch nur, wenn sie regelmäßig fettreichen Fisch, Fischöl- oder Algenölpräparate verzehren. Werte unter vier Prozent deuten auf eine unzureichende Versorgung hin.

Nährstoff im Blut	Gemessener Wert		Normalbereich
Omega-3-Index	2,97 % FS ges.		> 8,0

Omega-3-Index: Der Wert zeigt die Versorgung mit Omega-3-Fettsäuren im Blut. Optimal sind Werte über acht Prozent.

Messung des Homocysteinwertes

Homocystein ist ein Stoff, der im Körper bei normalen Stoffwechselvorgängen entsteht. Steigt der Wert an, oft durch einen Mangel an Vitamin B_6, B_{12} oder Folsäure (Vitamin B_9), kann das auf ein höheres Risiko für Herz-Kreislauf-Probleme oder eine nachlassende kognitive Leistungsfähigkeit im Alter hinweisen. Homocystein sollte daher regelmäßig im Blut kontrolliert werden. Bei einem erhöhten Wert ab 14 Mikromol pro Liter ist die Behandlung mit B-Vitaminen sinnvoll.

Nährstoff im Blut	Gemessener Wert		Normalbereich
Homocystein i. Plasma	14,4 µmol/l	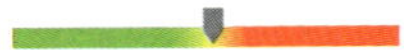	< 13,9

Der Homocysteinwert im Blut gibt Hinweise auf das Risiko für Herz- und Gefäßerkrankungen und sollte bei unter 10 Mikromol pro Liter liegen.

Beachtenswertes bei der Blutuntersuchung

Zur Vorbereitung jeder Blutuntersuchung sollten Sie in der Regel Nahrungsergänzungsmittel 24 Stunden vorher absetzen, um die Ergebnisse nicht zu verfälschen.

Nachdem Sie nun gelernt haben, welche Labortests für Sie im Alter wichtig werden könnten, noch eine Anmerkung zum Schluss: Nicht jeder einzelne Laborwert beweist einen Mangel. Entscheidend ist immer das Gesamtbild aus Blutwerten, Symptomen, Ernährung und Begleiterkrankungen.

Eine regelmäßige Kontrolle wichtiger Nährstoffwerte ist ein zentraler Bestandteil der Gesundheitsvorsorge im Alter. Viele Mängel entwickeln sich schleichend und bleiben lange unbemerkt. Umso wichtiger ist es, frühzeitig zu messen, regelmäßig zu kontrollieren und anschließend gezielt zu handeln. Eine gute Nährstoffversorgung kann nicht nur Müdigkeit und Muskelschwäche vorbeugen, sondern entscheidend zur Erhaltung von Leistungsfähigkeit, Konzentration, Immunsystem und Lebensqualität beitragen.

Übersicht über alle Laborparameter			
Parameter	Optimalbereich	Warum wichtig im Alter?	Kontroll-intervall
Vitamin D	40–60 ng/ml	Knochen, Muskeln, Immunsystem, Sturzprävention	jährlich
Holotrans-cobalamin	über 50 pmol/l	Nerven, Gedächtnis, Energie	jährlich
Homocystein	unter 10 µmol/l	Herz-Kreislauf, kognitive Fähigkeiten	jährlich
Folsäure	über 7 ng/ml	Zellteilung, Gefäßschutz	bei Bedarf
Ferritin	50–150 µg/l	Sauerstofftransport, Energie	jährlich
Zink (Vollblut)	4–7 mg/l	Immunsystem, Wundheilung, Geschmackssinn	bei Bedarf
Selen (Vollblut)	120–150 µg/l	Schilddrüse, Zellschutz	bei Bedarf
Magnesium	0,85–1,05 mmol/l	Muskeln, Herz-rhythmus, Energie	bei Bedarf
Omega-3-Index	über 8 %	Herz, Gehirn, Entzündungshemmung	jährlich

Versorgung mit Mikronährstoffen

Für eine optimale Versorgung mit Mikronährstoffen kommen verschiedene Wege infrage. Eine abwechslungsreiche und nährstoffdichte Ernährung, die reich an Gemüse, Obst, Vollkornprodukten, Hülsenfrüchten, Nüssen und Milchprodukten ist, stellt dabei die wichtigste Basis dar. Ergänzend können individuell abgestimmte Nahrungsergänzungsmittel sinnvoll sein, wenn die Zufuhr über die Ernährung allein nicht genügt oder spezielle Defizite vorliegen.

Auch angereicherte Lebensmittel sowie medizinische Trinknahrungen bieten Möglichkeiten, die Versorgung gezielt zu unterstützen. Entscheidend ist, die Auswahl an persönliche Bedürfnisse und mögliche Einschränkungen wie Unverträglichkeiten, Kau- oder Schluckstörungen anzupassen. Eine therapeutische Begleitung empfiehlt sich insbesondere bei der Einnahme von Nahrungsergänzungsmitteln, um die Mikronährstoffversorgung individuell abzustimmen und unerwünschte Wechselwirkungen auszuschließen.

Nahrungsergänzungsmittel im Alter

Die physiologischen Veränderungen des Alterns – von reduzierter Magensäureproduktion bis hin zu verminderter Nährstoffaufnahme – stellen eine besondere Herausforderung dar. Denn diese Veränderungen können dazu führen, dass selbst bei ausgewogener Ernährung Nährstoffdefizite entstehen. Dann können Nahrungsergänzungsmittel durchaus sinnvoll sein. Es ist auch wichtig zu verstehen, dass nicht jeder Mensch die gleichen Ergänzungen braucht. Und Nahrungsergänzungsmittel sind ebenso nicht für jeden in der gleichen Darreichungsform das Richtige. Es gilt hier, individuell abzuwägen und basierend auf persönlichen Umständen, Laborwerten und Risikofaktoren Entscheidungen zu treffen.

Wann Nahrungsergänzung sinnvoll ist und wann nicht

Ob Nahrungsergänzungsmittel im Alter zu empfehlen sind, hängt immer von der individuellen Situation ab: von Ernährung, Lebensstil, Medikamenten, Vorerkrankungen und natürlich den Laborwerten. Viele Senioren fragen sich: »Brauche ich das?« Die Antwort lautet: ja, manchmal unbedingt, aber nicht immer.

Im Idealfall liefert eine ausgewogene Ernährung alle wichtigen Vitamine, Mineralstoffe und Spurenelemente. Doch mit zunehmendem Alter hat man kaum noch eine Chance, den Mikronährstoffbedarf so zu decken.

Eindeutige Indikationen und überflüssige Nahrungsergänzungsmittel	
Eindeutige Indikationen	**Überflüssige Supplementierung**
durch Laborwerte nachgewiesene Defizite (zum Beispiel Vitamin B_{12} unter 258 pmol/l, Vitamin D unter 30 ng/ml)	hoch dosierte Multivitaminpräparate ohne Defizitnachweis
medikamentenbedingte Nährstoffverluste (etwa durch Protonenpumpenhemmer, Diuretika, Metformin)	»Antioxidantien-Cocktails« ohne Bedarf – können bei Gesunden sogar nachteilig wirken
eingeschränkte Mobilität, Pflegeheimbewohner, Mangelernährung	teure Anti-Aging-Formeln ohne wissenschaftliche Grundlage
chronische Magen-Darm-Erkrankungen (beispielsweise Reizdarm, Pankreasinsuffizienz, Resorptionsstörungen)	übermäßige Dosierungen einzelner Nährstoffe ohne Kontrolle

Deshalb können gezielte Nahrungsergänzungen bei nachgewiesenen Defiziten oder spezifischen Risikofaktoren helfen, Gesundheit und Lebensqualität zu erhalten, vorausgesetzt, sie werden sinnvoll und überprüft eingesetzt. Als Grundsatz hat sich bewährt: erst Werte messen, dann Ergänzungsmittel nehmen und schließlich regelmäßig kontrollieren.

Ernährung bleibt die Basis

Die Deutsche Gesellschaft für Ernährung empfiehlt auch im höheren Lebensalter eine zu etwa 75 Prozent pflanzliche, nährstoffdichte Ernährung, die dann durch gezielte Ergänzungsmittel begleitet werden kann, wenn nachgewiesene Mängel oder spezifische Risikofaktoren (zum Beispiel vegane Ernährung, Resorptionsstörung, chronische Erkrankung) vorliegen.

Es gilt also der Grundsatz: erst messen, dann ergänzen. Ein individueller Laborcheck ist immer sinnvoll, bevor Sie dauerhaft Präparate einnehmen. Denn manche Menschen benötigen von bestimmten Mitteln mehr, andere weniger. Und zu viel kann ebenso schaden wie zu wenig.

Ergänzungsmittel einnehmen – wann und wie?

Es gibt tatsächlich optimale Einnahmezeiten und Kombinationen, um die Wirkung von Nahrungsergänzungsmitteln zu verbessern. Das richtige Timing kann über die jeweilige Bioverfügbarkeit und die Verträglichkeit entscheiden.

Fettlösliche Vitamine (A, D, E, K) sollte man etwa immer mit einer Mahlzeit einnehmen, die Fett enthält, zum Beispiel in Form von Öl, Nüssen, Avocado oder Butter. Nur dann können sie optimal verwertet werden.

Wasserlösliche Vitamine (B-Komplex, Vitamin C) sollten Sie vorzugsweise morgens oder vormittags zuführen, am besten nüchtern oder mit leichter Kost, da sie im leeren Magen optimal aufgenommen werden.

Für Mineralstoffe gilt Folgendes:

- **Kalzium:** am besten in geteilten Dosen (je 500 Milligramm), da größere Mengen nicht vollständig aufgenommen werden und zu Übelkeit führen können.
- **Eisen:** immer kombiniert mit Vitamin C, aber nicht gleichzeitig mit Kaffee, Tee, Milch oder Kalzium einnehmen.
- **Magnesium:** wirkt beruhigend, fördert Muskelentspannung und Schlaf. Die Einnahme empfiehlt sich daher abends.
- **Zink:** nüchtern oder mit leichter Kost, aber nicht zusammen mit Eisenpräparaten, da sie um denselben Transportweg konkurrieren.

Unerwünschte Wechselwirkungen mit Medikamenten vermeiden

Auch Mikronährstoffe können sich gegenseitig oder eingenommene Medikamente beeinflussen. Hier sehen Sie einige der wichtigsten Interaktionen:

- **Vitamin K und Blutverdünner** (zum Beispiel *Marcumar, Warfarin*): Das Vitamin kann die Gerinnungshemmung abschwächen.
- **Omega-3-Fettsäuren und Blutverdünner** (etwa *ASS, Marcumar, NOAK*): Über zwei Gramm Omega-3-Fettsäuren täglich können das Blutungsrisiko leicht steigern.
- **Kalzium und Schilddrüsenmedikamente:** Zwischen der jeweiligen Einnahme sollten mindestens vier Stunden Abstand liegen.
- **Johanniskraut und zahlreiche Medikamente:** Es sorgt dafür, dass viele Wirkstoffe im Körper schneller abgebaut werden und dadurch weniger wirken (beispielsweise bei Antidepressiva, der Antibabypille oder Blutverdünnern).

TIPP

Vitamin D steigert die Kalziumaufnahme um das Zwei- bis Dreifache. Vitamin C erhöht die Eisenaufnahme um das Drei- bis Fünffache. Magnesium ist notwendig, damit Vitamin D in seine aktive Form umgewandelt werden kann – ein oft übersehener, wichtiger Zusammenhang.

Auf Qualität achten

Was bei vielen anderen Produkten gilt, trifft leider auch auf Nahrungsergänzungsmittel zu: Nicht jedes Präparat hält, was es verspricht. Wenn Sie sich zur Einnahme entscheiden, sollten Sie daher beim Kauf auf entsprechende Zertifikate und Prüfsiegel achten. Hilfestellung können Ihnen zum Beispiel folgende Qualitätsmerkmale leisten:

Produkte aus der Apotheke unterliegen meist strengeren Kontrollen als Drogerie- oder Internetware und sind frei von bedenklichen Zusatzstoffen. Achten Sie außerdem auf eine GMP-Zertifizierung *(Good Manufacturing Practice)*, die eine kontrollierte Herstellung nach pharmazeutischen Standards garantiert. Eine GMP-Zertifizierung sagt nichts über die Wirksamkeit eines Supplements aus, sondern über Produktionsprozesse und Kontrolle. Unabhängige Testinstitute wie Öko-Test oder Stiftung Warentest prüfen regelmäßig Nahrungsergänzungsmittel auf ihre Zusammensetzung, Wirkstoffgehalt und mögliche Schadstoffe. Ein Blick in deren aktuelle Testergebnisse lohnt sich vor dem Kauf. Bevorzugen Sie zudem Produkte, die in Deutschland oder der EU hergestellt werden und deren Inhaltsstoffe durch unabhängige Labore auf Reinheit und Gehalt geprüft wurden. Vorsicht ist bei extrem günstigen Angeboten aus unsicheren Quellen geboten, denn hier fehlen oft Qualitätskontrollen.

Gerade bei Omega-3-Präparaten ist es ratsam, die geprüfte Reinheit und Qualität der Öle im Blick zu haben, da es hierfür kein allgemeingültiges Prüfsiegel gibt.

Meiden sollten Sie auf jeden Fall Produkte mit unklaren Mischungen ohne genaue Mengenangaben und solche, die Heilungsversprechen verkünden (»heilt Arthritis«). Vorsicht ist ebenfalls geboten bei Mitteln, die zu extrem niedrigen Preisen erhältlich sind, da dies oft ein Hinweis auf minderwertige Rohstoffe ist.

Die richtige Darreichungsform für jeden Bedarf

Nahrungsergänzungsmittel gibt es heute in vielen verschiedenen Formen. Viele ältere Menschen haben Schwierigkeiten, größere Tabletten oder Kapseln zu schlucken. Gleichzeitig nimmt die Magensäureproduktion ab, was die Auflösung im Magen verzögert. Deshalb sind flüssige Ergänzungsmittel, auch liposomale Präparate genannt, oft die beste Wahl.[32, 33] Sie lassen sich leicht einnehmen, schmecken neutral und können bei Bedarf unter Speisen gemischt werden. Gerade für Vitamin B_{12}, Vitamin D, Omega-3, Magnesium und Eisen bieten sie deutliche Vorteile in dieser Aufnahmeform. Eine Alternative sind Lutschtabletten, vor allem bei Vitamin B_{12} und Zink. Sie sind gerade bei Schluckbeschwerden sehr beliebt.

Trinken im Alter

Ein oft unterschätzter Aspekt der Nährstoffversorgung ist die Flüssigkeitszufuhr. Doch mit zunehmendem Alter passiert etwas Überraschendes: Das Durstgefühl lässt schleichend nach. Zu wenig zu trinken, ist also nicht der Vergesslichkeit oder Nachlässigkeit geschuldet, sondern die Folge eines natürlichen körperlichen Prozesses. Die Nervenzellen in der für das Durstgefühl zuständigen Gehirnregion reagieren weniger empfindlich auf Flüssigkeitsmangel. Daher verspüren Senioren also weniger Durst, obwohl ihr Körper natürlich Wasser braucht.

Gleichzeitig verändert sich die Körperzusammensetzung: Während Säuglinge zu etwa 70 Prozent aus Wasser bestehen, sind es bei Senioren gut 20 bis 30 Prozent weniger. Ältere Menschen haben also geringere »Wasserpuffer« und dehydrieren somit schneller als jüngere.

Die praktische Faustregel lautet: 30 bis 40 Milliliter Flüssigkeit pro Kilogramm Körpergewicht sollte man täglich zu sich nehmen. Das bedeutet für eine 70 Kilogramm schwere Person etwa 2,1 bis 2,8 Liter pro Tag, wobei etwa 1,3 bis 1,5 Liter über Getränke aufgenommen werden sollten.[34]

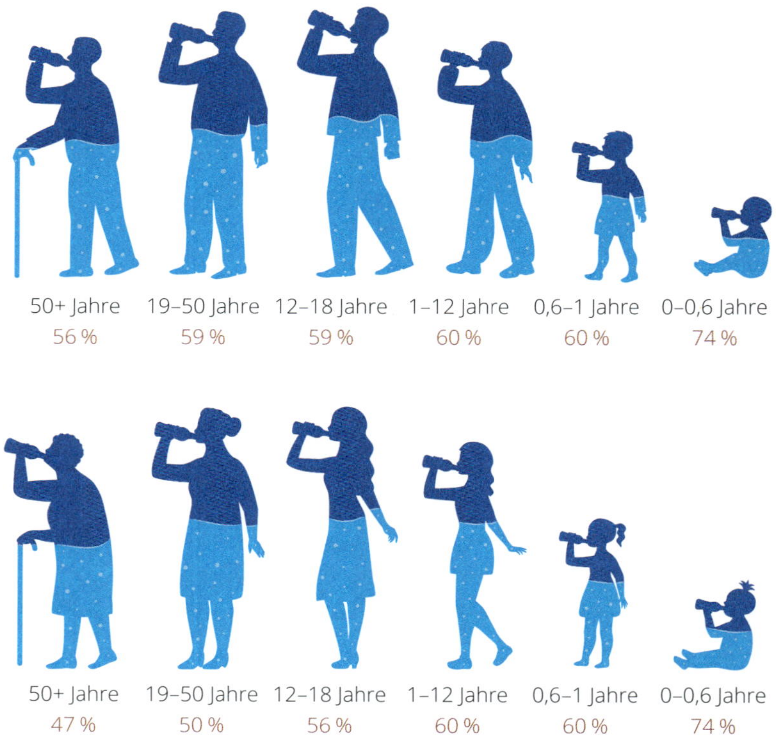

Der Wasseranteil im Körper ist bei kleinen Kindern am höchsten und nimmt mit der Zeit deutlich ab.

TIPP

Wenn Sie sechs Gläser à 250 Milliliter über den Tag verteilt (zu jeder Mahlzeit und zwischendurch) trinken, schaffen Sie die empfohlenen 1,5 Liter spielend. Ideal sind dabei Wasser, ungesüßte Tees und verdünnte Säfte. Sogar Kaffee trägt zur Flüssigkeitsbilanz bei.

Besonders bemerkenswert ist, dass bereits ein geringer Flüssigkeitsmangel bei Senioren zu Verwirrtheit und kognitiven Beeinträchtigungen führen kann. Was oft als beginnende Demenz gedeutet wird, kann also schlicht Wassermangel sein! Studien zeigen, dass bereits ein Flüssigkeitsverlust von zwei Prozent die geistige Leistungsfähigkeit beeinträchtigt.

Viele Senioren trinken auch bewusst weniger, da sie Angst vor Inkontinenz, häufigen Toilettengängen oder nächtlichem Aufstehen haben. Ironischerweise verstärkt das allerdings die Probleme: Denn konzentrierter Urin reizt die Blase stärker und erhöht zudem das Infektionsrisiko.[35]

Belastend kommt noch hinzu, dass viele Medikamente, die im Alter häufig eingenommen werden, wie Blutdrucksenker, Abführmittel oder bestimmte Psychopharmaka, dem Körper zusätzlich Wasser entziehen. Erstaunlicherweise ist Flüssigkeitsmangel eine der häufigsten Ursachen für Krankenhauseinweisungen. Dabei wären einige dieser Notfälle durch bewusstes Trinken ganz einfach zu vermeiden.

Neben Mangelerscheinungen aufgrund von Nährstoffen und des Flüssigkeitshaushalts gibt es auch einige Alterserkrankungen, bei denen eine gezielte Zufuhr von Mikronährstoffen sinnvoll ist. Dazu mehr in Kapitel 4. Im nächsten Kapitel erfahren Sie, warum Nährstoffmängel überhaupt entstehen, welche versteckten Ursachen im Alltag zu finden sind und wie Sie Mangelernährung frühzeitig erkennen und vermeiden können.

KAPITEL 2

DIE URSACHEN UND FOLGEN VON NÄHRSTOFFMANGEL

Im Alter sinkt nicht nur der Appetit, vor allem verändert sich die Fähigkeit des Körpers, Nährstoffe zu nutzen. Drei Dinge wirken dabei am häufigsten zusammen: weniger Magensäure, weniger Verdauungsenzyme und vermehrter Einsatz von Medikamenten. Das bedeutet, selbst bei gesunder Ernährung können Nährstoffmängel entstehen. Das belastet Muskulatur, Immunsystem, Gehirn und den gesamten Körper. In diesem Kapitel erfahren Sie, warum das so ist, wie Sie Warnzeichen erkennen und was im Alltag helfen kann.

Veränderte Aufnahme von Nährstoffen

Mit den Jahren lässt die Aufnahmefähigkeit des Darms nach. Das stellt insofern ein Problem dar, als nicht nur zählt, was der Mensch isst, sondern auch, wie gut der Körper Nahrung aufnehmen und verwerten kann. Und für die Resorption aller Nährstoffe sind genügend Magensäure, Verdauungsenzyme und ein vielfältiges Mikrobiom mit einer intakten Darmwand vonnöten – alles Punkte, die sich bei älteren Menschen verschlechtern.

Der Magen

Nachdem Speisen über den Mund aufgenommen und dort zerkleinert und mit Speichel versetzt werden, gelangen sie über die Speiseröhre in den Magen. Der sorgt nicht nur für die weitere Zerkleinerung und Durchmischung der Nahrung, sondern leitet auch entscheidende Schritte der Verdauung ein.

Damit die Verdauung gut funktioniert, braucht der Magen Säure. Diese hilft, Proteine aufzuspalten, Mineralstoffe aus der Nahrung zu lösen und Bakterien, Gifte, Parasiten und Viren unschädlich zu machen. Außerdem aktiviert sie Pepsin, ein Enzym, das die Eiweiße schon im Magen zerkleinert. Auch für die Aufnahme von Vitamin B_{12} ist Magensäure unverzichtbar. Erst durch diese wird das Vitamin aus der Nahrung freigesetzt und kann im Dünndarm weiterverarbeitet werden. Im Alter nimmt die Produktion von Magensäure häufig ab, ein Zustand, der als *Hypochlorhydrie* oder *Hypoacidität* bezeichnet wird. Die Ursache können Medikamente wie Protonenpumpenhemmer, die etwa bei Sodbrennen oder Magengeschwüren eingesetzt werden, oder eben das Alter sein.

Protonenpumpenhemmer (PPI) oder Magensäureblocker haben jedoch einen großen Nachteil, den viele nicht kennen: Wird die Magensäure auf Dauer zu stark unterdrückt, kann der Körper wichtige Nährstoffe wie Vitamin B_{12}, Magnesium, Kalzium und Eisen schlechter aufnehmen. Die Folge können dann Mangelzustände, Muskelschwäche oder brüchige Knochen sein. Daher sollte man PPI so wenig wie möglich und so kurz wie nötig einnehmen. Wer die Tabletten absetzen möchte, sollte das allerdings nicht von heute auf morgen tun, da es sonst zu starkem Sodbrennen kommen kann. Ein langsames Ausschleichen unter ärztlicher Begleitung ist der bessere Weg. Dieses Vorgehen kann mit sogenannten *Alginaten* begleitet werden, um auftretendes Sodbrennen zu lindern.

Bei nicht medikamentenbedingtem Magensäuremangel – erkennbar an Völlegefühl, Blähungen, unverdauten Nahrungsresten im Stuhl oder häufigen Infekten – können Bitterstoffe in Form von Tropfen vor dem Essen hilfreich sein. Testen Sie das vorsichtig, zunächst mit einer nur geringen Dosis von 10 bis 15 Tropfen. Verbessern sich die Beschwerden und vertragen Sie die Bitterstoffe gut, können Sie die Dosis langsam steigern, bis die Verdauung sich normalisiert hat. Sie kennen vielleicht auch den Magenbitter nach dem Essen. Unter Umständen hat er sich bei Ihnen auch bewährt bei Völlegefühl oder träger Verdauung unmittelbar nach der Nahrungsaufnahme. Bittertropfen haben jedoch keinen Alkohol und sind daher besser geeignet als ein Schnaps. Bei Reflux-Neigung sollten Sie allerdings vorsichtig mit Bittertropfen umgehen, da sie die Magensäureproduktion anregen und Sodbrennen verstärken können. Beginnen Sie dann mit sehr kleinen Mengen, maximal fünf Tropfen, und beobachten Sie, wie Ihr Körper reagiert.

Neben Bittertropfen können Sie Ihre Verdauung auch durch bitterstoffhaltige Lebensmittel unterstützen. Diese regen die Magensaftproduktion auf natürliche Weise an und fördern so die Nährstoffaufnahme.

Lebensmittel, die Bitterstoffe enthalten	
Kategorie	**Lebensmittel**
Gemüse	Artischocke, Brokkoli, Rosenkohl, Grünkohl, Wirsing, Spargel, Aubergine, Mangold, Fenchel, Sellerie, Radieschen
Salate	Chicorée, Endivie, Radicchio, Rucola, Batavia-Salat, Eichblattsalat
Obst	Grapefruit, Zitrone, Orange, Pomelo, Kumquat, Granatapfel, Cranberry
Kräuter & Gewürze	Löwenzahn, Brennnessel, Gänseblümchen, Thymian, Rosmarin, Salbei, Ingwer, Kurkuma, Senfkörner, Dill, Bohnenkraut, Wermut, Enzian, Schafgarbe, Mariendistel, Bärlauch, Minze, Oregano, Muskatnuss, Wacholder
Nüsse/Samen	Walnüsse, Sesampaste (Tahin), Amarant, Hirse, Quinoa
Getränke	Kaffee, grüner Tee, schwarzer Tee (z. B. Baldrian), Craft-Biere, Kakao

Enzyme

Vom Magen wandert der Speisebrei weiter in den Darm. Verdauungsenzyme aus Bauchspeicheldrüse und Dünndarm zerlegen die Nahrung in ihre kleinsten Bausteine. Proteine werden zu Aminosäuren, Kohlenhydrate zu Zuckerbausteinen und Fette zu Fettsäuren aufgespalten. Die Produktion dieser Enzyme kann ebenfalls nachlassen, altersbedingt oder durch stille Entzündungen, Diabetes, Leber- oder Gallenfunktionsstörungen.[1] Wenn Enzyme fehlen, bleiben Nahrungsbestandteile unverdaut. Das führt häufig zu Blähungen, Druck im Oberbauch oder Völlegefühl, besonders nach fettreichen Mahlzeiten. Auch glänzender, haftender oder übel riechender Stuhl kann auf eine unzureichende Fettverdauung hinweisen. Warnsignale wie ungewollter Gewichtsverlust, Müdigkeit oder trockene Haut sollten ernst genommen werden. Sie können Anzeichen dafür sein, dass die Nährstoffaufnahme gestört ist.

Die Menge der Verdauungsenzyme kann man durch die Einnahme bestimmter Enzymmischungen erhöhen. Mit dem ersten Bissen der Mahlzeit genommen, können sie den Verdauungsprozess wieder ins Gleichgewicht bringen.

Der Darm

Der Dünndarm ist der zentrale Ort, an dem die Nährstoffaufnahme stattfindet. Hier entscheidet sich, wie gut der Körper wirklich versorgt wird und damit auch, ob jemand sich vital und leistungsfähig fühlt oder müde und abgeschlagen. Denn nur wenn der Darm richtig arbeitet und die Darmschleimhautzellen intakt sind, können Nährstoffe im Körper ankommen.

Ist die Darmschleimhaut gereizt, verschlechtert sich die Nährstoffaufnahme. Verstopfung kann die Aufnahme ebenfalls beeinträchtigen, weil sie den Transport der Nahrung verzögert und Gärungsprozesse fördert. Besonders häufig betroffen von einer mangelhaften Aufnahme sind Vitamin B_{12}, Eisen und Kalzium, Magnesium und Zink sowie die fettlöslichen Vitamine A, D, E und K. Die Folge sind oft schleichende Mangelzustände, selbst bei Menschen, die sich vermeintlich gesund ernähren. Typische Anzeichen reichen von Müdigkeit, Muskelschwäche und Konzentrationsstörungen bis hin zu erhöhter Infektanfälligkeit.

Darmschleimhautzellen benötigen eine spezielle »Ernährung« aus Ballaststoffen und der Aminosäure L-Glutamin. Auch Probiotika können eine intakte Darmschleimhaut fördern. Sie sind zugleich auch gut für unser Mikrobiom und die Verdauung. Dazu mehr in Kapitel 4.

Folgen von eingeschränkter Nährstoffaufnahme		
Nährstoff	**Häufige Ursache für eingeschränkte Aufnahme**	**Mögliche Folgen eines Mangels**
Vitamin B_{12}	niedrige Magensäure, reduzierte *Intrinsic-Faktor*-Produktion	Müdigkeit, Gedächtnisprobleme, Nervenschäden
Eisen	verminderte Magensäure, chronische Entzündungen	Blutarmut, Blässe, Konzentrationsstörungen
Vitamin D	Fettverdauungsstörung, geringe Sonnenexposition	Muskelschwäche, Infektanfälligkeit, Knochenschwund
Kalzium	Mangel an Magensäure, Vitamin-D-Mangel	Osteoporose, Muskelkrämpfe
Magnesium	Medikamente (z. B. PPI, Diuretika), Darmentzündungen	Muskelkrämpfe, Erschöpfung, Herzrhythmusstörungen
Zink	geringe Aufnahme im Darm, chronischer Stress	schlechte Wundheilung, Infektanfälligkeit, Hautprobleme
fettlösliche Vitamine (A, D, E, K)	Enzymmangel, Gallensäuremangel, Fettverwertungsstörung	trockene Haut, Infekte, Blutgerinnungsstörungen
Aminosäuren	Aminosäuremangel, Proteinmangel	Muskelabbau, Erschöpfung, Infektanfälligkeit, Schlafstörungen, Leistungsschwäche, brüchige Nägel, Haarausfall, Hormonstörungen, schlechte Wundheilung, Stimmungsschwankungen, Blutzucker- und Fettstoffwechselstörungen

Zusammenfassend lässt sich feststellen, dass viele der Verdauungsprozesse sich gezielt unterstützen lassen. Eine verträgliche, nährstoffreiche Ernährung, regelmäßige Bewegung und eine gesunde Verdauung bilden dabei die Basis. Wer wenig Magensäure produziert, kann den Magen mit natürlichen Bitterstoffen anregen. Fehlen körpereigene Enzyme, lassen sich diese durch pflanzliche oder tierische Enzympräparate ergänzen, die mit dem ersten Bissen der Mahlzeit eingenommen werden müssen. Für die gesunde Darmschleimhaut werden Ballaststoffe, Probiotika und L-Glutamin benötigt. Regelmäßige Laborkontrollen von Vitamin B_{12}, Vitamin D, Eisen, Magnesium und Zink helfen, Defizite früh zu erkennen und gezielt auszugleichen.

Mangelernährung im Alter

Mangelernährung ist erstaunlicherweise ein großes Problem und betrifft viele ältere Menschen, oft ohne dass sie es merken. Und es bedeutet nicht automatisch, dass jemand untergewichtig ist. Auch normalgewichtige oder übergewichtige Personen können mangelernährt sein, wenn dem Körper bestimmte Vitamine, Mineralstoffe oder Proteinbausteine fehlen. Es geht also nicht nur um die Menge der Kalorien, sondern vor allem um die Qualität der Ernährung.

Studien zeigen, dass bis zu 30 Prozent der zu Hause lebenden Senioren Anzeichen einer Mangelernährung aufweisen.[2] In Pflegeeinrichtungen und Krankenhäusern dürfte der Anteil noch deutlich höher sein. Die Ursachen sind dabei vielfältig und können körperlicher, seelischer oder sozialer Natur sein.

Ursachen der Mangelernährung

Körperliche Veränderungen, seelische Belastungen und soziale Umstände greifen ineinander und führen häufig dazu, dass die Nährstoffversorgung nicht mehr optimal ist. In der folgenden Abbildung sehen Sie die wichtigsten Einflussfaktoren im Überblick.

Körperliche Veränderungen

Viele ältere Menschen verspüren weniger Hunger und sind schneller satt. Dahinter stecken hormonelle Veränderungen und eine verlangsamte Magenentleerung. Auch Medikamente oder eine verringerte Magensäureproduktion können das Hungergefühl dämpfen. Mit den Jahren nimmt auch die Zahl der Geschmacksknospen ab. Besonders süße und salzige Geschmacksrichtungen werden schwächer wahrgenommen. Ein trockener Mund oder bestimmte Medikamente verschlechtern den Geschmackssinn zusätzlich. Das Essen verliert dann an Reiz, und die Lust zu essen schwindet. Zudem machen Zahnverlust, schlecht sitzende Prothesen oder

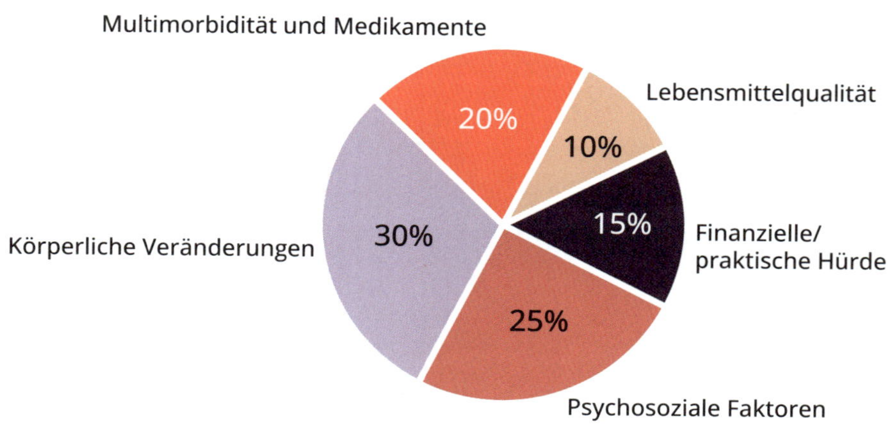

Mangelernährung im Alter kann verschiedene Ursachen haben.

Schluckstörungen das Essen beschwerlich. Häufig werden dann harte oder faserreiche Lebensmittel gemieden, wodurch nährstoffreiche Komponenten wie Vollkornprodukte, Nüsse oder Rohkost zu kurz kommen. Dadurch werden die Mahlzeiten zwar leichter verdaulich, aber natürlich auch nährstoffärmer.

Auch andere körperliche Einschränkungen können eine große Rolle spielen. Wenn das Einkaufen beschwerlich wird, das Stehen in der Küche Schmerzen bereitet oder die Sehkraft nachlässt, greifen viele zu schnellen, eintönigen und nährstoffarmen Gerichten. So entsteht Schritt für Schritt ein gefährlicher Teufelskreis aus Unterversorgung und weiterem Kraftverlust.

Psychosoziale Faktoren

Oft leben ältere Menschen allein und empfinden das Essen ohne Gesellschaft als wenig anregend. Die Freude an einer schön zubereiteten Mahlzeit verliert sich, wenn niemand da ist, um sie zu teilen. So werden Mahlzeiten ausgelassen oder durch Kleinigkeiten ersetzt, weil die Motivation zum Kochen fehlt.

Psychische Erkrankungen wie Depressionen oder Demenz verstärken diese Entwicklung noch. Sie beeinflussen nicht nur das Hungergefühl, sondern auch die Fähigkeit, regelmäßig zu essen oder Mahlzeiten zuzubereiten. Manche Betroffene vergessen schlichtweg das Essen, andere verlieren die Lust daran oder trauen sich die Zubereitung nicht mehr zu.

So können Sie Mangelernährung vorbeugen

Viele der für eine Mangelernährung verantwortlichen Faktoren lassen sich schon durch einfache Maßnahmen positiv beeinflussen. Um etwa den Appetit zu fördern, helfen kleine Veränderungen im Alltag. Oft sind mehrere kleine Mahlzeiten über den Tag verteilt besser als drei große Portionen. Ein liebevoll angerichteter, farbenfroher Teller und vertraute Lieblingsgerichte machen zusätzlich Lust aufs Essen. Wenn Speisen fad schmecken, können frische Kräuter, aromatische Gewürze, ein Spritzer Zitronensaft oder hochwertige Öle das Aroma auf natürliche Weise verbessern.

Bei Kau- oder Schluckbeschwerden sind weiche, aber dennoch nährstoffreiche Speisen ideal. Suppen, Pürees, Aufläufe oder Eintöpfe lassen sich gut variieren, enthalten viele wertvolle Inhaltsstoffe und sind leicht zu essen. Auch die Verdauung lässt sich ohne viel Aufwand unterstützen. Ballaststoffreiche Lebensmittel, ausreichend Flüssigkeit und regelmäßige Bewegung halten den Darm aktiv und fördern das Wohlbefinden.

Auf die Lebensmittelqualität achten

Neben persönlichen oder gesundheitlichen Ursachen spielt auch die Qualität von Lebensmitteln eine immer wichtigere Rolle. Nicht alles, was satt macht, versorgt den Körper automatisch mit den nötigen Vitaminen und Mineralstoffen.

Durch intensive Landwirtschaft, ausgelaugte Böden und lange Transportwege hat sich die Nährstoffdichte vieler pflanzlicher Lebensmittel in den letzten Jahrzehnten verringert. Ein Apfel sieht heute zwar aus wie früher, enthält aber oft weniger Vitamine und Spurenelemente als noch vor 30 Jahren. Zusätzlich gehen durch zu starkes Erhitzen oder Wasserverlust beim Kochen besonders hitzeempfindliche Vitamine wie Vitamin C oder B-Vitamine verloren. Außerdem greifen viele Menschen häufiger zu industriell verarbeiteten Produkten, Snacks und Süßigkeiten. Diese liefern zwar reichlich Kalorien, aber kaum lebenswichtige Mikronährstoffe. Man spricht in diesem Fall von »leeren Kalorien«. Sie machen satt, sind aber nicht wirklich gesund.

Schonendes Garen, frische, qualitativ hochwertige, möglichst saisonale und regionale Zutaten und abwechslungsreiche Mahlzeiten sind der beste Weg, um den Körper mit allem zu versorgen, was er braucht.

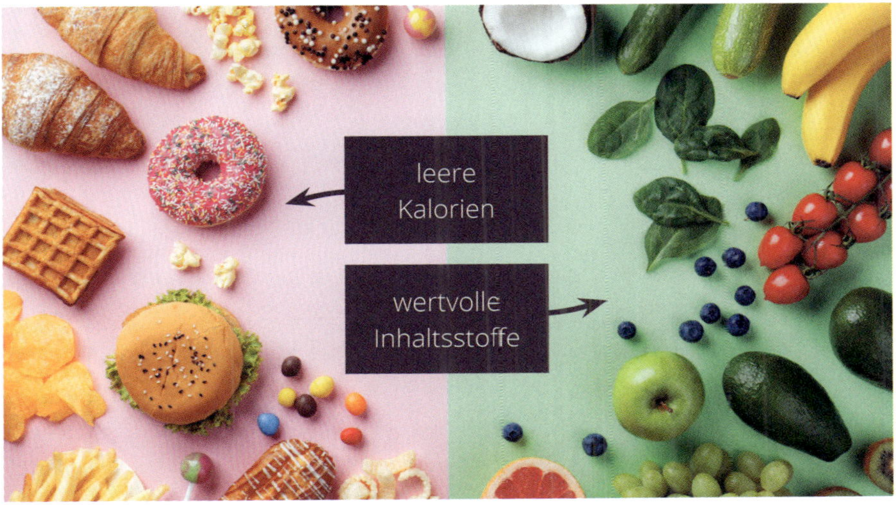

Viele Kalorien machen zwar satt, aber nur vielfältige, bunte, frische Lebensmittel versorgen den Körper rundum mit Nährstoffen.

Folgen einer Mangelernährung

Wenn mehrere Risikofaktoren zusammentreffen, etwa eine eingeschränkte Nährstoffaufnahme, veränderte Essgewohnheiten, Einnahme von Medikamenten und geringere Nährstoffdichte moderner Lebensmittel, entstehen über die Zeit leicht Defizite. Doch eine unzureichende Nährstoffversorgung kann leider lange unbemerkt bleiben. Nährstoffe beeinflussen aber Körperkraft, Denkvermögen, Stimmung, Abwehrkraft und die Fähigkeit zur Genesung. Je früher ein Mangel erkannt wird, desto besser lassen sich dauerhafte Schäden verhindern.

Körperliche Folgen

Zu den sichtbarsten körperlichen Folgen einer Mangelernährung zählt der Abbau von Muskelmasse, die sogenannte Sarkopenie. Sie führt zu nachlassender Kraft, Unsicherheit beim Gehen und einem deutlich erhöhten Sturzrisiko. (Mehr dazu finden Sie ab Seite 155 in Kapitel 4.)

Auch das Immunsystem leidet unter einer unzureichenden Versorgung mit Nährstoffen. Fehlen essenzielle Mikronährstoffe wie Zink, Vitamin C oder Vitamin D, kann der Körper Krankheitserreger schlechter abwehren. Infekte treten häufiger auf, verlaufen schwerer und dauern länger. Selbst kleine Wunden heilen verzögert. Und nach Operationen oder akuten Erkrankungen verlängert sich die Genesungszeit deutlich.

Statistiken zeigen, wie gravierend die Auswirkungen sein können. Ältere, mangelernährte Menschen müssen häufiger ins Krankenhaus, erleiden mehr Komplikationen und haben eine geringere Lebenserwartung. Was zunächst nur wie ein nachlassender Appetit wirkt, kann sich also unbemerkt zu einem ernsthaften Gesundheitsrisiko entwickeln.[3, 4]

Kognitive und psychische Folgen

Mangelernährung betrifft jedoch nicht nur den Körper. Auch das Gehirn und die Seele reagieren sensibel auf eine unzureichende Versorgung. Das Gehirn ist auf eine stetige Zufuhr von Energie und Mikronährstoffen angewiesen, um seine Leistungsfähigkeit zu erhalten. Fehlen diese Bausteine, geraten Denken, Erinnern und Fühlen leicht aus dem Gleichgewicht.

Ein Mangel an Vitamin B_{12}, Eisen oder Omega-3-Fettsäuren beeinträchtigt die Gehirnfunktion besonders deutlich. Viele Betroffene berichten über Konzentrationsschwäche, Vergesslichkeit oder innere Unruhe. Im höheren Alter kann es sogar zu Verwirrtheit oder dem Eindruck einer beginnenden Demenz kommen.

Die Psyche leidet ebenfalls unter einer unzureichenden Nährstoffversorgung. Mangelt es dem Gehirn an den notwendigen Substanzen zur Bildung von Nervenbotenstoffen wie Serotonin, Dopamin oder Noradrenalin, können depressive Symptome die Folge sein oder sich verstärken. Gleichzeitig führt eine Depression oft dazu, dass Appetit und Esslust schwinden. So entsteht ein Teufelskreis: je schlechter die Ernährung, desto gedrückter die Stimmung und umgekehrt.

Dieser enge Zusammenhang zwischen Ernährung, Hirnstoffwechsel und seelischem Wohlbefinden zeigt, wie wichtig eine ausgewogene Nährstoffzufuhr ist. Sie kann helfen, die Stimmung zu stabilisieren, die Konzentration zu fördern und die geistige Leistungsfähigkeit bis ins hohe Alter zu erhalten.

Auswirkungen auf Medikamente und Therapien

Ein häufig unterschätzter Aspekt der Mangelernährung betrifft ihre Wechselwirkungen mit Medikamenten. Eine unzureichende Nährstoffversorgung kann die Aufnahme, den Abbau und die Wirksamkeit vieler Arzneimittel verändern. Mangelernährte Menschen reagieren empfindlicher auf Medikamente und entwickeln häufiger Nebenwirkungen. Dadurch kann es notwendig werden, Dosierungen zu reduzieren oder Medikamente ganz abzusetzen, was wiederum die Behandlung bestehender Erkrankungen erschwert.

Umgekehrt können auch Medikamente selbst eine Mangelernährung begünstigen. Viele Präparate beeinflussen den Appetit, führen zu Übelkeit, Mundtrockenheit oder Magen-Darm-Beschwerden und machen so die Nahrungsaufnahme beschwerlich. Manche Medikamente beeinträchtigen zudem die Resorption wichtiger Vitamine und Mineralstoffe, etwa Protonenpumpenhemmer, Diuretika oder Metformin.

Mangelernährung im Alter bleibt damit ein vielschichtiges Problem, das Körper, Geist und Lebensqualität gleichermaßen betrifft. Mit rechtzeitiger Aufmerksamkeit und gezieltem Handeln lässt sich aber viel erreichen. Eine frühzeitige Erkennung durch einfache Screeningtests, eine individuell angepasste Ernährung und eine gezielte Nahrungsergänzung können den entscheidenden Unterschied machen zwischen einem beschwerlichen und einem vitalen Alter.

Polypharmazie im Alter

Von Polypharmazie beziehungsweise Multimedikation spricht man, wenn fünf oder mehr Medikamente über längere Zeit gleichzeitig eingenommen werden.[5] Das ist im höheren Alter keine Seltenheit. Mehr als die Hälfte aller über 60-Jährigen benötigen täglich mehrere Arzneimittel, meist wegen chronischer Erkrankungen wie Bluthochdruck, Diabetes, Herzschwäche, Arthrose oder Demenz.[6] Für jede dieser Krankheiten gibt es eigene Medikamente, was die Zahl der im Alltag benötigten Tabletten schnell ansteigen lässt.

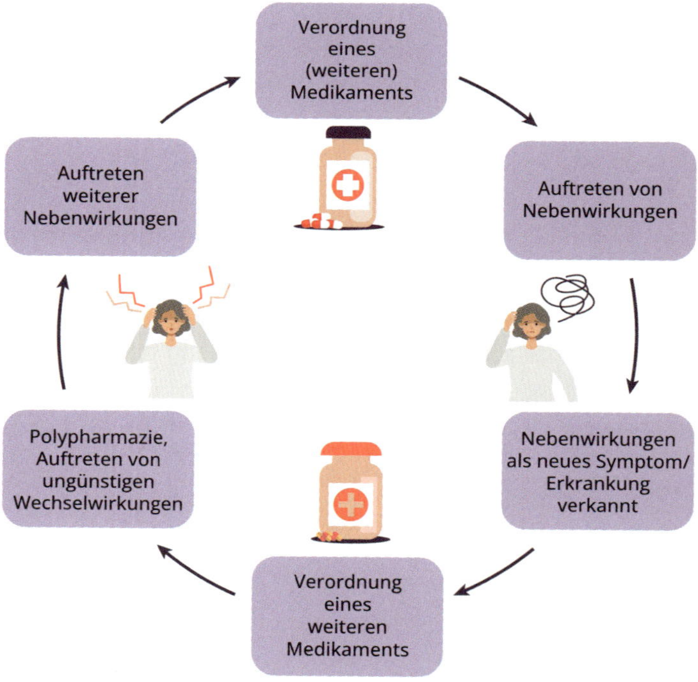

Polypharmazie kann einen Teufelskreis auslösen, bei dem neue Medikamente weitere Beschwerden verursachen.

Nährstoffverluste durch Arzneimitteleinnahme

Viele Arzneimittel beeinflussen die Aufnahme oder den Stoffwechsel von Vitaminen und Mineralstoffen. Besonders häufig davon betroffen sind Vitamin B_{12}, Magnesium, Kalzium, Zink und Folsäure. So hemmen Magenschutzmittel etwa die Aufnahme von Vitamin B_{12}, Entwässerungstabletten (Diuretika) führen zu Magnesiumverlust, Cholesterinsenker (Statine) beeinflussen den Coenzym-Q10-Spiegel, und Kortison schwächt den Vitamin-D- und Kalziumhaushalt.

Häufige Medikamente im Alter und ihre Auswirkungen auf die Nährstoffe			
Medikamentengruppe	**Beispielwirkstoffe**	**Betroffene Nährstoffe**	**Mögliche Folgen**
Magenschutz (PPI)	Omeprazol, Pantoprazol	Vitamin B_{12}, Magnesium, Eisen	Müdigkeit, Muskelschwäche, Anämie
Entwässerungsmittel (Diuretika)	Furosemid, Hydrochlorothiazid	Magnesium, Kalium, Zink	Muskelkrämpfe, Herzrhythmusstörungen
Blutzuckermedikamente (Metformin)	Metformin	Vitamin B_{12}, Folsäure	Neuropathien, Gedächtnisprobleme
Cholesterinsenker (Statine)	Simvastatin, Atorvastatin	Coenzym Q10, Selen	Muskelschmerzen, Energiemangel
Kortisonpräparate (Steroide)	Prednisolon	Vitamin D, Kalzium, Magnesium	Osteoporose, Muskelschwäche

Müdigkeit, Muskelschwäche oder Konzentrationsstörungen sind häufig erste Anzeichen für einen bestehenden Mikronährstoffmangel. Wer regelmäßig Medikamente einnimmt, sollte daher seine Nährstoffwerte einmal jährlich kontrollieren lassen. So lassen sich Defizite früh erkennen und gezielt ausgleichen.

TIPP

Damit sich aus der regelmäßigen Einnahme mehrerer Medikamente keine vermeidbaren Probleme ergeben, sollten Sie folgende Tipps beachten:

- Lassen Sie einmal jährlich alle Präparate in Ihrer Hausarztpraxis beziehungsweise in der Apotheke überprüfen, inklusive Dosis, Notwendigkeit und möglicher Doppelverordnungen.
- Feste Tageszeiten, Wochenblister oder Tablettenboxen helfen, Einnahmefehler zu vermeiden.
- Beachten Sie den Abstand zwischen kritischen Präparaten. Zum Beispiel müssen zwischen der Einnahme von Schilddrüsenhormonen und von Kalzium oder Eisen mindestens zwei Stunden liegen.
- Lassen Sie neu auftretende Symptome wie Schwindel, Stürze, Muskelschmerzen oder Verwirrtheit sofort ärztlich untersuchen.

Essen und Medikamente

Medikamente und Ernährung beeinflussen sich häufig gegenseitig. Was Sie essen oder trinken, kann die Wirkung von Arzneimitteln verändern, manchmal verstärken und manchmal abschwächen. Grundsätzlich sollten Medikamente am besten mit stillem Wasser und regelmäßig zur gleichen Tageszeit eingenommen werden. Milch, Kaffee, Fruchtsäfte oder Alkohol können die Aufnahme und Wirkung aller Präparate stören. Auch der Zeitpunkt der Einnahme – ob vor, zu oder nach dem Essen – ist wichtig. Ein Blick in die Packungsbeilage oder die ärztliche Rücksprache hilft hier, Fehler zu vermeiden.

AUFGEPASST

Achtung bei bestimmten Kombinationen:

- Milchprodukte können die Aufnahme von Eisen und Schilddrüsenhormonen hemmen.
- Grapefruit verstärkt die Wirkung einiger Hormon-, Kortisonpräparate, Beruhigungsmittel, Blutdruck- und Cholesterinsenker und schwächt gleichzeitig die Aufnahme weiterer Medikamente, zum Beispiel Schilddrüsenhormone.
- Kaffee und schwarzer Tee verringern die Aufnahme von Eisen, Magnesium und Kalzium.
- Alkohol kann die Wirkung vieler Schmerz- oder Beruhigungsmittel gefährlich verstärken.

Einnahme von gängigen Medikamenten und Mikronährstoffen			
Wirkstoff bzw. Nährstoff	**Zeitpunkt der Einnahme**	**Mit oder ohne Nahrung?**	**Was ist zu beachten?**
Protonen-pumpen-hemmer	morgens oder abends	nüchtern, 30 Minuten vor Früh-stück oder Abendessen	nur mit Wasser, nicht mit Kaffee oder Saft
Schilddrüsen-hormone	morgens	nüchtern, mindestens 30 Minuten vor dem Frühstück	kein Kaffee, Milch, Kalzium oder Eisen gleichzeitig
Schmerz-mittel	bei Bedarf	mit einer Mahlzeit	macht nüchtern Übelkeit, keine Kombination mit Alkohol
Kortison-präparate	morgens zwischen 6 Uhr und 8 Uhr	mit dem Frühstück	dem natürlichen Hormonrhythmus angepasst morgens einnehmen
Eisen-präparate	morgens oder mittags	nüchtern, mit Vitamin C	Abstand zu Milch, Kaffee, Tee, Kalzium oder Schilddrüsen-hormonen einhalten (mehr als 2 Stunden)
Kalzium	über den Tag verteilt	mit einer Mahlzeit	nicht gleichzeitig mit Eisen oder Schild-drüsenhormonen

Wirkstoff bzw. Nährstoff	Zeitpunkt der Einnahme	Mit oder ohne Nahrung?	Was ist zu beachten?
Magnesium	abends oder auf 2 Portionen verteilt	mit oder ohne Mahlzeit	wirkt in zu hoher Dosis abführend
Vitamin D (und fettlösliche Vitamine A, E, K)	morgens oder mittags	mit einer fetthaltigen Mahlzeit	Fett notwendig für die Aufnahme
Omega-3-Fettsäuren (EPA, DHA)	morgens oder mittags	mit einer fetthaltigen Mahlzeit	bessere Aufnahme mit Öl, Fisch oder Nüssen
Zink	morgens oder abends	besser nüchtern oder mit Eiweißmahlzeit	Vollkornprodukte (Phytate) hemmen Aufnahme
Statine	abends	mit oder ohne Mahlzeit	Grapefruit und Grapefruitsaft vermeiden
Antidepressiva	morgens oder abends (je nach Verträglichkeit)	mit Mahlzeit	Alkohol vermeiden

Multimedikation ist im Alter häufig notwendig. Eine kluge Kombination, regelmäßige Überprüfung und angepasste Nährstoffversorgung können Nebenwirkungen dabei deutlich reduzieren. Wer Medikamente bewusst einnimmt und auf seine Mikronährstoffbalance achtet, schützt nicht nur seine Gesundheit, sondern auch seine Lebensqualität.

Hilfen für Angehörige und Pflegekräfte

Wenn Sie einen älteren Menschen begleiten oder pflegen, kann dieses Buch für Sie eine wertvolle Unterstützung sein. Oft bemerken es die Angehörigen als Erste, wenn sich Essgewohnheiten einer nahestehenden Person verändern, der Appetit nachlässt oder Mangelerscheinungen auftreten. Hier sind ein paar Tipps, wie Sie helfen können:

Achten Sie auf Anzeichen von Mangelernährung, etwa Gewichtsverlust, Müdigkeit, häufige Infekte oder Muskelschwäche. Wenn Ihnen Veränderungen auffallen, sprechen Sie diese beim nächsten Arztbesuch an.

Helfen Sie beim Einkauf oder kochen Sie nährstoffreiche Mahlzeiten, die sich leicht aufwärmen lassen. Suppen, Eintöpfe und Aufläufe können Sie auch gut einfrieren.

Überlegen Sie sich Maßnahmen, um die Einnahme der Medikamente zu strukturieren. Ein Plan, wie und wann die Einnahme erfolgen soll, und ein Wochendosierer können eine sinnvolle Unterstützung sein. Prüfen Sie auch eventuelle Wechselwirkungen zwischen Medikamenten und Nahrungsergänzungsmitteln.

Gehen Sie mit zu den Arztbesuchen und schreiben Sie sich auf, was Sie dort hören. Denn im Gespräch vergisst man manchmal wichtige Informationen. Fragen Sie auch gezielt nach einer Überprüfung von Blutwerten und Nährstoffmängeln.

Appetitlosigkeit, Geschmacksveränderungen und Kauprobleme sind für Betroffene frustrierend. Zeigen Sie Geduld und ermutigen Sie ohne Druck zum Essen. Manchmal hilft es schon, verschiedene Speisen anzubieten oder auf frühere Lieblingsgerichte zurückzugreifen.

Ältere Menschen trinken oft zu wenig. Erinnern Sie sie deshalb regelmäßig ans Trinken und stellen Sie Getränke bereit. Hier gilt: je abwechslungsreicher die Getränkeauswahl, desto besser.

So wichtig Ihre Unterstützung auch ist, respektieren Sie dennoch die Eigenständigkeit der Person. Lassen Sie Wahlmöglichkeiten zu und drängen Sie nichts auf. Gemeinsam finden Sie sicher Lösungen, die für alle Beteiligten funktionieren.

Da Sie als pflegende Person oder Angehöriger besonders herausgefordert sind, sollten Sie auch nicht übersehen, auf Ihre eigene Gesundheit, Ernährung und nötige Erholungsphasen zu achten. Denn nur wenn es Ihnen gut geht, können Sie andere optimal unterstützen. Zögern Sie nicht, selbst Hilfe in Anspruch zu nehmen, sei es durch Pflegedienste, Beratungsangebote oder einfach durch Pausen, in denen Sie neue Kraft tanken können.

KAPITEL 3

RUNDUM VERSORGT MIT DER RICHTIGEN ERNÄHRUNG

Eine gesunde Ernährung bedeutet im Alter weit mehr als nur »ausreichend« zu essen. Sie ist einer der entscheidenden Faktoren für Vitalität, geistige Frische und körperliche Selbstständigkeit. Während der Energiebedarf mit den Jahren abnimmt, bleibt der Bedarf an Vitaminen, Mineralstoffen, Proteinen und gesunden Fetten gleich oder steigt sogar. Das bedeutet: Jeder Bissen zählt.

In unserer modernen Ernährung gehen allerdings viele wertvolle Nährstoffe verloren, sei es durch industriell verarbeitete Lebensmittel, lange Lagerzeiten oder zu starkes Erhitzen beim Kochen. Deshalb lohnt es sich, genauer hinzuschauen, welche Nährstoffe besonders wichtig sind und in welcher Form sie am besten auf den Teller kommen.

Die Grundlagen der Nährstoffversorgung

Makronährstoffe sind die »großen Bausteine« unserer Ernährung: Proteine (Eiweiß), Fett und Kohlenhydrate. Sie liefern Energie und sind Grundlage aller Körperfunktionen.

Proteine sind unverzichtbar für Muskeln, Knochen, Immunsystem und Heilungsprozesse. Mit den Jahren verwertet der Körper Proteine jedoch schlechter, weshalb der Bedarf pro Kilogramm Körpergewicht steigt.

Fette wurden lange zu Unrecht verteufelt. Denn gesunde Fette sind Bausteine einer jeden Zelle, sie versorgen das Gehirn, steuern Entzündungsprozesse und helfen bei der Aufnahme fettlöslicher Vitamine (Vitamin A, D, E, K). Wichtig ist hier die Unterscheidung zwischen guten und schlechten Fetten.

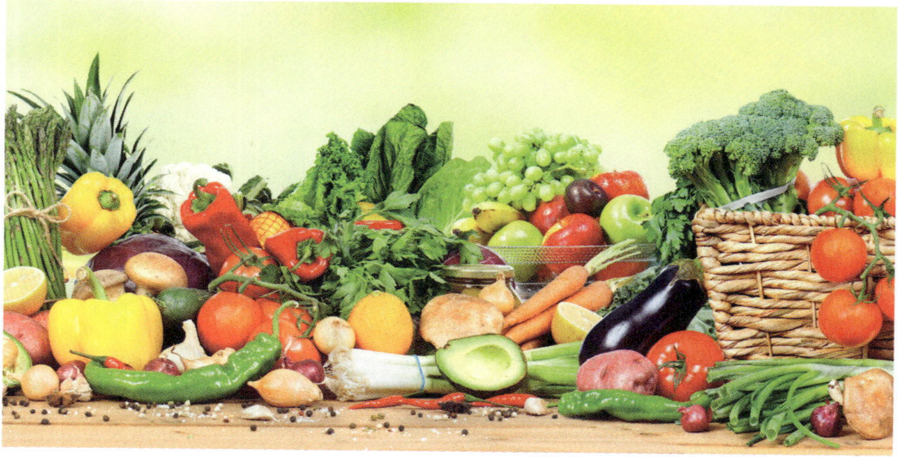

Gesund und bunt: Viel frisches Gemüse und Obst sorgt für die optimale Ernährung.

Kohlenhydrate sind die wichtigste Energiequelle für den Körper. Doch nicht alle Kohlenhydrate sind gleich wertvoll: Komplexe Kohlenhydrate aus Vollkorn, Gemüse und Hülsenfrüchten liefern neben Energie noch Ballaststoffe und Mikronährstoffe. Raffinierte Kohlenhydrate aus Weißmehl und Zucker hingegen belasten Blutzucker, Gewicht und Gefäße.

Proteine

Protein ist der wichtigste Baustein einer gesunden Ernährung: Der Bedarf steigt dabei mit zunehmendem Alter. Der Körper verbaut Proteine aus der Nahrung weniger effizient in Muskelprotein, ein Phänomen, das Fachleute »anabole Resistenz« nennen. Gleichzeitig droht bei einem Proteinmangel Sarkopenie, der altersbedingte Verlust an Muskelmasse. Das betrifft nicht nur die Beweglichkeit, sondern auch das Sturzrisiko, die Regeneration nach Krankheiten, die Wundheilung und das Immunsystem. Ohne ausreichend Proteine verliert der Mensch im Alter schneller Muskelkraft, Lebensqualität und Selbstständigkeit. Mehr dazu in Kapitel 4.

Proteinbedarf und -qualität

Um einem Proteinmangel vorzubeugen, reicht die klassische Empfehlung von 0,8 Gramm Protein pro Kilogramm Körpergewicht nicht aus. Senioren profitieren deutlich von einer höheren Proteinzufuhr: 1,2 bis 1,5 Gramm pro Kilogramm Körpergewicht am Tag gelten als optimal. Für eine Person mit 70 Kilogramm Körpergewicht bedeutet das rund 85 bis 100 Gramm Protein pro Tag. Wichtig ist dabei aber nicht nur die Gesamtmenge, sondern auch die Verteilung: Drei Mahlzeiten mit jeweils 25 bis 30 Gramm Protein wirken wesentlich effektiver als eine einzige große Portion.

Entscheidend ist jedoch auch die Qualität des Proteins. Hier spricht man von der biologischen Wertigkeit: Sie beschreibt, wie gut ein Nahrungsprotein dem körpereigenen Protein ähnelt. Besonders hoch ist die biologische Wertigkeit bei tierischen Lebensmitteln wie Eiern, Milchprodukten, Fisch

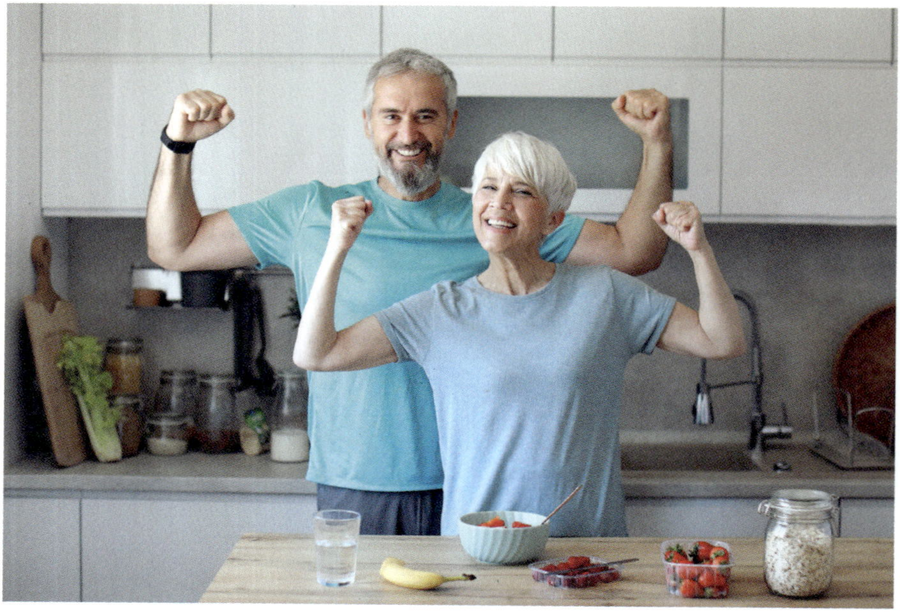

Eine ausgewogene Mahlzeit mit viel Protein unterstützt die Bewahrung der Muskelkraft im Alter.

oder Fleisch, da diese alle essenziellen Aminosäuren in idealem Verhältnis enthalten. Pflanzliche Proteine sind ebenfalls wertvoll, vor allem, wenn man sie geschickt kombiniert. So ergänzen sich beispielsweise Kartoffeln und Ei als vegetarische Kombination, Reis und Linsen oder Bohnen und Mais wechselseitig und erreichen zusammen eine fast ebenso hohe Wertigkeit wie tierisches Protein.[1]

Im Alter kommt es also auf zwei Dinge an: auf eine insgesamt höhere Proteinmenge und auf die richtige Auswahl und Kombination der Proteinquellen.

Proteinquellen im Alltag

Für Senioren eignen sich sowohl tierische Proteine aus Fleisch, Fisch, Eiern und Milchprodukten, die alle essenziellen Aminosäuren in optimaler Zusammensetzung enthalten, als auch pflanzliche Proteinlieferanten wie Hülsenfrüchte, Nüsse, Quinoa oder Soja, die in Kombination ideal sind für ein vollständiges Aminosäurenprofil.

Fisch und Geflügel sind leicht verdaulich. Eier gelten als Protein-Klassiker mit höchster Verwertbarkeit, und Milchprodukte wie Quark, Joghurt oder Käse lassen sich vom Frühstück bis zum Abendbrot vielseitig einsetzen. Hülsenfrüchte liefern zusätzlich Ballaststoffe, Nüsse und Samen bringen wertvolle Fette mit. Besonders gut verträglich ist fermentiertes Molkenprotein aus Proteinshakes: Es ist bereits in seine Bausteine, die Aminosäuren, zerlegt und dadurch leicht verdaulich – auch für Menschen mit empfindlichem Magen.

Die besten Proteinquellen im Alter

Lebensmittel	Proteingehalt pro Portion	Besonderheit
200 g Magerquark	ca. 24 g	leicht verdaulich, vielseitig einsetzbar
2 Eier	ca. 14 g	höchste biologische Wertigkeit
150 g Lachsfilet	ca. 30 g	zusätzlich reich an Omega-3-Fettsäuren
200 g Kichererbsen	ca. 15 g	ballaststoffreich, pflanzliche Quelle
30 g Nüsse	ca. 5–6 g	gesunde Fette, ideal als Snack
250 ml Kefir	ca. 9 g	probiotisch, gut für das Darmmikrobiom

Protein clever über den Tag verteilen

Das Ziel liegt für viele bei etwa 70 bis 80 Gramm Protein am Tag. Das klingt nach viel, lässt sich aber mit den gewohnten Portionsgrößen erreichen, ganz ohne besondere Anstrengung oder Fleischberge. Ein Beispiel aus dem Alltag sieht wie folgt aus: zum Frühstück ein Vollkornbrot mit Frischkäse und ein gekochtes Ei, mittags ein Stück Lachsfilet mit Kartoffeln und Gemüse, nachmittags ein Becherchen Joghurt mit einer Handvoll Nüssen und abends zwei Scheiben Vollkornbrot mit Käse. Damit kommen Sie schon auf rund 75 Gramm Protein, ohne dass eine Mahlzeit überladen wirkt. Wer es mediterran liebt, kann mit Naturjoghurt und Haferflocken in den Tag starten, mittags einen Kichererbseneintopf mit Feta genießen, nachmittags einen Kefir mit Mandeln verzehren und abends ein Omelett mit Spinat und Kartoffeln essen. Auch das summiert sich auf etwa 75 Gramm Protein – abwechslungsreich und bekömmlich. Selbst wenn Kau- oder Verdauungsprobleme bestehen, ist eine gute Proteinversorgung möglich: Quarkcreme mit Banane, Tomatensuppe mit Feta, ein proteinreicher Trinkjoghurt und ein weicher Fischauflauf ergeben ebenfalls rund 77 Gramm Protein und sind angenehm zu essen.

TIPP

Wenn Appetit, Kauvermögen oder Verdauung eingeschränkt sind, kann es schwerfallen, genügend Protein aufzunehmen. Dann sind Proteinshakes eine sinnvolle Lösung. Sie sind leicht zu trinken, gut verdaulich und lassen sich mit Obst oder Milchprodukten geschmacklich variieren. Besonders empfehlenswert sind Shakes auf Basis von vorfermentiertem Molkenprotein. Wichtig ist, Shakes als Ergänzung und nicht als Ersatz für normale Mahlzeiten zu sehen. Optimal ist die Kombination aus abwechslungsreicher Alltagskost und einem Proteindrink, wenn es sonst nicht reicht. Anregungen dazu finden Sie ab Seite 234 im Rezeptteil.

Protein für das ganze System

Proteine sind weit mehr als bloße Baustoffe für die Muskeln. Sie spielen bei nahezu allen Körperfunktionen eine zentrale Rolle. So ist das Immunsystem auf Eiweiß angewiesen, denn Antikörper bestehen aus Proteinen und schützen vor Infektionen. Auch für Heilungsprozesse sind sie unverzichtbar: Haut, Knochen und Bindegewebe benötigen ausreichend Protein, um sich regenerieren und reparieren zu können. Darüber hinaus dienen viele Hormone und Enzyme als Eiweißmoleküle und sind entscheidend dafür, dass der Stoffwechsel reibungslos funktioniert. Selbst für Gehirn und Psyche sind Proteine essenziell, da ihre Bausteine, die Aminosäuren, die Grundlage für Neurotransmitter wie Serotonin und Dopamin bilden, die Stimmung und geistige Leistungsfähigkeit maßgeblich beeinflussen.

Eine ausreichende Proteinversorgung ist damit eine Grundvoraussetzung für körperliche und geistige Leistungsfähigkeit, weit über den Muskelerhalt hinaus.

TIPP

- Planen Sie für jede Mahlzeit eine Proteinquelle ein, das können Eier, Joghurt, Käse, Fisch, Hülsenfrüchte oder Nüsse sein.
- Verteilen Sie die Proteinzufuhr gleichmäßig über den Tag, statt alles auf einmal zu essen.
- Setzen Sie bei Kau- oder Appetitproblemen auf leichte Proteinquellen wie Quark, Trinkjoghurt oder Shakes.
- Denken Sie an Vielfalt: Tierische und pflanzliche Proteine ergänzen sich ideal.

Fette

Fette hatten lange Zeit einen schlechten Ruf. Doch die Wissenschaft weiß heute: Ohne gesunde Fette geht es nicht. Sie sind Bausteine jeder Körperzelle, schützen Nerven und Gehirn, liefern Energie und sind unentbehrlich für die Aufnahme fettlöslicher Vitamine. Außerdem steuern sie Entzündungsprozesse im Körper. Eine entscheidende Funktion gerade im Alter, wo chronische, unterschwellige Entzündungen (*Inflammaging*, siehe dazu Kapitel 4, ab Seite 170) viele Erkrankungen mitbedingen. Wichtig ist dabei zunächst einmal nicht, wie viel Fett konsumiert wird, sondern welche Art von Fett auf dem Teller landet.

Gesunde und ungesunde Fette

Omega-3-Fettsäuren gehören zu den wertvollsten Fetten. Sie sind entzündungshemmend, unterstützen Herz, Gehirn und Muskeln und senken das Risiko für viele altersbedingte Erkrankungen. Besonders wichtig sind die beiden Formen EPA und DHA, die über fetten Seefisch oder Algenöle aufgenommen werden. Schon zwei Portionen Lachs, Makrele oder Hering pro Woche reichen, um die Versorgung spürbar zu verbessern. Studien zeigen, dass Menschen mit höheren Omega-3-Spiegeln im Blut eine um 18 Prozent bessere Chance auf gesundes Altern haben.[2]

SCHON GEWUSST?

Warum reicht Leinöl nicht aus? Leinöl gilt als pflanzliche Omega-3-Quelle – und tatsächlich enthält es reichlich Alpha-Linolensäure (ALA). Doch hier ist der Haken: Der Körper kann ALA nur in sehr begrenztem Maß in die wirksamen Omega-3-Fettsäuren EPA und DHA umwandeln. Die Umwandlungsrate liegt bei den meisten Menschen unter fünf Prozent, im Alter oft sogar noch niedriger. Gerade EPA und DHA sind aber wichtig für Herz, Gehirn, Augen und andere entzündungshemmende Prozesse im Körper.[3]

Leinöl ist also sicher gesund, aber allein nicht ausreichend für die Omega-3-Versorgung. Optimal ist die Kombination aus pflanzlichen Quellen (Lein-, Raps-, Walnussöl, Nüsse, Samen) und marinen Quellen wie fettem Seefisch (Lachs, Hering, Makrele) oder Algenöl als veganer Alternative.

Omega-6-Fettsäuren sind ebenfalls lebensnotwendig. Sie sind unverzichtbare Bausteine für unsere Zellmembranen und wichtig für Wachstum und Reparatur. In zu großem Maße begünstigen die Fettsäuren Entzündungen. Ideal ist ein Omega-6- zu Omega-3-Verhältnis von etwa fünf zu eins. In Deutschland liegt es im Durchschnitt aber bei über 15 zu eins[4] – also deutlich zu hoch. Das Problem: Omega-6-Fettsäuren stecken in vielen verarbeiteten Lebensmitteln, Sonnenblumen- und Maiskeimöl oder Fertiggerichten. Ein Zuviel verschiebt das Gleichgewicht der Omega-3- beziehungsweise Omega-6-Fettsäuren und wirkt entzündungsfördernd. Das lässt sich ändern, indem weniger Sonnenblumenöl und Fertigprodukte, dafür mehr Walnüsse, Fisch oder Algenöl verzehrt werden.

Gesättigte Fette wie in Butter oder Käse sind ungefährlicher, als man lange dachte. Sie liefern Energie und spielen eine Rolle bei der Hormonproduktion. In Maßen genossen sind beide Lebensmittel unproblematisch, solange sie nicht den Großteil der Fettzufuhr ausmachen

Transfette dagegen sind echte »Problemfette«. Sie entstehen bei industrieller Härtung von Fetten und beim Frittieren, sie finden sich also in Fertigprodukten, Gebäck und Süßigkeiten. Sie fördern Gefäßverkalkung, Entzündungen und Herzkrankheiten und sollten nach Möglichkeit komplett gemieden werden.

Butter: verboten oder erlaubt?

Butter war lange verpönt, weil sie reich an gesättigten Fettsäuren ist. In kleinen Mengen ist sie jedoch kein Problem, im Gegenteil, sie kann Teil einer gesunden Ernährung sein.[5] Wichtig ist, dass sie nicht als Hauptfettquelle dient. Ein Stück Butter auf dem Brot oder etwas zum Verfeinern von Gemüsegerichten ist völlig unbedenklich, solange im Alltag überwiegend Pflanzenöle und Omega-3-Fette verwendet werden. Butter hat zudem einen Vorteil: Sie ist ein hervorragender Geschmacksträger. Fett verstärkt Aromen und macht Mahlzeiten oft bekömmlicher und appetitlicher, gerade wenn im Alter der Appetit oder der Geschmackssinn nachlässt. Ein kleiner Löffel Butter kann, ebenso wie Olivenöl, dazu beitragen, dass Mahlzeiten wieder mehr Freude machen.

Fett und Cholesterin

Lange wurde Fett – und vor allem Cholesterin – pauschal als Gefahr für die Gefäße dargestellt. So einfach ist es allerdings nicht. Cholesterin ist ein lebenswichtiger Stoff: Es wird für die Zellmembranen, die Hormone und die Bildung von Vitamin D gebraucht. Der Cholesterinspiegel hängt nur teilweise mit der Ernährung zusammen. Ein Großteil wird in der Leber gebildet und durch genetische Faktoren gesteuert. Entscheidend ist weniger das Cholesterin an sich, sondern wieder das Gesamtpaket an Fetten. Transfette und zu viel Omega-6-Fette können den Spiegel ungünstig verschieben, während Omega-3-Fettsäuren ihn positiv beeinflussen. Eine fettbewusste Ernährung sollte daher auf das richtige Verhältnis und die Fettqualität achten.

SCHON GEWUSST?

Viele Jahre hieß es, dass zu viele Eier den Cholesterinspiegel erhöhen und dem Herzen schaden. Diese Vorstellung ist mittlerweile überholt. Studien zeigen, dass bei den meisten Menschen der Verzehr von Eiern kaum Einfluss auf den Cholesterinspiegel hat. Im Jahr 1991 hat das *New England Journal of Medicine* einen paradoxen Fallbericht veröffentlicht. Darin ging es um einen 88-jährigen Mann, der täglich 20 bis 30 Eier gegessen hat, und das über einen Zeitraum von circa 15 Jahren. Trotzdem hatte er normale Cholesterinwerte und kaum Anzeichen von *Atherosklerose*.[6]

Eier liefern hochwertiges Eiweiß, Vitamin D, B-Vitamine und gesunde Fette. Sie sind also ausgesprochen wertvolle Lebensmittel. Selbst der tägliche Verzehr von einem Ei gilt heute als unbedenklich.

Gute und schlechte Fettquellen im Überblick			
Fettsäure-Typ	**Lebensmittelquellen**	**Wirkung/Nutzen bzw. Gefahr**	**Empfohlene Tagesmenge**
Omega-3: EPA	Lachs, Hering, Makrele	gut gegen Entzündungen, schützt Herz und Gefäße, senkt Blutdruck	1–2 g EPA + DHA
Omega-3: DHA	Lachs, Thunfisch, Sardinen	wichtig für Gehirn und Sehkraft, unterstützt Gedächtnis im Alter	1–2 g EPA + DHA
Omega-3: ALA	Leinöl, Walnüsse, Chiasamen	pflanzliche Omega-3-Quelle, muss im Körper umgewandelt werden (weniger effektiv als EPA/DHA)	10–20 g (damit ausreichend umgewandelt werden kann)
Omega-6	Sonnenblumenöl, Fleisch, Fertigprodukte	in Maßen wichtig, aber zu viel fördert Entzündungen – heute meist zu viel in der Ernährung	5–10 g
Omega-9	Olivenöl, Avocado, Mandeln	senkt schlechtes Cholesterin, schützt das Herz, gut verträglich	keine feste Menge
gesättigte Fettsäuren	Butter, Käse, Wurst, Sahne	in kleinen Mengen erlaubt, zu viel erhöht das schlechte Cholesterin und schadet den Gefäßen	max. 20 g (ca. 10 % der Tagesenergie)
Transfette	Frittiertes, Fertigbackwaren, gehärtete Fette	Vermeiden! Steigern das Herzinfarkt- und Schlaganfall-Risiko, schaden den Gefäßen	0 g (so wenig wie möglich!)

Fette und Vitamine

Gesunde Fette helfen darüber hinaus, die fettlöslichen Vitamine E, D, K und A besser aufzunehmen. Wer also sein Gemüse immer ganz fettarm zubereitet, verschenkt wertvolle Vitamine. Schon ein Spritzer Olivenöl auf dem Salat oder etwas Butter im Gemüsegericht macht einen großen Unterschied in der Aufnahme dieser Vitamine.

Das richtige Fett in der richtigen Menge

Mit kleinen Veränderungen lassen sich ungesunde Fette leicht durch gesunde ersetzen. Etwa 30 bis 35 Prozent der täglichen Kalorienzufuhr sollten aus Fetten stammen. Doch wichtiger als die Menge ist die Qualität. Für Sie heißt das: weniger Fertigprodukte und versteckte Transfette verzehren, dafür bewusst hochwertige Öle, Nüsse und Fisch in die Ernährung einbauen. Das bedeutet im Alltag zum Beispiel, einen Esslöffel Olivenöl über den Salat zu träufeln, eine Handvoll Nüsse als Snack zu konsumieren und eine Portion Lachs oder Makrele pro Woche auf den Speiseplan zu setzen. Dazu können Sie ein bis zwei Teelöffel Lein- oder Walnussöl in Quark oder Joghurt einrühren oder gleich griechischen Joghurt verwenden

So ist Ihr Körper optimal mit gesunden Fetten versorgt, ohne dass insgesamt zu viel Fett gegessen wird.

Kohlenhydrate

Bei den Kohlenhydraten verhält es sich ähnlich wie bei den Fetten: Während einige für eine stabile Energieversorgung, eine gute Verdauung und gesunde Gefäße sorgen und damit wertvoll sind, belasten andere den Blutzucker, das Gewicht und das Herz-Kreislauf-System. Gerade im Alter ist es daher entscheidend, die richtigen Kohlenhydrate in ausreichender Menge und bester Qualität zu wählen.

Komplexe versus raffinierte Kohlenhydrate

Komplexe Kohlenhydrate stecken in Vollkornprodukten, Gemüse, Hülsenfrüchten und vielen Obstsorten. Sie werden langsamer verdaut, halten den Blutzuckerspiegel stabil und liefern zusätzlich Ballaststoffe, Vitamine und Mineralstoffe. Diese Kombination macht sie zu einem idealen Energielieferanten.[7] Ballaststoffe fördern die Verdauung, senken das Risiko für Darmkrebs, helfen, den Cholesterinspiegel günstig zu beeinflussen, und tragen zu einem gesunden Darmmikrobiom bei. Schon 25 bis 30 Gramm Ballaststoffe täglich können das Risiko für viele Erkrankungen senken.[8] Diese Menge lässt sich gut erreichen, wenn Sie zu Vollkornprodukten, Gemüse und Hülsenfrüchten greifen. (Ballaststoffe schauen wir uns auf Seite 111 gleich noch etwas genauer an.)

Komplexe und raffinierte Kohlenhydrate	
Gute Quellen für komplexe Kohlenhydrate	**Schlechte Quellen für raffinierte Kohlenhydrate**
Vollkornbrot, Vollkornnudeln, Naturreis	Weißbrot, helle Brötchen, Toast
Haferflocken, Pseudogetreide (Quinoa)	Kuchen, Kekse, süßes Gebäck
Gemüse, besonders Wurzel- und Blattgemüse	Limonaden, gesüßte Tees, Softdrinks
Hülsenfrüchte (Linsen, Bohnen, Kichererbsen)	Süßigkeiten, Schokolade (außer Zartbitterschokolade)
Obst (Beeren, Äpfel, Birnen)	Fertiggerichte mit verstecktem Zucker

Im Gegensatz zu den komplexen liefern raffinierte Kohlenhydrate zwar schnelle Energie, enthalten aber kaum Vitamine, Mineralstoffe oder Ballaststoffe. Stattdessen lassen sie den Blutzuckerspiegel rasch ansteigen und ebenso schnell wieder abfallen. Das begünstigt Heißhunger, Müdigkeit und auf lange Sicht Diabetes, Übergewicht und Gefäßschäden.[9] Raffinierte Kohlenhydrate kommen in Weißbrot, hellen Backwaren, Zucker und stark verarbeiteten Getreideprodukten vor.

Die richtigen Kohlenhydrate

Wie bereits erwähnt, sinkt der Energiebedarf im Alter, der Nährstoffbedarf bleibt jedoch hoch. Deshalb sollten Kohlenhydrate nicht mehr den größten Teil der Ernährung ausmachen. Außerdem sollten sie überwiegend aus ballaststoffreichen und unverarbeiteten Quellen stammen. Eine einfache Faustregel lautet: Jede Hauptmahlzeit sollte Gemüse als Basis enthalten, ergänzt durch eine kleinere Portion Vollkorn oder Kartoffeln. Obst und Hülsenfrüchte runden die Auswahl ab.

Die ideale Mahlzeit

Die richtige Balance der drei Hauptnährstoffe Proteine, Fette und Kohlenhydrate ist wichtig für eine optimale Versorgung des Körpers. Komplexe Kohlenhydrate liefern dabei nicht nur Energie, sondern auch Ballaststoffe und unterstützen nachweislich einen funktionierenden Stoffwechsel, einen klaren Kopf und einen gesunden Darm.

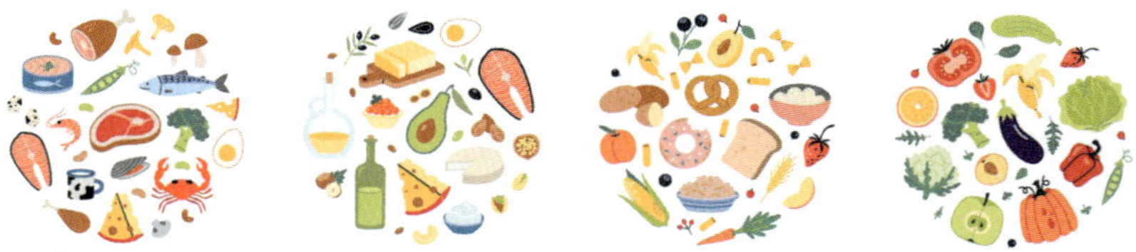

Proteine | Fette | Kohlenhydrate | Ballaststoffe

Mahlzeiten mit Proteinen, gesunden Fetten, Kohlenhydraten und Ballaststoffen sorgen für Vitalität und Gesundheit.

Welche Ernährung nützt dem Darm?

Eine darmfreundliche Ernährung ist die Grundlage für eine gut funktionierende Verdauung, Wohlbefinden und Abwehrkraft. Was wir täglich essen, entscheidet maßgeblich darüber, welche Bakterien sich im Darm vermehren, wie stabil die Darmschleimhaut bleibt und ob Entzündungen entstehen oder abgewehrt werden. Gerade im Alter, wenn Verdauung, Immunsystem und Stoffwechsel empfindlicher reagieren, kann die richtige Ernährung da viel bewirken. Eine ausgewogene Kost mit ausreichend Ballaststoffen, gesunden Fetten, Eiweiß und fermentierten Lebensmitteln hält das Mikrobiom im Gleichgewicht, unterstützt die Verdauung und stärkt zugleich die körpereigene Abwehr.

Ballaststoffe sind die stillen Helfer einer gesunden Ernährung. Früher hielt man sie für »wertloses Füllmaterial«. Heute weiß man, dass sie unverzichtbar für den Darm, die Gefäße und sogar das Immunsystem sind. Gerade im Alter, wenn Verstopfung, Blutzuckerschwankungen oder Herz-Kreislauf-Beschwerden häufiger auftreten, können Ballaststoffe sehr hilfreich sein.

Die Wirkung von Ballaststoffen

Im Darm übernehmen Ballaststoffe mehrere Aufgaben. Zum einen regulieren sie die Verdauung: Sie sorgen für mehr Volumen im Stuhl, regen die Darmbewegung an und beugen Verstopfung vor – ein Problem, das viele Senioren kennen. Zum anderen dienen sie den nützlichen Bakterien im Darm als Nahrungsquelle. So unterstützen Ballaststoffe nicht nur die Verdauung, sondern auch das Immunsystem und die gesamte Darmgesundheit. Denn im Darm befinden sich 70 bis 80 Prozent der Immunzellen.[10]

Auch für Herz und Kreislauf sind Ballaststoffe gut. Besonders die löslichen in Hafer, Gerste oder Hülsenfrüchten binden Gallensäuren im Darm und mit ihnen Cholesterin. Dadurch sinken die Blutfettwerte und das Risiko für Arteriosklerose. Zudem verlangsamen Ballaststoffe die Aufnahme von Zucker ins Blut. Der Blutzuckerspiegel steigt weniger stark an und bleibt stabil. Ein entscheidender Vorteil für alle, die Diabetes vorbeugen oder den Stoffwechsel entlasten wollen.

Gute Quellen für Ballaststoffe

Ballaststoffe gibt es nur in pflanzlichen Lebensmitteln: Getreide, Gemüse, Obst, Hülsenfrüchte, Nüsse und Samen sind die wichtigsten Quellen. Vollkornprodukte liefern neben Ballaststoffen auch Mineralstoffe und B-Vitamine, Hülsenfrüchte punkten zusätzlich mit Eiweiß, und Obst und Gemüse bringen Vitamine sowie sekundäre Pflanzenstoffe mit. Wer clever kombiniert, hat nicht nur mehr Abwechslung auf dem Teller, sondern auch die volle Nährstoffpower.

Ballaststoffreiche Lebensmittel	
Lebensmittel	**Ballaststoffgehalt pro Portion**
2 Scheiben Vollkornbrot (ca. 100 g)	ca. 8 g
1 Apfel (ca. 150 g)	ca. 4 g
200 g Brokkoli	ca. 6 g
200 g Linsen (gekocht)	ca. 10 g
30 g Nüsse	ca. 3 g
2 EL Leinsamen (20 bis 30 g)	ca. 6 g

TIPP

Ballaststoffe sind die Lösung bei vielen Problemen, die gerade ältere Menschen kennen:

- Oft Verstopfung? Essen Sie mehr Vollkornprodukte, Gemüse, Hülsenfrüchte und trinken Sie ausreichend.
- Erhöhter Cholesterinspiegel? Bauen Sie Haferflocken oder Gerste in Ihren Speiseplan ein. Ihre löslichen Ballaststoffe binden schädliches LDL-Cholesterin.
- Schwankender Blutzucker? Essen Sie statt Weißmehl regelmäßig Vollkornprodukte und Hülsenfrüchte, das hält den Blutzuckerspiegel stabil.
- Träge Verdauung? Sport in Kombination mit ballaststoffreicher Kost regt die Darmtätigkeit an.

Die Deutsche Gesellschaft für Ernährung empfiehlt Erwachsenen mindestens 30 Gramm Ballaststoffe pro Tag.[11] Senioren nehmen erfahrungsgemäß nur etwa die Hälfte davon zu sich. Dabei ist es erstaunlich einfach, die empfohlene Menge zu erreichen: Schon zwei Vollkornbrote, ein Apfel, eine Portion Gemüse und eine Handvoll Nüsse decken fast den gesamten Tagesbedarf.

Eine ballaststoffreiche Ernährung muss nicht kompliziert sein. Wichtig ist nur, den Ballaststoffanteil in der Ernährung langsam zu steigern, damit sich der Darm daran gewöhnt. Anderenfalls kann es zu Verdauungsbeschwerden wie Bauchschmerzen und Blähungen kommen. Ebenso wichtig ist es, immer genug zu trinken, sonst können Ballaststoffe nicht gut quellen und es kann zu Verstopfung kommen.

Mikronährstoffreiche Mahlzeiten

Mikronährstoffe liefern zwar keine direkte Energie wie Kohlenhydrate, Fette oder Proteine, steuern aber fast alle Prozesse im Körper – vom Energiestoffwechsel über die Nervenfunktion bis hin zur Abwehrleistung des Immunsystems. Gerade im Alter ist die Aufnahme vieler Vitamine und Mineralstoffe allerdings wie bereits erwähnt nicht mehr so effizient wie in jüngeren Jahren, manche Medikamente behindern zusätzlich ihre Verwertung. Und wenn Appetit oder Kauvermögen nachlassen, ist die Auswahl der Lebensmittel zusätzlich eingeschränkt. Hinzu kommt, dass hitzeempfindliche Vitamine wie Vitamin C oder Folsäure beim Kochen, Aufwärmen und langem Lagern verloren gehen.

Jede Mahlzeit sollte möglichst viele Mikronährstoffe pro Kalorie liefern. Diese sogenannte Nährstoffdichte macht den entscheidenden Unterschied.[12] Wer statt Weißbrot Vollkornbrot wählt, statt eines Fertiggerichts frisches oder schockgefrostetes Gemüse auf den Teller bringt, erhöht die Mikronährstoffzufuhr bereits deutlich, ohne die Essensmenge vergrößern zu müssen.

Besonders wertvoll sind ganz allgemein gesagt bunte, abwechslungsreiche Mahlzeiten. Denn jede Farbe steht für ein anderes Nährstoffspektrum: Rot aus Tomaten oder Beeren liefert Carotinoide und Anthocyane, grünes Gemüse wie Brokkoli oder Spinat ist reich an Vitamin K, Magnesium und Folsäure, und orangefarbene Sorten wie Karotten, Paprika oder Kürbis enthalten viel Betacarotin. Wer also täglich möglichst viele Farben auf den Teller bringt, sorgt automatisch für Vielfalt bei den Mikronährstoffen.

Auch die Zubereitung ist essenziell: Schonendes Dünsten oder Dämpfen erhält viele Vitamine besser als langes Garen. Rohkost kann, wenn sie gut vertragen wird, ebenfalls ein Plus sein. Und ein Spritzer Fett verbessert die Aufnahme fettlöslicher Vitamine. Regionales und saisonales Gemüse ist nicht nur nachhaltiger, sondern in der Regel auch nährstoffreicher, weil es nicht so lange transportiert und gelagert wurde. Selbst Tiefkühlgemüse ist eine gute Wahl, denn es wird oft direkt nach der Ernte schockgefrostet und weist dann sogar mehr Vitamine auf als lange gelagerte, vermeintlich frische Ware.

Eine mikronährstoffreiche Ernährung heißt also keinesfalls Verzicht, sondern bedarf lediglich einer klugen Auswahl und Zubereitung. Sie kann ganz einfach aussehen: Haferflocken mit Beeren und Joghurt zum Frühstück, ein Stück Lachs mit Brokkoli und Kartoffeln zum Mittagessen, ein Apfel mit einer Handvoll Nüsse zwischendurch und am Abend Vollkornbrot mit Quark, Kräutern und Paprika. Schon mit diesen einfachen Mahlzeiten decken Sie viele kritische Nährstoffe ab, die im Alter oft fehlen. Und dies ganz ohne komplizierte Pläne oder spezielle Produkte.[13]

TIPP

Mikronährstoff-Booster für den Alltag:

- Petersilie, Rucola oder Kresse frisch über ein Gericht streuen: Sie liefern Vitamin C und sekundäre Pflanzenstoffe.
- Ein Spritzer Zitronensaft auf Gemüse oder Salat verbessert die Eisenaufnahme.
- Nüsse und Samen ins Müsli, in den Salat oder als Topping nehmen. Sie bringen Magnesium, Zink und gesunde Fette.
- Tiefkühlbeeren in den Quark oder Smoothie mischen. Antioxidantien sind so das ganze Jahr verfügbar.
- Grünes Gemüse regelmäßig einbauen. Denn Brokkoli, Spinat oder Grünkohl sind wahre Mikronährstoffpakete.

Für eine stabile Gesundheit besonders im Alter ist nicht nur die Menge, sondern vor allem das Zusammenspiel der Nährstoffe entscheidend. Makronährstoffe wie Eiweiß, Fette und Kohlenhydrate liefern Energie und Bausteine für unsere Körperzellen, während Mikronährstoffe wie Vitamine, Mineralien und Spurenelemente meist als sogenannte Cofaktoren die Prozesse steuern, die diese Bausteine erst im Körper verwertbar machen. Nur gemeinsam entfalten sie ihre volle Wirkung: Ohne Mikronährstoffe kann der Stoffwechsel nicht optimal funktionieren – und ohne ausreichende Makronährstoffe fehlt die Basis für Regeneration, Immunschutz und Vitalität.

Nützliche Ernährungsformen im Alter

Ernährung kann Menschen, wie im Vorangegangenen ausführlich besprochen, gesund halten, aber andererseits auch krank machen. Daher ist es wichtig, die Ernährung ständig an die wechselnden Bedürfnisse in den einzelnen Lebensabschnitten anzupassen.

Antientzündliche Ernährung

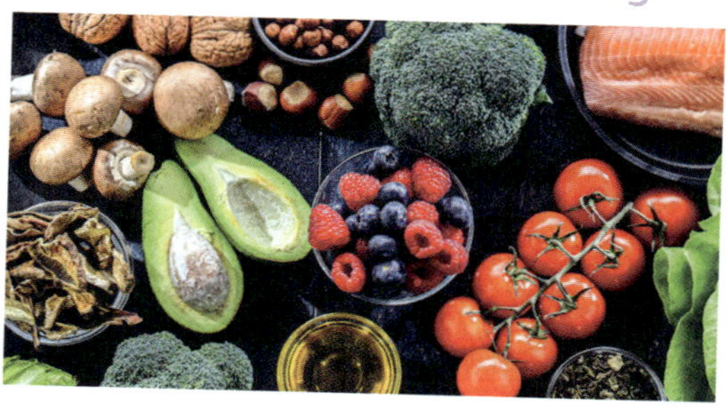

Eine bunte Vielfalt aus Gemüse, Nüssen, Beeren, Avocado und Lachs ist die optimale Ernährungsbasis.

Chronische, stille Entzündungen – auch *low-grade inflammation* genannt – zählen zu den wichtigsten Treibern vieler altersbedingter Krankheiten wie Herz-Kreislauf-Erkrankungen, Diabetes oder Demenz. Die Ernährung hat dabei großen Einfluss. Sie kann Entzündungsprozesse entweder fördern oder dämpfen. Während eine ungünstige Ernährungsweise mit viel Zucker, Fleisch, Wurstwaren und industriell verarbeiteten Lebensmitteln sowie Transfetten Entzündungen im Körper anheizt, kann eine antientzündliche Ernährung diese Prozesse spürbar bremsen.[14] Eine Ernährung, die gegen Entzündungen wirkt, beinhaltet reichlich buntes Gemüse und Obst, hochwertige Omega-3-Fette sowie ballaststoffreiche Lebensmittel wie Vollkornprodukte und Hülsenfrüchte. Gewürze wie Kurkuma, Ingwer und Knoblauch unterstützen zusätzlich den Entzündungsschutz.

Antientzündliche Ernährung: was auf den Teller gehört	
Hemmt Entzündungen	**Kann Entzündungen fördern**
Gemüse, Obst, Beeren	Zucker, Süßigkeiten, Softdrinks
fettreiche Fische (Lachs, Hering)	rotes und verarbeitetes Fleisch
Lein-, Walnuss-, Rapsöl	Transfette aus Fertigprodukten
Hülsenfrüchte, Vollkornprodukte	Weißmehlprodukte
Nüsse, Samen	übermäßiger Alkohol
Kräuter & Gewürze (Kurkuma, Ingwer)	Fertiggerichte, Fast Food

Mediterrane Ernährung

Die mediterrane Ernährung ist eines der am besten untersuchten Ernährungskonzepte weltweit. Sie basiert auf viel Gemüse, Obst, Olivenöl, Fisch, Hülsenfrüchten und moderaten Mengen an Milchprodukten, Kohlenhydraten, Geflügel oder Eiern. Fleisch und Süßigkeiten stehen selten auf dem Tisch.

Menschen, die sich mediterran ernähren, haben ein geringeres Risiko für Herzinfarkt, Schlaganfall, Demenz und bestimmte Krebsarten. Außerdem profitieren sie von besserer Stoffwechselgesundheit und höherer Lebensqualität im Alter.[15]

HERZGESUNDE ERNÄHRUNG

Die größte Untersuchung zur mediterranen Ernährung, die PREDIMED-Studie mit über 7000 Teilnehmenden, zeigte: Schon nach fünf Jahren mit dieser Ernährungsform war das Risiko für schwere Herz-Kreislauf-Erkrankungen um rund 30 Prozent niedriger als bei Menschen, die nur fettarme Kost konsumierten.[16]

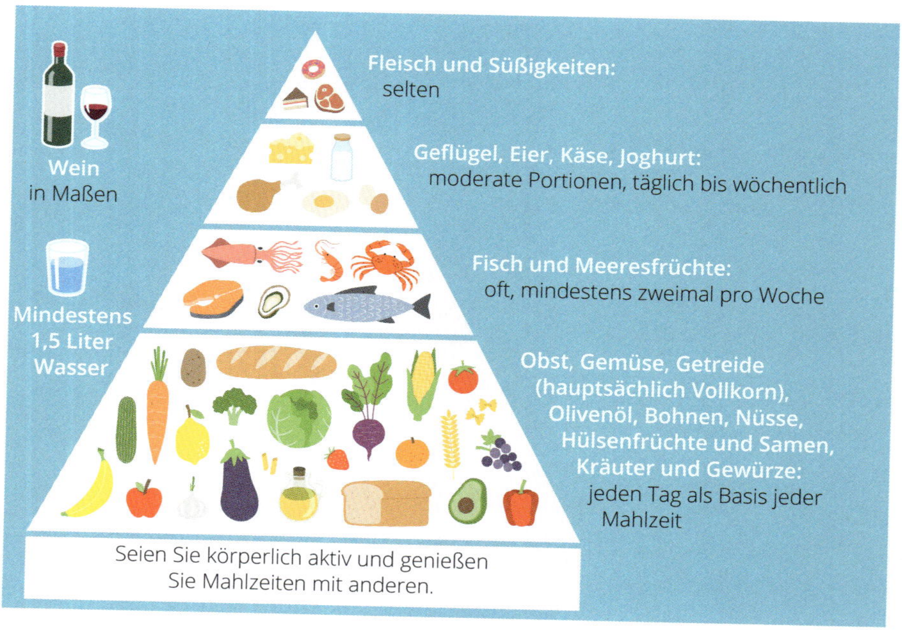
Wein
in Maßen
Mindestens
1,5 Liter
Wasser
Fleisch und Süßigkeiten:
selten
Geflügel, Eier, Käse, Joghurt:
moderate Portionen, täglich bis wöchentlich
Fisch und Meeresfrüchte:
oft, mindestens zweimal pro Woche
Obst, Gemüse, Getreide (hauptsächlich Vollkorn), Olivenöl, Bohnen, Nüsse, Hülsenfrüchte und Samen, Kräuter und Gewürze:
jeden Tag als Basis jeder Mahlzeit
Seien Sie körperlich aktiv und genießen Sie Mahlzeiten mit anderen.

Die mediterrane Ernährungspyramide empfiehlt eine Ernährung mit viel Gemüse, Fisch und Olivenöl.

Mediterrane Ernährung: Dos & Don'ts		
Empfehlenswert	**Nur gelegentlich**	**Selten oder gar nicht**
Gemüse, Salat, Obst	Geflügel, Eier	rotes Fleisch, Wurstwaren
Fisch & Meeresfrüchte	Käse, Joghurt	Süßigkeiten, Kuchen
Vollkornprodukte, Hülsenfrüchte	fettarme Milchprodukte	Weißmehlprodukte
Olivenöl, Nüsse, Samen	Rotwein in Maßen	frittierte Speisen, Fertiggerichte
Kräuter & Gewürze		Transfette

Planen Sie Ihre mediterranen Mahlzeiten nach dem Motto »bunt, frisch und pflanzenbetont«. Fleisch darf es durchaus hin und wieder sein, aber seltener als Gemüse oder Fisch.

Proteinmodifizierte Ernährung

Für ältere Menschen mit erhöhtem Risiko für Muskelschwäche oder mit bereits bestehender Sarkopenie kann eine proteinmodifizierte Ernährung sinnvoll sein. Sie legt den Schwerpunkt auf eine höhere Proteinzufuhr (über 1,5 Gramm pro Kilogramm Körpergewicht) und verteilt die Proteinaufnahme gleichmäßig über den Tag. Diese Ernährungsform schützt vor Muskelabbau, erhält die Muskelkraft, stärkt das Immunsystem und unterstützt die Wundheilung. Dabei wird die Proteinmenge durch eine ausgewogene Kombination mit Gemüse, Vollkornprodukten und gesunden Fetten ergänzt. So bleibt die Ernährung nicht nur hilfreich, sondern auch ausgewogen und genussvoll.[17]

Vorteile einer proteinreichen Ernährung	
Vorteil	**Erklärung**
Muskelmasseschutz und Krafterhalt	Diese Ernährungsform verhindert oder verlangsamt den altersbedingten Muskelverlust (Sarkopenie) erheblich, bewahrt Muskelkraft und körperliche Leistungsfähigkeit bis ins hohe Alter.
Sturzprävention	Starke Muskeln reduzieren das Risiko für Stürze und schwere Verletzungen.
Immunstärkung	Eiweiß ist essenziell für ein dauerhaft funktionierendes Immunsystem.
bessere Wundheilung	Proteine unterstützen die Reparatur von Gewebe und Wunden.
Knochenschutz	Gemeinsam mit Kalzium und Vitamin D hilft diese Ernährungsform dabei, Osteoporose vorzubeugen.

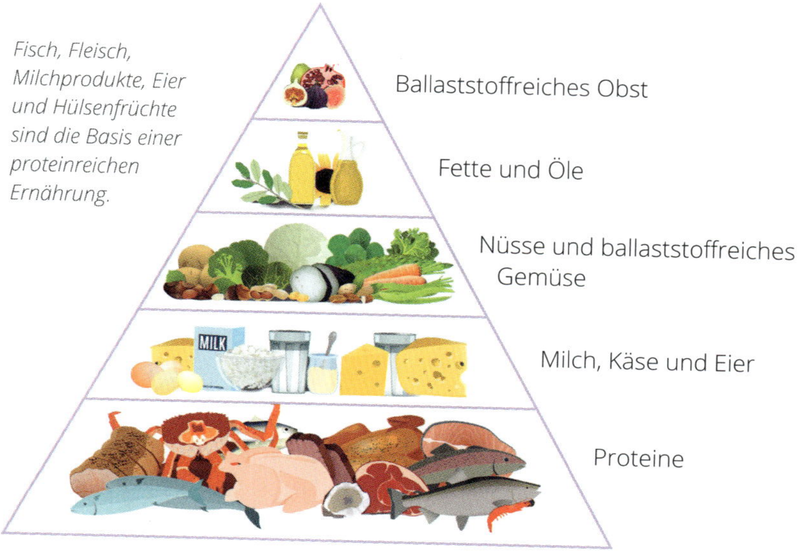

Fisch, Fleisch, Milchprodukte, Eier und Hülsenfrüchte sind die Basis einer proteinreichen Ernährung.

Ob antientzündlich, mediterran oder proteinmodifiziert, all diese Ernährungsformen setzen auf viel frisches Gemüse und Obst, hochwertige Fette statt versteckter Transfette, reduzierte Mengen an Zucker, Fertigprodukten und verarbeitetem Fleisch und abwechslungsreiche Mahlzeiten mit einer natürlichen Nährstofffülle. Und ihr Ziel ist eine nährstoffdichte, entzündungshemmende, eiweißbetonte Ernährung, die Freude macht und den Körper in allen Funktionen unterstützt.

Genuss trotz Einschränkungen

Essen bedeutet ja nicht nur Nahrungsaufnahme, es ist auch ein Stück Lebensqualität. Gerade im Alter können jedoch verschiedene Einschränkungen den Genuss trüben: Appetitlosigkeit, Kau- oder Schluckbeschwerden, eine verminderte Magensaftproduktion oder Verdauungsprobleme. Mit kleinen Anpassungen lässt sich die Freude am Essen trotzdem erhalten und zugleich die Versorgung mit allen wichtigen Nährstoffen sichern.

Wenn das Kauen schwerfällt

Zahnersatz, lockere Zähne oder Schluckbeschwerden machen das Verzehren fester Speisen oft mühsam. Hier helfen weiche oder pürierte Gerichte. Gedünstetes Gemüse, Eintöpfe, Aufläufe, Rührei, Pürees oder cremige Suppen sind leicht zu essen und lassen sich abwechslungsreich zubereiten. Auch Kompotte, cremige Milchprodukte oder weich gegarte Fischgerichte eignen sich hervorragend. Das Essen muss kein pürierter Einheitsbrei sein, es kann durchaus vielfältig und gut schmecken. So liefert beispielsweise ein bunter Gemüseeintopf mit Hülsenfrüchten und etwas Fisch oder Geflügel Eiweiß, Ballaststoffe und Mikronährstoffe und ist gleichzeitig weich und bekömmlich.

Wenn die Verdauung Probleme macht

Viele ältere Menschen reagieren empfindlich auf blähende, stark gewürzte oder sehr fettige Speisen. Kohl, Bohnen, Zwiebeln oder scharf Gebratenes können da Magen-Darm-Beschwerden auslösen. Besser verträglich sind hingegen mild gewürzte, leicht verdauliche Mahlzeiten mit gegartem Gemüse, Reis, Kartoffeln, Geflügel oder Fisch. Milchprodukte wie Joghurt oder Kefir unterstützen zudem das Darmmikrobiom und damit die Verdauung.

TIPP

Kleine Portionen über den Tag verteilt sind für manche Menschen besser verträglich als drei große Mahlzeiten.

Wenn der Appetit schwindet

Nachlassender Appetit und ein verringertes Durstgefühl sind häufige Probleme im Alter. Dabei können nicht nur Krankheiten oder Medikamente eine Rolle spielen, sondern auch ein schwächer werdender Geruchs- und Geschmackssinn. Entgegenwirken können hier schön angerichtete, appetitanregende, bunte und aromatische Speisen mit farbenfrohem Gemüse, frischen Kräutern, milden Gewürzen und abwechslungsreichen Konsistenzen.

TIPP

Wer wenig Appetit hat, profitiert von kleinen, nährstoffdichten Snacks wie etwa:

- einem Glas Trinkjoghurt oder Kefir,
- einer Handvoll Nüssen oder einem Löffel Nussmus,
- weichem Vollkornbrot mit Frischkäse,
- Avocado oder Banane,
- einer kleinen Schüssel Quark mit Obst.

Es ist in diesem Fall besser, über den Tag verteilt mehrere kleine Portionen zu essen, als zu versuchen, große Mahlzeiten zu bezwingen.

Wenn Ihnen auch das Trinken schwerfällt, versuchen Sie es mit verdünnten Säften, kalten oder warmen Tees. Auch Kaffee zählt als Flüssigkeit dazu. Alternativ können Sie zur besseren Versorgung hochwertige Proteinshakes als Kombination von Trinken und Essen nutzen.

Worauf Sie achten sollten

Im Alter verändert sich wie bereits erwähnt der Stoffwechsel. Deshalb zählt vor allem die Nährstoffdichte. Jeder Bissen sollte dem Körper etwas Gutes tun. Eine eiweißreiche Ernährung mit etwa 1,2 bis 1,5 Gramm Eiweiß pro Kilogramm Körpergewicht hilft, Muskeln zu erhalten, das Immunsystem zu stärken und Heilungsprozesse zu fördern. Ebenso wichtig ist die Qualität der Fette: Olivenöl, Leinöl, Nüsse und fetter Fisch wirken entzündungshemmend und unterstützen Herz und Gehirn, während Transfette und stark verarbeitete Produkte krank machen. Auch bei den Kohlenhydraten kommt es auf die Auswahl an. Vollkornprodukte, Hülsenfrüchte, Gemüse und Obst liefern Ballaststoffe und Energie, ohne den Blutzuckerspiegel stark zu belasten.

Zur optimalen Versorgung gehören zudem ausreichend Mikronährstoffe, vor allem Vitamin D, B-Vitamine, Magnesium, Omega-3-Fettsäuren und sekundäre Pflanzenstoffe. Ernährungsweisen wie die mediterrane, proteinmodifizierte oder antientzündliche Kost haben sich dabei besonders bewährt, da sie Gesundheit, Leistungsfähigkeit und Langlebigkeit fördern.

Und nicht zuletzt: Essen soll Freude machen. Denn Genuss, angenehme Gesellschaft und eine schöne Atmosphäre gehören zu einer guten Ernährung genauso dazu wie Vitamine und Eiweiß. In Kapitel 5 finden Sie Rezepte, praktische Wochenpläne und Einkaufshilfen. So wird das Leben für Sie vielleicht ein wenig leichter.

KAPITEL 4

NÄHRSTOFFTHERAPIE BEI GESUNDHEITLICHEN HERAUSFORDERUNGEN

Je älter man wird, desto größer ist die Gefahr, krank zu werden. Mögliche Erkrankungen reichen von Herz-Kreislauf-Problemen und Osteoporose bis hin zu Verdauungsstörungen. Doch dieses Risiko kann zumindest eingedämmt oder sogar umgangen werden. In diesem Kapitel erfahren Sie, wie Sie durch gezielte Ernährung und die richtigen Nährstoffe aktiv gegensteuern können. Dabei betrachten wir unter anderem Beschwerden wie Diabetes, Sarkopenie oder Immunschwäche und Sie erhalten praktische Strategien, mit denen Sie Ihre Gesundheit stärken können.

Herz-Kreislauf-Erkrankungen

Herz-Kreislauf-Erkrankungen gehören weltweit zu den häufigsten Todesursachen. Nach Angaben des Statistischen Bundesamtes waren sie im Jahr 2024 für rund ein Drittel aller Todesfälle in Deutschland verantwortlich, das entspricht in etwa 340 000 Menschen.[1] Besonders betroffen sind ältere Menschen, da sich mit zunehmendem Alter die Gefäße verändern, die Elastizität der Arterien abnimmt und die Regulation von Blutdruck und Flüssigkeit weniger effizient wird.

Der Verlauf dieser Erkrankungen lässt sich jedoch beeinflussen. Eine bewusste Lebensweise und eine gezielte nährstoffreiche Ernährung können nicht nur das Risiko senken, sondern auch die Lebensqualität im Alter deutlich verbessern. Bestimmte Nährstoffe unterstützen die Gefäßgesundheit, wirken entzündungshemmend, fördern die Elastizität der Arterien und helfen, den Blutdruck zu regulieren.

Ursachen und Symptome

Herz-Kreislauf-Erkrankungen entstehen in der Regel durch ein Zusammenspiel mehrerer Faktoren. Neben genetischer Veranlagung spielen Ernährung, Bewegung, Stress, hormonelle Veränderungen und der natürliche Alterungsprozess eine Rolle. Besonders häufig wirken Bluthochdruck, Fettstoffwechselstörungen, *Diabetes mellitus*, Übergewicht, Rauchen und chronische Entzündungen zusammen. Auch psychosoziale Belastungen wie Stress, Einsamkeit oder Depression beeinflussen Herz und Gefäße erheblich. Die Symptome sind dabei oft unspezifisch. Viele Betroffene bemerken zunächst kaum Veränderungen oder halten Müdigkeit, Schwindel oder Kurzatmigkeit für altersbedingt. Typische Warnsignale wie Druck- oder Engegefühl in der Brust, Herzklopfen, Wassereinlagerungen in den Beinen oder ein unregelmäßiger Puls sollten jedoch immer ärztlich abgeklärt werden.

Bluthochdruck (Hypertonie)

Bluthochdruck ist eine der häufigsten chronischen Erkrankungen des höheren Lebensalters. In Deutschland sind etwa 75 Prozent der über 70-Jährigen davon betroffen. Ab 80 Jahren steigt die Zahl auf 80 Prozent an.[2] Häufig bleibt die Erkrankung lange unerkannt, da sie über Jahre wenig unspezifische Beschwerden verursacht.

Doch wann spricht man eigentlich von Bluthochdruck? Nach den aktuellen Leitlinien der Europäischen Gesellschaft für Kardiologie gelten folgende Werte:

- **Optimal:** unter 120 zu 70 mmHg (das bedeutet Millimeter-Quecksilbersäule, diese Einheit wird für den Druck von Körperflüssigkeiten in der Medizin verwendet)
- **Erhöht:** 120–140 zu 70–90 mmHg
- **Hypertonie:** über 140 zu 90 mmHg[3]

Je früher eine Hypertonie erkannt wird, desto besser lässt sich Folgeschäden vorbeugen. Denn dauerhaft erhöhter Druck in den Gefäßen belastet Herz und Nieren und begünstigt unter anderem Schlaganfälle, Herzinfarkte und Arteriosklerose.

Ursachen von Bluthochdruck

Mit zunehmendem Alter verlieren die Gefäße an Elastizität, was dazu führt, dass sie sich nicht mehr so gut dehnen können. Das Herz muss dadurch mehr Kraft aufwenden, um das Blut durch die steifen Gefäße zu pumpen, sodass der Blutdruck ansteigt. Hinzu kommt, dass sich im Laufe der Jahre Ablagerungen an den Gefäßwänden bilden können. Diese Ablagerungen verengen die Gefäße zusätzlich, wodurch das Herz noch mehr Druck aufbauen muss, um das Blut hindurchzupumpen. Gleichzeitig verändert sich der Hormonhaushalt. Zu den wichtigsten Hormonen zählen Östrogen, Progesteron, Testosteron, Schilddrüsen- und Stresshormone. Da sie wichtige

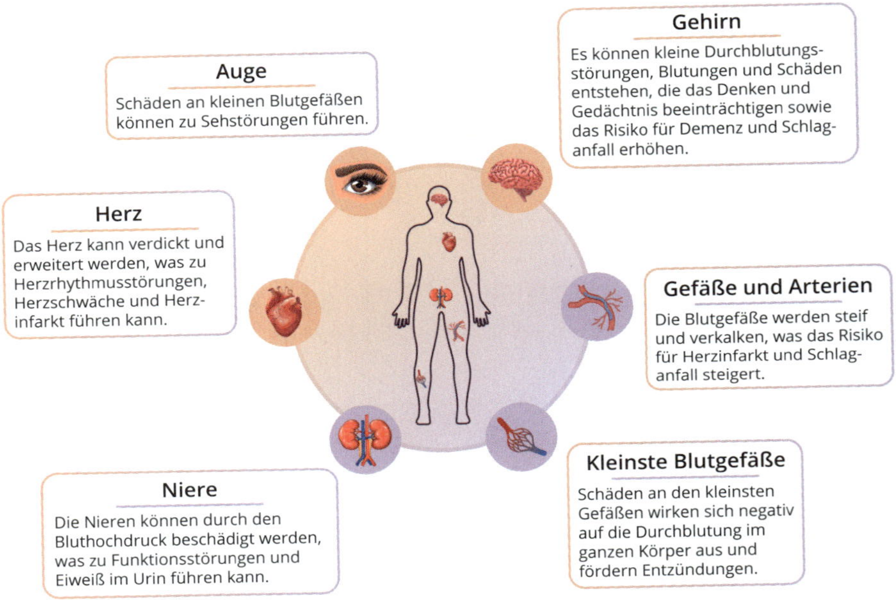

Ein dauerhaft erhöhter Blutdruck schadet verschiedenen Organen und Körperbereichen.

Steuerungsmechanismen sind, die unter anderem die Weite der Blutgefäße, den Flüssigkeitshaushalt und die Herzfrequenz regulieren, können Veränderungen im Hormonhaushalt den Blutdruck ebenfalls beeinflussen. Auch eine erhöhte Salzaufnahme, Bewegungsmangel oder Übergewicht tragen dazu bei, dass der Blutdruck steigt.

Viele Betroffene bemerken zunächst keine Symptome. Treten Beschwerden auf, sind diese meist unspezifisch: morgendliche Kopfschmerzen im Hinterkopf, Schwindel, Ohrensausen, Nervosität, Kurzatmigkeit, Nasenbluten oder Sehstörungen. Daher empfiehlt es sich, regelmäßig bei ärztlichen Untersuchungen oder mit entsprechend zuverlässigen Geräten auch zu Hause den Blutdruck zu überprüfen, um gegebenenfalls reagieren zu können.

AUFGEPASST

Auch einige Medikamente können den Blutdruck erhöhen. Hierzu gehören unter anderem die Wirkstoffe Ibuprofen, Diclofenac oder Kortison.

Mikronährstoffe, Ernährung und Lebensstil bei Bluthochdruck
Schon moderate Änderungen der Lebensgewohnheiten können den Blutdruck spürbar senken. Besonders wirksam sind kaliumreiche Lebensmittel wie Bananen, Aprikosen, Avocados, Kartoffeln, Spinat oder Hülsenfrüchte. Denn Kalium fördert die Ausscheidung von Natrium über die Nieren und wirkt gefäßerweiternd.

Wichtig ist zudem, den Salzkonsum zu reduzieren. Die Weltgesundheitsorganisation (WHO) empfiehlt maximal fünf bis sechs Gramm Kochsalz pro Tag, das entspricht etwa einem Teelöffel.[4] Fertigprodukte, Brot, Käse und Wurst enthalten oft verstecktes Salz, weshalb Sie davon eher wenig zu sich nehmen sollten.

Omega-3-Fettsäuren aus fettreichem Fisch, Leinöl und Walnüssen wirken entzündungshemmend und verbessern zudem die Gefäßelastizität. Magnesiumreiche Nahrungsmittel, etwa Nüsse, Kürbiskerne, Vollkornprodukte und grünes Blattgemüse, unterstützen die Gefäßentspannung. Auch nitratreiche Gemüse wie Rote Bete, Rucola oder Sellerie tragen zur Bildung von gefäßerweiternden Stoffen bei.

Regelmäßige Bewegung ist eine der wirksamsten Maßnahmen gegen Bluthochdruck. Schon 30 Minuten körperliche Aktivität pro Tag, ob Spaziergang, Radfahren oder Gymnastik, können den systolischen Blutdruck um 5 bis 10 mmHg senken.

Alkohol sollte nur in Maßen genossen oder ganz gemieden werden: Für Frauen sollten es maximal 10 Gramm täglich sein (etwa ein kleines Glas Wein), für Männer höchstens 20 Gramm.

Bei übergewichtigen Menschen ist es hilfreich, das Gewicht zu reduzieren. Bereits fünf bis zehn Prozent weniger Körpergewicht verringern messbar die Blutdruckwerte.

Koronare Herzkrankheit (KHK)

Die koronare Herzkrankheit ist eine der häufigsten Herz-Kreislauf-Erkrankungen im Alter. Sie entsteht durch Ablagerungen in den Herzkranzgefäßen, die den Herzmuskel mit Sauerstoff und Nährstoffen versorgen. Rund 4,7 Millionen Menschen in Deutschland leiden an einer KHK.[5] Alarmierende Beschwerden für einen zunehmenden Arterienverschluss sind ein Druck- oder Engegefühl in der Brust, Atemnot, Herzstolpern, verminderte Belastbarkeit oder Erschöpfung. Typische Symptome eines Herzinfarkts bei Männern sind starke, drückende Brustschmerzen, die sich auch in Arme, Rücken, Hals oder Kiefer ausbreiten können. Dazu kommen oft ein Enge- oder Druckgefühl, Atemnot und Angstschweiß. Frauen zeigen allerdings häufig nur unspezifische Beschwerden wie Kurzatmigkeit, Übelkeit, Schmerzen im Oberbauch, Rücken oder Kiefer und starke Müdigkeit. Deshalb wird ein Herzinfarkt bei ihnen häufiger übersehen. Achten Sie daher im Alter besonders auf die eher unspezifischen Symptome wie etwa plötzliche Schwäche oder Luftnot.

Ursachen und Risikofaktoren der koronaren Herzkrankheit

KHK entsteht in den allermeisten Fällen durch eine Arteriosklerose, also eine chronische Veränderung und Verengung der Herzkranzgefäße. Diese sogenannten Plaques bestehen aus Fett, Kalk und Entzündungszellen, die sich an der Gefäßwand ablagern und die Durchblutung des Herzmuskels nach und nach einschränken. Wird ein Gefäß vollständig verschlossen, kommt es zum Herzinfarkt.

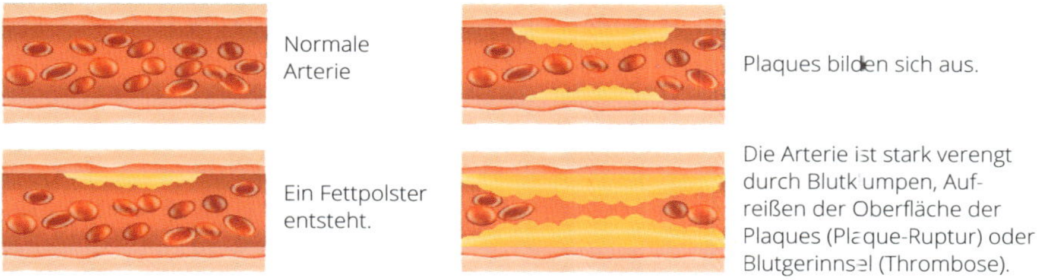

Eine Arteriosklerose entwickelt sich durch fortschreitende Ablagerungen an den Gefäßwänden.

Eine Arteriosklerose entwickelt sich über viele Jahre. Dabei sind verschiedene Risikofaktoren entscheidend, viele davon sind durch Lebensstil und Ernährung beeinflussbar. Zu den wichtigsten zählen erhöhte LDL-Cholesterinwerte, Bluthochdruck und *Diabetes mellitus*. Diese drei Faktoren schädigen die Gefäßinnenhaut, fördern Entzündungen und Ablagerungen.

Ein weiterer Risikofaktor ist das Rauchen: Nikotin und Kohlenmonoxid fügen der inneren Gefäßwand Schaden zu, erhöhen den Blutdruck und begünstigen Gefäßverengungen. Auch Übergewicht, insbesondere Bauchfett (das nennt man viszerale Adipositas), ist kritisch. Das Bauchfett gibt bestimmte Botenstoffe ab, die im Körper ähnlich wie Hormone wirken und Entzündungsprozesse in den Gefäßen verstärken können. Diese Entzündungen begünstigen wiederum die Bildung von Ablagerungen in den Arterien.

Zunehmend rückt auch die Psyche als Einflussfaktor in den Fokus: Dauerstress, Depressionen und innere Anspannung aktivieren das sympathische Nervensystem, lassen Puls und Blutdruck steigen und können so zur Entstehung und Verschlechterung einer KHK beitragen.

Mit dem Alter steigt das Risiko, eine KHK zu entwickeln, stetig an. Männer sind im Durchschnitt etwa zehn Jahre früher davon betroffen als Frauen, da Östrogen und Progesteron diese bis zu den Wechseljahren schützen. Nach den Wechseljahren verringert sich durch den Rückgang der Hormone dieser hormonelle Schutz, sodass sich die Erkrankungshäufigkeit angleicht. Auch eine familiäre Belastung erhöht das Risiko.

Insgesamt ist die KHK das Resultat eines komplexen Zusammenspiels aus genetischen, stoffwechselbedingten und verhaltensabhängigen Faktoren. Viele dieser Einflüsse lassen sich jedoch gezielt verändern. Eine herzgesunde Ernährung, regelmäßige Bewegung, Rauchstopp, Stressabbau und eine gute Blutdruck- und Blutzuckerkontrolle können den Verlauf einer KHK deutlich verlangsamen oder sogar eine Entstehung verhindern.

Mikronährstoffe, Ernährung und Lebensstil bei KHK

Eine herzgesunde, mediterrane Ernährung kann das Fortschreiten der KHK verlangsamen und die Lebensqualität deutlich verbessern. Ziel ist es, Entzündungen zu hemmen, Cholesterin zu regulieren und die Gefäßfunktion zu unterstützen.

Besonders empfehlenswert sind dafür Omega-3-Fettsäuren, ungesättigte Pflanzenöle, Nüsse, Vollkornprodukte und ballaststoffreiches Gemüse. Ballaststoffe helfen, den LDL-Cholesterinspiegel zu senken, und fördern ein gesundes Darmmikrobiom, das wiederum entzündungshemmend wirkt. Antioxidantien aus Beeren, grünem Gemüse, Olivenöl oder grünem Tee schützen die Gefäße vor oxidativem Stress. Pflanzenstoffe aus Trauben, Kakao oder Beeren wirken gefäßschützend. In Kapitel 3 finden Sie viele Tipps zu dieser Ernährungsweise.

Magnesium und Vitamin D unterstützen die Herzfunktion, während eine salz- und transfettarme Ernährung die Gefäße entlastet. Transfette finden sich vor allem in industriell verarbeiteten Backwaren, Frittiertem und Fertigprodukten, sie erhöhen das LDL-Cholesterin und fördern Entzündungen. Auch ausreichend Bewegung ist entscheidend: Regelmäßige körperliche Aktivität senkt den Blutdruck, verbessert die Durchblutung und stärkt das Herz.

Herzschwäche (Herzinsuffizienz)

Die Herzinsuffizienz ist eine der häufigsten Ursachen für Krankenhausaufenthalte bei über 65-Jährigen. Bei einer Herzschwäche kann das Herz nicht mehr genügend Blut in den Körper pumpen, die Organe werden dadurch schlechter mit Sauerstoff versorgt, Flüssigkeit sammelt sich im Gewebe an, und die Leistungsfähigkeit nimmt ab. Ursache sind meist eine langjährige koronare Herzkrankheit, Bluthochdruck, Herzrhythmusstörungen oder eine Herzmuskelschädigung nach einem Infarkt. Typische Anzeichen sind Atemnot, zunächst bei Belastung, später auch in Ruhe, Wassereinlagerungen an Beinen und Knöcheln, nächtliches Wasserlassen, Gewichtszunahme durch Flüssigkeit, Husten im Liegen oder ausgeprägte Erschöpfung.

Mikronährstoffe, Ernährung und Lebensstil bei Herzinsuffizienz

Eine salzarme, nährstoffreiche Ernährung kann die Beschwerden einer Herzschwäche lindern und die Herzfunktion stabilisieren. Salz bindet Wasser im Körper, wodurch die Flüssigkeitsmenge im Blutkreislauf ansteigt. Das geschwächte Herz muss dann noch mehr arbeiten, um diese zusätzliche Flüssigkeit durch den Körper zu pumpen, was die Beschwerden verstärkt. Daher sollte die tägliche Salzmenge auf maximal sechs Gramm beschränkt werden. Bei einer schweren Herzschwäche kann eine noch stärkere Reduktion sinnvoll sein, die individuell mit dem Arzt abgestimmt werden sollte. Auch die Trinkmenge sollte begrenzt werden, meist auf etwa 1,5 Liter pro Tag, abhängig vom Krankheitsstadium und der Nierenfunktion. So wird das Herz entlastet und Wassereinlagerungen werden reduziert. Regelmäßige Gewichtskontrollen sind wichtig, um Wasseransammlungen früh zu erkennen. Eine Zunahme von mehr als zwei Kilogramm in wenigen Tagen sollte auf jeden Fall ärztlich untersucht werden.

Omega-3-Fettsäuren, Vitamin D, Magnesium und Kalium sind essenziell, da sie die Herzmuskelfunktion günstig beeinflussen und Rhythmusstörungen vorbeugen.

Eine besondere Bedeutung hat Coenzym Q10, das die Energieproduktion in den Herzmuskelzellen unterstützt. Coenzym Q10 ist ein körpereigener Stoff, der in jeder Zelle vorkommt und dort eine Schlüsselrolle in der Energieproduktion spielt, insbesondere in den Mitochondrien, den »Kraftwerken« der Zellen. Herzmuskelzellen haben einen sehr hohen Energiebedarf und sind daher auf eine ausreichende Q10-Versorgung angewiesen. Bei einer Herzinsuffizienz zeigen sich häufig erniedrigte Q10-Spiegel im Blut und im Herzgewebe. Das bedeutet: Die Energieproduktion im Herzmuskel läuft weniger effizient ab, wodurch die Pumpleistung sinkt. Auch bestimmte Medikamente, insbesondere Statine (Cholesterinsenker), können den körpereigenen Q10-Spiegel zusätzlich senken. In einer großen Studie aus dem Jahr 2014 konnte belegt werden, dass mit einer täglichen Einnahme des Coenzyms Q10 weniger Krankenhausaufenthalte, eine geringere Sterblichkeit und eine deutlich bessere Lebensqualität erreicht werden können.[6]

Nicht zu vergessen ist als Maßnahme auch leichte, individuell angepasste Bewegung, etwa Spazierengehen, Schwimmen oder Radfahren. Sport kann die Belastbarkeit des Herzens deutlich steigern, auch wenn es zu Beginn sehr schwerfallen kann.

Die Herzgesundheit fördern

Ernährung, Bewegung und Lebensstil haben einen enormen Einfluss auf die Herzgesundheit und die Lebensqualität. Eine mediterran geprägte, salzarme Ernährung mit viel Gemüse, Obst, Ballaststoffen und gesunden Fetten (Olivenöl, Nüsse, fetter Fisch), kombiniert mit den richtigen Mikronährstoffen (wie Omega-3, Magnesium, Coenzym Q10 und Kalium), kann das Risiko für Herzerkrankungen deutlich senken.

Wichtige Nährstoffe bei Herz-Kreislauf-Erkrankungen und ihre Wirkung				
Nährstoff	**KHK**	**Bluthochdruck**	**Herzinsuffizienz**	**Dosierung pro Tag**
Omega-3-Fettsäuren	entzündungshemmend, verbessern die Fließeigenschaften des Blutes	unterstützen die Gefäßelastizität	fördern die Herzmuskelfunktion	1000–1500 mg DHA + EPA
Coenzym Q10	gut für die Gefäßgesundheit, besonders bei Statintherapie	–	wichtig für die Energieversorgung, Leistungssteigerung	100 mg (bei Herzinsuffizienz 200 mg)
Magnesium	stabilisiert den Herzrhythmus	gefäßentspannend, blutdrucksenkend	wichtig bei Diuretika	individuell (150–900 mg)
Kalium	–	blutdrucksenkend	stabilisiert den Herzrhythmus (unter Kontrolle)	nach ärztlicher Absprache
Vitamin D	gefäßschützend, entzündungshemmend	allgemeine Herzunterstützung	unterstützt die Herzmuskelfunktion	2000 IE
Polyphenole	antioxidativ, gefäßschützend	–	–	individuell

Ein gesundes Herz braucht elastische Gefäße, eine gute Durchblutung und eine entzündungsarme Umgebung. Wie Sie durch Ihre Ernährung und die richtigen Mikronährstoffe darauf einwirken können, haben Sie bereits erfahren. Aber was können Sie darüber hinaus noch beachten? Regelmäßige Bewegung und ein gesunder Lebensstil sind ebenfalls essenzielle Maßnahmen, die Sie in Ihrem Alltag berücksichtigen sollten:

- **Seien Sie täglich aktiv:** 30 Minuten zügiges Gehen, Radfahren oder Schwimmen genügen.
- **Mehr Alltagsbewegung:** Nehmen Sie die Treppe statt den Aufzug, gehen Sie kurze Wege zu Fuß.
- **Bauen Sie durch Entspannungsübungen,** Yoga oder Atemtechniken Stress ab.
- **Schlaf und Erholung sind wichtig:** Mindestens sieben Stunden Schlaf sind förderlich für Blutdruck und Herzrhythmus.
- **Hören Sie mit dem Rauchen auf:** Jeder Rauchstopp lohnt sich, schon nach 24 Stunden sinkt das Risiko für Herzerkrankungen spürbar.
- **Konsumieren Sie Alkohol nur in Maßen:** maximal ein kleines Glas Wein pro Tag.

Darüber hinaus sollten Sie in Absprache mit Ihrem Arzt oder Ihrer Ärztin regelmäßig Ihren Blutdruck und für das Herz relevante Werte kontrollieren, um gegebenenfalls regulierend eingreifen zu können.

Zusammengefasst lässt sich sagen: Regelmäßige Blutdruck- und Herzwertekontrollen, eine gute Ernährung und Mikronährstoffversorgung, ausreichend Bewegung und eine bewusste Lebensweise sind die besten Investitionen für ein gesundes, starkes Herz.

Herzwerte im Blick behalten		
Kontrolle	**Zielbereich**	**Häufigkeit**
Blutdruck	unter 140 zu 90 mmHg (optimal <120 zu 80)	regelmäßig selbst messen
Wert LDL-Cholesterin	unter 115 mg/dl (bei KHK unter 70 mg/dl)	jährlich
Blutzucker (HbA1c)	HbA1c unter 5,8 %	jährlich
Gewicht (BMI)	BMI 20 bis 27	regelmäßig kontrollieren
Vitamin-D-Spiegel	über 30 ng/ml	1- bis 2-mal jährlich
Bewegungspensum	mindestens 150 Minuten pro Woche	kontinuierlich

Darüber hinaus gibt es einige alarmierende Warnzeichen, bei denen Sie möglichst sofort ärztlichen Rat einholen sollten:

- plötzliche Atemnot, auch nachts
- rasche Gewichtszunahme (über zwei Kilogramm in wenigen Tagen)
- starke Schwellung von Beinen oder Bauch
- Brustschmerz, Druckgefühl, Herzrasen
- Schwindel oder Ohnmacht

Diese Symptome können auf eine akute Herzüberlastung oder Verschlechterung der Herzinsuffizienz hinweisen und benötigen eine rasche Klärung und Behandlung.

Bewegung: Fundament für ein gesundes Altern

Der Radrennfahrer und Politiker Gustav Schur sagte einst: »Der Mensch bewegt sich nicht weniger, weil er alt ist. Er wird alt, weil er sich weniger bewegt.« Bewegung gehört tatsächlich zu den stärksten Gesundheitsfaktoren – in jedem Alter! Während Nährstoffe die inneren Prozesse des Körpers steuern, sorgt körperliche Aktivität dafür, dass diese Prozesse in Schwung bleiben. Wer sich regelmäßig bewegt, stärkt Herz, Muskeln, Knochen und Gehirn, bleibt länger selbstständig und gewinnt Lebensfreude. Besonders zwei Formen der Bewegung sind dabei entscheidend: Ausdauertraining und Krafttraining. Während Ausdauertraining vor allem Herz und Kreislauf stärkt, wirkt Krafttraining gezielt gegen den Muskelabbau.

Ausdauertraining

Unter Ausdauertraining versteht man alle Bewegungen, bei denen Herz und Kreislauf über längere Zeit aktiv bleiben, also etwa zügiges Gehen, Radfahren, Schwimmen oder Tanzen. Schon regelmäßige, leicht anstrengende Bewegung hat erstaunlich viele positive Effekte:

- Das Herz wird kräftiger, Blutdruck und Cholesterin sinken und das Risiko für Herzinfarkt oder Schlaganfall nimmt deutlich ab.
- Die Körperzellen reagieren wieder besser auf Insulin. Das hilft, den Blutzucker zu stabilisieren, und beugt Diabetes Typ 2 vor.
- Durch bessere Durchblutung gelangt mehr Sauerstoff ins Gehirn. Das fördert Gedächtnis, Konzentration und Stimmung.
- Regelmäßige Bewegung unterstützt das Immunsystem und hilft, Entzündungen im Körper zu verringern.

- Die Gelenke bleiben geschmeidig, die Muskeln elastisch. Das schützt vor Arthrose und Steifigkeit.

Schon 30 Minuten Bewegung an fünf Tagen pro Woche reichen aus, um fitter zu werden. Am besten draußen, denn frische Luft und Tageslicht verstärken den positiven Effekt noch.

Krafttraining

Krafttraining ist der Schlüssel, um im Alter stark, beweglich und unabhängig zu bleiben. Ab dem 40. Lebensjahr verliert der Körper langsam Muskelmasse, zunächst unbemerkt, später oft spürbar durch weniger Kraft, langsameres Gehen oder Schwierigkeiten beim Aufstehen. Dieser schleichende Muskelabbau wird als Sarkopenie bezeichnet.

Mit regelmäßigem Krafttraining lässt sich jedoch Muskulatur erhalten oder sogar wieder aufbauen, auch noch im höheren Alter. Schon zwei Trainingseinheiten pro Woche genügen, um Kraft, Gleichgewicht und Standfestigkeit deutlich zu verbessern. So wirkt Krafttraining im Körper:

- Aktive Muskeln verbrauchen Energie, regen den Stoffwechsel an und unterstützen die Fettverbrennung.
- Die Belastung durch das Training stärkt den Knochenstoffwechsel, beugt Osteoporose vor und verringert das Risiko für Brüche.
- Muskeln nehmen Zucker direkt aus dem Blut auf. Das senkt den Blutzuckerspiegel und verbessert die Insulinempfindlichkeit. Das ist wichtig bei Diabetes oder Insulinresistenz.
- Trainierte Muskeln schütten sogenannte Myokine aus.[7] Das sind Botenstoffe, die Entzündungen dämpfen und Herz, Gefäße und Gehirn schützen.
- Wer regelmäßig trainiert, fühlt sich kräftiger, sicherer und insgesamt vitaler.

Auch leichte Gewichte wirken schon, wenn die Übungen fordernd sind. Entscheidend ist, dass die letzten Wiederholungen spürbar anstrengend werden. Das kann man auch zu Hause erreichen mit Wasserflaschen, Widerstandsbändern oder dem eigenen Körpergewicht.

TIPP

- Beginnen Sie mit einfachen Übungen: Aufstehen vom Stuhl, Kniebeugen, Wadenheben oder Liegestütze an der Wand.
- Trainieren Sie zwei- bis dreimal pro Woche 20 bis 30 Minuten.
- Vergessen Sie das Gleichgewicht nicht, stellen Sie sich zum Beispiel beim Zähneputzen auf ein Bein.
- Lassen Sie sich bei der Physiotherapie oder im Fitnessstudio zeigen, wie Sie Übungen richtig ausführen.

Krafttraining ist die wirksamste Anti-Aging-Strategie für Körper und Geist. Es stärkt Muskeln und Knochen, reguliert den Stoffwechsel, schützt vor Stürzen und gibt Sicherheit im Alltag. Wer regelmäßig trainiert, gewinnt nicht nur an Kraft, sondern auch an Lebensqualität, und das in jedem Alter.

Ernährung und Bewegung

Eine ausgewogene Ernährung und regelmäßige Bewegung wirken Hand in Hand. Vitamine, Mineralstoffe und Eiweiß liefern die notwendigen Bausteine, Bewegung sorgt dafür, dass der Körper sie optimal nutzt. Gemeinsam fördern sie Muskelkraft, Stoffwechsel, Herzgesundheit und geistige Fitness. Wer auf beides achtet, bleibt länger selbstständig, aktiv und voller Lebensfreude.

Bewegung ist dabei kein Luxus, sondern eine Grundvoraussetzung für die Gesundheit. Es ist auch nie zu spät, damit zu beginnen, und jeder Schritt zählt.

Insulinresistenz und *Diabetes mellitus*

Diabetes mellitus, umgangssprachlich »Diabetes«, zählt zu den häufigsten chronischen Erkrankungen. In Deutschland sind rund neun Millionen Menschen davon betroffen, die meisten mit Typ-2-Diabetes, der oft im Erwachsenenalter und häufig im Zusammenhang mit Übergewicht und Bewegungsmangel auftritt.[8] Dagegen zeigt sich Typ-1-Diabetes genetisch bedingt auch schon im Kindesalter.

Typ-2-Diabetes entwickelt sich schleichend und langsam. Die Körperzellen reagieren zunehmend unempfindlich auf Insulin. Insulin ist ein Hormon der Bauchspeicheldrüse, welches Zucker (Glukose) aus dem Blut in die Zellen schleust. Es arbeitet wie ein Schlüssel, der die Zellen aufschließt. Wenn dieser Schlüssel nicht mehr richtig passt, zum Beispiel bei Bewegungsmangel und Übergewicht, gelangt weniger Zucker in die Zellen und der Blutzucker steigt. Anfangs produziert die Bauchspeicheldrüse noch mehr Insulin, doch mit der Zeit erschöpft sie sich. Dann bleibt der Zucker im Blut und es entsteht zunächst eine Insulinresistenz und später der Typ-2-Diabetes.

Die Folgen einer Insulinresistenz betreffen den gesamten Stoffwechsel: Blutgefäße, Nerven, Nieren, Augen und Herz können geschädigt werden. Das Risiko für Herzinfarkt, Schlaganfall oder Demenz steigt. Da die Insulinresistenz oft schleichend verläuft, bemerken viele Betroffene über eine lange Zeit keine oder nur unspezifische Symptome. Daher sind regelmäßige Vorsorgeuntersuchungen so wichtig. Und durch eine gesunde Ernährung, ausreichend Bewegung und ein normales Körpergewicht lässt sich das Risiko deutlich verringern. Eine Insulinresistenz kann sogar wieder rückgebildet werden.

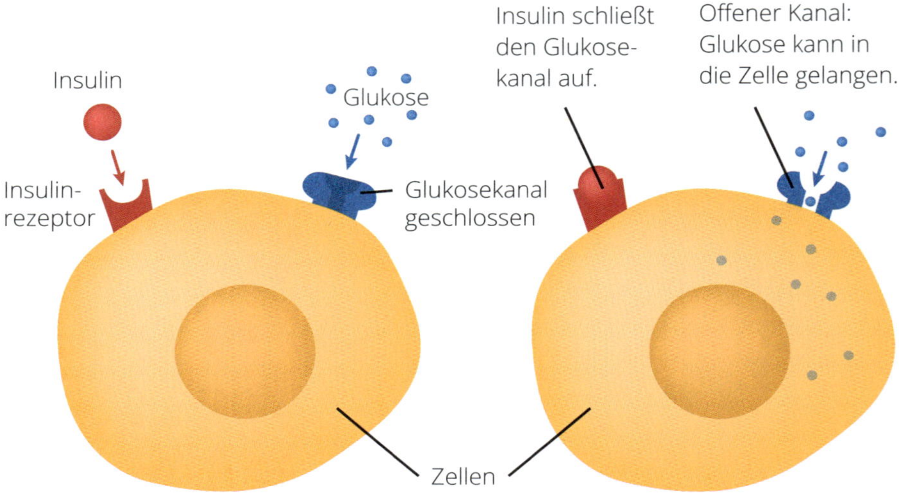

Insulin wirkt wie ein Schlüssel und öffnet die Zelle, damit Zucker aus dem Blut aufgenommen werden kann.

Ursachen und Folgen der Insulinresistenz

Hauptursache der Insulinresistenz ist Übergewicht, vor allem Bauchfett (viszerales Fettgewebe). Dieses Fett wirkt wie ein großer Entzündungsherd und setzt Botenstoffe frei, die die Wirkung von Insulin abschwächen. Daher ist es besonders wichtig, ein normales Gewicht zu erreichen. Auch Bewegungsmangel spielt eine große Rolle. Muskeln sind die größten Glukose-Verbraucher. Wer sich wenig bewegt, verbraucht weniger Zucker, und der überschüssige Zucker wird als Fett gespeichert. Ungünstige Ernährung mit viel Zucker, Weißmehl und industriellen Fetten lässt den Blutzucker stark schwanken und fördert ebenfalls Entzündungen. Weitere Faktoren sind Dauerstress und Schlafmangel. Ein langfristig erhöhter Cortisolspiegel bei Stress hemmt die Insulinwirkung und verschiebt den Stoffwechsel in Richtung Zucker- und Fettspeicherung. Bleibt die Insulinresistenz unbehandelt und unbemerkt, ist permanent viel Zucker in den Blutgefäßen. So entwickelt sich schleichend ein Typ-2-Diabetes.

Ernährung bei Insulinresistenz und *Diabetes mellitus*

Eine bewusste Ernährung ist die wirksamste Methode, um den Blutzucker zu stabilisieren und die Insulinempfindlichkeit zu erhöhen. Schon kleine, konsequent umgesetzte Veränderungen zeigen da große Wirkung. Eine ausgewogene, entzündungsarme und ballaststoffreiche Kost sollte das Ziel sein, um Blutzuckerspitzen zu vermeiden und die Zellen wieder empfindlicher für Insulin zu machen. Grundsätzlich gilt: je natürlicher das Lebensmittel, desto besser für den Blutzucker. Dazu helfen regelmäßige Essenszeiten und bewusste Pausen dabei, dem Körper Rhythmus und Ruhe zu geben, die Bauchspeicheldrüse zu entlasten und eine stabile Blutzucker- und Insulinregulation zu unterstützen. Besonders effektiv ist eine leichte und kohlenhydratarme Mahlzeit am Abend. Abends verarbeitet der Körper Kohlenhydrate weniger gut als tagsüber, wodurch der Blutzuckerspiegel stärker ansteigt. Eine leichte, kohlenhydratarme Mahlzeit hält den Blutzucker- und Insulinspiegel niedrig und ermöglicht dem Körper eine bessere nächtliche Regeneration.

Kohlenhydrate bewusst auswählen

Wie bereits erwähnt, haben nicht alle Kohlenhydrate den gleichen Effekt im Stoffwechsel. Im Zusammenhang mit Insulinresistenz und *Diabetes mellitus* ist entscheidend, wie schnell der Zucker ins Blut gelangt. Sogenannte »langsame«, komplexe Kohlenhydrate mit vielen Ballaststoffen aus Vollkornprodukten, Hülsenfrüchten und Gemüse lassen den Blutzucker nur allmählich ansteigen. Ballaststoffe fördern zudem ein gesundes Darmmikrobiom. Ein guter Richtwert sind mindestens 30 Gramm Ballaststoffe pro Tag. Dagegen verursachen »schnelle«, einfache, raffinierte Kohlenhydrate aus Zucker, Weißmehl, Softdrinks oder Süßwaren rasche Blutzuckeranstiege und ebenso schnelle -abfälle. Diese sogenannten Blutzuckerspitzen belasten die Bauchspeicheldrüse, die immer wieder große Mengen Insulin ausschütten muss. Mit der Zeit werden die Körperzellen dadurch immer unempfindlicher gegenüber Insulin und eine Insulinresistenz entsteht oder verschlimmert sich. Zudem führen die Blutzuckerspitzen zu Heißhunger.

Fruchtzucker und »Diabetiker-Lebensmittel«

Fruchtzucker (Fruktose) kommt natürlicherweise in Obst, Honig und auch in manchen Gemüsesorten vor. In kleinen Mengen aus frischem Obst oder Gemüse ist er auch unproblematisch. In der Nahrungsmittelindustrie wird er aber häufig in großen Mengen zugesetzt, etwa in Maissirup, Softdrinks oder Fertigprodukten. In dieser verarbeiteten Form fördert Fruktose jedoch Fettleber, Insulinresistenz und hohe Blutfette. Auch die früher empfohlenen »Diabetiker-Lebensmittel« enthalten viel Fruktose und nebenbei noch Zuckeraustauschstoffe.

Den glykämischen Index beachten

Der glykämische Index (GI) besagt, wie stark ein Lebensmittel den Blutzucker ansteigen lässt. Nahrungsmittel mit einem hohen GI weisen einen Wert zwischen 70 und 100 auf. Dazu gehören zum Beispiel Süßigkeiten oder Weißbrot. Sie lassen den Blutzucker schnell und stark ansteigen. Lebensmittel mit

Die Wirkung von Lebensmitteln auf den Blutzuckerspiegel

Lebensmittel	Glykämischer Index	Wirkung auf den Blutzuckerspiegel
Weißbrot	70–85	schneller Anstieg
Cornflakes, Reis, Kartoffelpüree	70–90	fördert Heißhunger
Banane (reif), Ananas	50–60	mäßiger Anstieg
Vollkornbrot, Naturreis, Haferflocken	40–55	länger sättigend
Linsen, Kichererbsen, Bohnen	30–40	günstig für Blutzucker
Gemüse (Brokkoli, Zucchini, Spinat)	unter 20	stabilisiert Blutzucker

einem niedrigen GI unter 55 führen zu einem langsameren und nicht so starken Anstieg des Blutzuckers und machen länger satt. Dazu gehören etwa Vollkornprodukte oder Gemüse. Bevorzugen Sie also Lebensmittel mit einem niedrigen GI, sie halten den Blutzucker stabil und entlasten den Stoffwechsel.

Gesunde Fette bevorzugen

Fette beeinflussen die Insulinwirkung erheblich. Chronische Entzündungen im Körper verschlechtern die Wirkung von Insulin und fördern eine Insulinresistenz. Genau hier ist die Art der Fette, die wir essen, essenziell: Bestimmte Fette können Entzündungsprozesse verstärken, während andere sie hemmen. Daher lohnt es sich, genau hinzusehen, welche Fette Sie in Ihre Ernährung einbauen:

- Ungesättigte Fettsäuren aus Olivenöl, Nüssen, Samen und fettem Seefisch wirken entzündungshemmend.
- Omega-3-Fettsäuren aus Lachs, Makrele, Hering, Leinöl oder Walnüssen verbessern die Insulinwirkung und Gefäßgesundheit.
- Transfette und viele gesättigte Fette (Wurst, Fertigprodukte, Backwaren) fördern Entzündungen und sind damit ungünstig.

TIPP

Alltagstipps für die Ernährung:

- Gemüse zuerst essen, das verhindert einen starken Blutzuckeranstieg.
- Viel trinken (Wasser, ungesüßten Tee).
- Nach dem Essen bewegen. Ein Spaziergang senkt den Blutzucker messbar.
- Langsames Essen verbessert die Sättigung.

Gerade im höheren Alter lohnt sich jede Umstellung in der Ernährung, denn ein stabiler Blutzucker schützt nicht nur Herz und Gefäße, sondern erhält auch Energie, Konzentration und Lebensqualität. Wer regelmäßig isst, auf hochwertige Fette achtet, viele Ballaststoffe einbaut und stark verarbeitete Produkte meidet, kann seine Insulinempfindlichkeit deutlich verbessern. Ein Tagesplan könnte wie folgt aussehen:

Beispiel-Speiseplan bei Insulinresistenz und Diabetes		
Mahlzeit	**Beispiel**	**Nährstoffvorteil**
Frühstück	Haferflocken mit Milch oder ungesüßtem Pflanzendrink, 1 EL Leinsamen, Beeren, 1 Ei	Ballaststoffe, Eiweiß, Omega-3
Mittagessen	Lachsfilet mit Brokkoli, Möhren und 2 kleinen Kartoffeln, Kräutersalat mit Olivenöl	Omega-3, Vitamin D, Antioxidantien
Abendessen	Vollkornbrot mit Hüttenkäse, gemischter Salat mit Paprika und Avocado	Eiweiß, gesunde Fette, Magnesium
zwischendurch (optional)	Naturjoghurt oder Quark mit Nüssen oder Beeren	Eiweiß, Kalzium, sekundäre Pflanzenstoffe

Bewegung bei *Diabetes mellitus*

Regelmäßige Bewegung wirkt wie ein natürliches Medikament. Sie senkt den Blutzuckerspiegel, verbessert die Insulinempfindlichkeit und stärkt Herz, Kreislauf und Muskulatur. Muskeln sind die größten Zuckerverbrenner. Schon 30 Minuten Aktivität täglich machen einen spürbaren Unterschied. Dabei ist die Kombination aus Ausdauer- und Krafttraining optimal. Entscheidend ist es, regelmäßig in Bewegung zu bleiben. Mehr dazu finden Sie auf der Sonderseite zum Thema Bewegung auf Seite 138.

TIPP

Ein einfacher und motivierender Test zeigt, wie schnell Bewegung den Blutzucker senkt:

- Messen Sie Ihren Blutzuckerwert vor einem Spaziergang.
- Bewegen Sie sich 30 bis 45 Minuten in moderatem Tempo.
- Messen Sie nach Belastungsende erneut. Der Wert liegt meist 20 bis 40 Milligramm pro Deziliter niedriger als der Ausgangswert.

Mikronährstoffe bei Diabetes und Insulinresistenz

Bei Diabetes und Insulinresistenz kann der Zucker aus dem Blut nicht richtig in die Zellen aufgenommen werden. Dort wird er als Energiequelle gebraucht. Dadurch bleibt zu viel Zucker im Blut zurück. Ein dauerhaft erhöhter Blutzucker belastet den Körper. Er kann verschiedene Folgeprobleme verursachen.

Die mit Insulinresistenz und Diabetes einhergehenden Entzündungen, der oxidative Stress und die Medikamenteneinflüsse erhöhen den Bedarf an Mikronährstoffen. Diese können die Insulinwirkung verbessern, sie schützen Zellen und fördern Energie und Nervenfunktion. Häufige Defizite betreffen in diesem Zusammenhang Vitamin D, Magnesium, Zink, Chrom und die B-Vitamine.

Vitamin D spielt eine wichtige Rolle für den Zuckerstoffwechsel. Es fördert die Ausschüttung von Insulin, verbessert die Insulinempfindlichkeit der Zellen und wirkt zusätzlich entzündungshemmend. Ein Mangel ist im Alter und bei Übergewicht häufig, weshalb der Spiegel regelmäßig kontrolliert werden sollte. Optimal entfaltet Vitamin D seine Wirkung im Zusammenspiel mit Vitamin K_2 und Magnesium.

Auch Magnesium ist unverzichtbar. Es unterstützt die Aufnahme von Zucker in die Zellen, entspannt Muskeln und Gefäße. Da bei Diabetes vermehrt

Magnesium über den Urin ausgeschieden wird, ist ein Mangel besonders häufig. Deswegen sollte auf eine ausreichende Versorgung geachtet werden.

Zink ist wesentlich für die Bildung und Freisetzung von Insulin. Es schützt die empfindlichen Zellen der Bauchspeicheldrüse vor oxidativem Stress und ist damit gerade für ältere Menschen mit Diabetes von großer Bedeutung.

Chrom verstärkt die Wirkung von Insulin und erleichtert die Aufnahme von Glukose in die Zellen. Eine gute Versorgung hilft, den Zuckerstoffwechsel zu stabilisieren.

Vitamin B_1 *(Thiamin)* spielt eine wichtige Rolle dabei, wie der Körper Zucker verwertet und die Nerven schützt. Bei Diabetes und Insulinresistenz ist der Bedarf an Vitamin B_1 erhöht, gleichzeitig entwickeln Betroffene häufig einen Mangel an diesem Vitamin. Ein erhöhter Blutzuckerspiegel führt zu einer vermehrten Ausscheidung von Thiamin über den Urin und kann so die Entstehung einer *Polyneuropathie* (einer Erkrankung des peripheren Nervensystems) fördern. Eine Ergänzung kann die Nervenfunktion unterstützen.

Vitamin B_{12} ist ebenfalls entscheidend bei Diabetes und Insulinresistenz. Es unterstützt den allgemeinen Glukosestoffwechsel, die Blutgefäße und den Nervenschutz und wirkt so der Polyneuropathie entgegen. Müdigkeit, Kribbeln in Händen oder Füßen können auf einen Mangel hinweisen. Auch hier sind regelmäßige Kontrollen ratsam.

Die Omega-3-Fettsäuren wirken entzündungshemmend, senken Blutfette und verbessern die Gefäßfunktion. Bei Insulinresistenz und Diabetes sind Omega-3-Fettsäuren wichtig, weil sie entzündungshemmend wirken, die Insulinempfindlichkeit mildern und den Blutzucker- und Blutfettstoffwechsel positiv beeinflussen. Sie tragen damit wesentlich zur Herz-Kreislauf-Gesundheit bei.

Eine ausreichende Versorgung mit Mikronährstoffen ist ein zentraler Baustein jeder Therapie bei Diabetes und Insulinresistenz. Sie unterstützt den Zuckerstoffwechsel, schützt Nerven und Gefäße, mindert Entzündungsprozesse und stärkt die Energiegewinnung in den Zellen. Die Grundlage bildet wie immer eine frische, abwechslungsreiche Ernährung mit viel Gemüse, Vollkornprodukten, Nüssen, Fisch und hochwertigen Pflanzenölen. Wird in Laboruntersuchungen jedoch ein Mangel festgestellt oder beeinflussen Medikamente den Nährstoffhaushalt, kann eine gezielte Einnahme von Ergänzungsmitteln sinnvoll sein.

Wichtige Mikronährstoffe bei Insulinresistenz und Diabetes		
Mikronährstoff	**Wirkung**	**Dosierung pro Tag**
Vitamin D	verbessert die Insulinwirkung	2000 IE
Magnesium	fördert die Insulin- und Zuckeraufnahme	150–900 mg (individuell bis zur Durchfallgrenze)
Zink	unterstützt die Insulinbildung	15 mg
Chrom	hilft bei der Blutzuckerstabilisierung	200 µg
Vitamin B_1	schützt die Nerven	100 µg
Vitamin B_{12}	wichtig für die Nervenfunktion	500 µg
Omega-3-Fettsäuren	entzündungshemmend	1000–1500 mg EPA und DHA

AUFGEPASST

Einige Medikamente, die zur Behandlung von Diabetes eingesetzt werden, können die Aufnahme oder Verwertung von Mikronährstoffen beeinflussen:

- Metformin: kann den Vitamin-B_{12}- und Folsäurespiegel beeinträchtigen
- SGLT-2-Hemmer: erhöhen Magnesium- und Natriumverlust
- Sulfonylharnstoffe: senken Coenzym-Q10-Spiegel
- GLP-1-Agonisten: beeinflussen den Spiegel von Vitamin D, Vitamin B_{12}, Eisen, Magnesium, Folsäure und Protein

Eine regelmäßige Laborkontrolle und eine gezielte Ergänzung sind daher bei Einnahme dieser Medikamente sinnvoll.

Arthrose

Rund fünf Millionen Menschen in Deutschland leiden an einer ärztlich diagnostizierten Arthrose. Bei den über 65-Jährigen ist etwa jede dritte Person davon betroffen.[9] Arthrose bezeichnet den fortschreitenden Verschleiß der Gelenkknorpel und der angrenzenden Strukturen wie Knochen, Gelenkkapsel und Muskulatur. Im Gegensatz zur akuten Gelenkentzündung (Arthritis) steht bei der Arthrose der degenerative Prozess im Vordergrund, also ein dauerhaftes Ungleichgewicht zwischen Abbau und Aufbau von Knorpelgewebe. Grundsätzlich kann jedes Gelenk Probleme verursachen, am häufigsten sind jedoch die Knie *(Gonarthrose)*, die Hüften *(Coxarthrose)* und die Finger- und Wirbelgelenke in Mitleidenschaft gezogen. Der Verlauf ist meist schleichend und erstreckt sich über Jahre. Typische Beschwerden sind sogenannte Anlaufschmerzen, Steifigkeit nach Ruhephasen und zunehmende

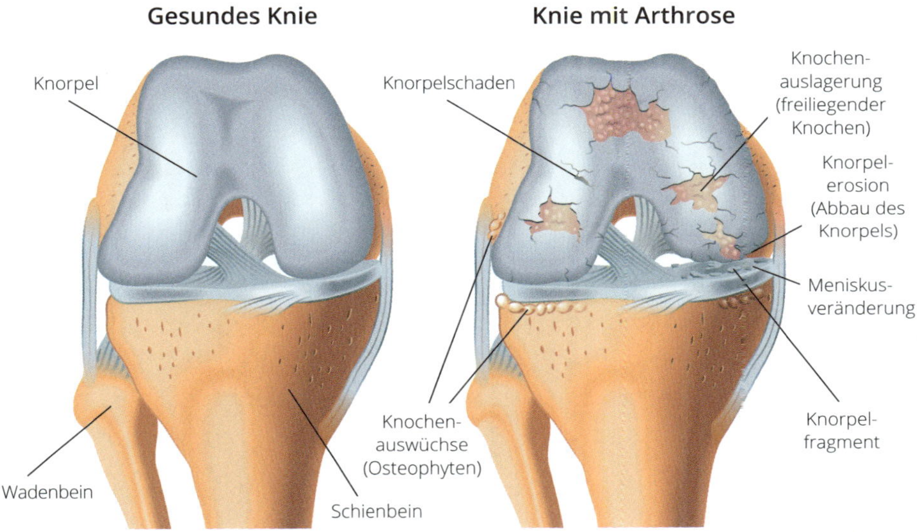

Bei Arthrose im Kniegelenk wird der Knorpel zunehmend abgebaut und geschädigt.

Bewegungseinschränkung. Frauen erkranken nach den Wechseljahren deutlich häufiger als Männer. Dahinter steckt eine veränderte Kollagensynthese aufgrund hormoneller Wandlungen. Kollagen ist ein Eiweiß, das wie ein Gerüst in unserem Körper wirkt. Es hält Haut, Knochen, Sehnen und Blutgefäße stabil und elastisch. Eine verminderte Kollagensynthese bedeutet, dass der Körper weniger von diesem wichtigen Stoff herstellt. Dadurch können Gewebe und Gefäße an Stabilität verlieren.

Ursachen und Risikofaktoren

Arthrose hat sehr viele Ursachen. Neben dem Alter spielen zahlreiche beeinflussbare Faktoren eine Rolle. Übergewicht führt zu mechanischer Überlastung, Bewegungsmangel beschleunigt den Knorpel- und Muskelabbau und die Gelenkschmierung reduziert sich. Außerdem können Fehlstellungen, Entzündungen, hormonelle Veränderungen und vor allem ein Nährstoffmangel entscheidend sein.

Bewegung ist das beste Gelenkmedikament

Bewegung gilt heute als zentrale therapeutische Maßnahme, und das unabhängig vom Alter oder Stadium der Erkrankung. Denn regelmäßige Aktivität verbessert die Ernährung des Knorpels, stärkt Muskulatur und Sehnen und stabilisiert die Gelenke.

Der Knorpel ist ein nicht durchblutetes Gewebe. Er muss daher über die Gelenkflüssigkeit mit Nährstoffen versorgt werden. Bewegung führt dazu, dass ein Reiz zur Bildung von Gelenkflüssigkeit entsteht. Gelenkschonende Sportarten sind zum Beispiel Schwimmen, Radfahren und Walking. Kräftigend wirkt ein moderates Krafttraining, insbesondere für die Bein- und Rumpfmuskulatur. Zusätzlich sind Mobilisations- und Koordinationsübungen wie Yoga und Dehnübungen sinnvoll. Bereits einige Minuten bewusste Bewegung pro Tag verbessern die Gelenkfunktion, reduzieren Schmerzen und senken Entzündungen.

Eine Entzündungshemmung von innen

Die Ernährung beeinflusst Entzündungsprozesse im Gelenk entscheidend. Arthrose ist keine rein mechanische Erkrankung. Häufig steckt auch eine niedriggradige Entzündung (*low-grade inflammation* genannt) dahinter. Eine entzündungshemmende, mediterrane, antioxidativ betonte Ernährung ist daher zentral: Gemüse und Obst (vor allem bunt und ballaststoffreich) liefern sekundäre Pflanzenstoffe wie Polyphenole, Carotinoide und Flavonoide. Omega-3-Fettsäuren aus fettreichem Fisch, Leinsamen und Walnüssen wirken antientzündlich. Hochwertige Proteine sind wichtig für Muskelerhalt und Kollagenaufbau. Die bekommen Sie aus Fisch, Eiern, Hülsenfrüchten oder speziellen Shakes als Ergänzung. Gleichzeitig sollte die Zufuhr von entzündungsfördernden Nahrungsbestandteilen reduziert werden. Hierzu gehören Transfette, Zucker, Weißmehlprodukte, rotes Fleisch, Alkohol und ungünstige Omega-6-Fettsäuren, beispielsweise aus Sonnenblumenöl.

Gelenknahrung auf Zellebene

Zahlreiche Mikronährstoffe sind für die Knorpelregeneration, Entzündungshemmung und antioxidative Stabilität essenziell. Da ja im Alter die Fähigkeit zur Aufnahme und Verwertung dieser Stoffe abnimmt, kann eine gezielte Versorgung über Nahrungsergänzungsmittel sinnvoll sein. Zentral für die Entzündungshemmung sind neben Vitamin D, Zink und Selen vor allem Omega-3-Fettsäuren. Zur Stabilisierung der Knorpelzellen und des Bindegewebes sind Vitamin C, Glucosamin und Chondroitin wichtig. Außerdem wird Kollagen benötigt.

Wichtige Mikronährstoffe bei Arthrose		
Mikronährstoff	**Wirkung**	**Dosierung pro Tag**
Vitamin C	wichtig für die Kollagensynthese, wirkt antioxidativ	500–2000 mg
Vitamin D	hilft dem Knochenstoffwechsel	2000–5000 IE
Omega-3-Fettsäuren (EPA/DHA)	senken Entzündungen	1000–1500 mg EPA und DHA
Zink, Selen	treten als Cofaktoren antioxidativer Enzyme auf	Zink: 15 mg Selen: 100 µg
MSM (Methylsulfonylmethan)	Schwefellieferant für Kollagenbildung	800–1500 mg
Glucosamin und Chondroitin	Bausteine der Knorpelmatrix	Glucosamin: 1500 mg Chondroitin: 1000 mg
Kollagen	stimuliert Knorpelzellen und Kollagensynthese	5 g

Neuere Erkenntnisse zeigen, dass auch das Darmmikrobiom bei Arthrose eine Rolle spielt. Ein Ungleichgewicht der Darmbakterien kann nämlich Entzündungen fördern. Dagegen können Pro- und Präbiotika die Entzündungsparameter senken und Gelenkbeschwerden lindern.[10]

Arthrose ist keineswegs ein unausweichliches Phänomen, das mit zunehmendem Alter automatisch auftritt. Sie entsteht durch eine Kombination aus mechanischer Belastung, Stoffwechselveränderungen und Entzündungsprozessen. Diese Faktoren lassen sich aber beeinflussen: Bewegung, Gewichtsregulation und eine gezielte Mikronährstoffversorgung sind die wirksamsten Maßnahmen, um die Gelenke geschmeidig zu halten und Schmerzen zu reduzieren.

TIPP

Diese Empfehlungen sollen Ihnen helfen, Probleme im Zusammenhang mit Arthrose gar nicht aufkommen zu lassen oder zumindest zu lindern:

- Planen Sie täglich Bewegung ein, ideal sind 30 Minuten moderates Training.
- Erhalten Sie Ihre Muskelkraft durch zwei bis drei Einheiten gezieltes Krafttraining pro Woche.
- Achten Sie auf Ihr Gewicht: Jedes verlorene Kilogramm entlastet die Gelenke.
- Eine mediterrane, eiweißreiche, mikronährstoffoptimierte Ernährung kann sich entzündungshemmend auswirken.
- Lassen Sie regelmäßig Ihre Blutwerte überprüfen: Vitamin D, Zink, Selen, Omega-3-Index.

Sarkopenie

Viele Menschen merken mit zunehmendem Alter, dass der Alltag immer mühsamer wird: Einkäufe tragen und Treppensteigen wird anstrengender, die Muskeln werden schwächer und es kommt häufiger zu Stürzen und Verletzungen. Das ist nicht nur ein Nebeneffekt des Älterwerdens, sondern hat einen Namen: Sarkopenie. Dieses Phänomen betrifft fast jeden und wird oft unterschätzt. Auf den nächsten Seiten erfahren Sie, was sich hinter Sarkopenie verbirgt, warum Muskelkraft gerade für Senioren so wichtig ist und wie Sie aktiv vorbeugen können.

Wenn die Muskeln langsam schwinden

Mit zunehmendem Alter verliert der Mensch nicht nur Muskelmasse, sondern auch Muskelkraft. Dieser Prozess beginnt schleichend, etwa ab dem 50. Lebensjahr. Pro Jahr werden im Schnitt ein bis drei Prozent Muskelmasse abgebaut. Und das wird mit fortschreitendem Alter immer schlimmer: Ab dem 60. Lebensjahr schwindet zusätzlich rund ein Prozent pro Dekade.[11]

Muskeln sind aber nicht nur bedeutsam für das Thema Kraft, sie dienen auch als Eiweißspeicher des Körpers. In Krisen wie nach Operationen, einem Unfall oder einer schweren Infektion wird Protein aus den Muskeln abgebaut, um das Immunsystem damit zu versorgen und Reparaturprozesse zu ermöglichen. Wer jedoch wenige Muskelreserven hat, hat deutlich schlechtere Chancen, schnell wieder gesund zu werden.

Grundsätzlich lässt sich sagen, dass sich der Muskelabbau ohne ausreichende Bewegung und die richtigen Nährstoffe noch weiter verschlimmern kann, sodass es zu Schwäche, Stürzen, Knochenbrüchen und sogar dem Verlust der Selbstständigkeit kommen kann. Bei Personen ab 60 Jahren sind etwa 10 bis 16 Prozent von schleichender Sarkopenie betroffen.[12] Mit zunehmendem Alter steigt die Zahl deutlich an. Bei über 80-Jährigen leiden zwischen 12 und 45 Prozent daran.[13] Nach der Menopause sind Frauen besonders gefährdet. Postmenopausale Frauen haben ein etwa dreifach erhöhtes Risiko, an Sarkopenie zu erkranken. Grund dafür ist die Hormonumstellung.[14] Frühe Warnsignale einer Sarkopenie sind:

- Schwierigkeiten, vom Stuhl oder aus dem Bett aufzustehen
- Treppensteigen fällt schwer
- verringerte Gehgeschwindigkeit
- rasche Ermüdung
- häufige Stürze
- ungewollter Gewichtsverlust: Man verliert besonders Muskeln, oft bei gleichbleibender Fettmasse. Dadurch wird man zwar leichter, aber auch unförmiger, besonders im Bauchbereich.

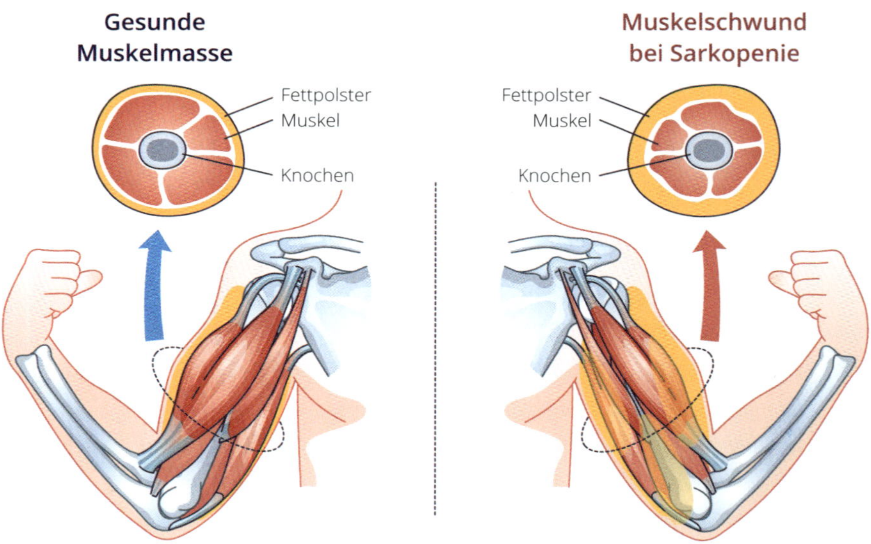

Sarkopenie bezeichnet den altersbedingten Muskelabbau bei gleichzeitig zunehmendem Anteil an Fettgewebe.

Ursachen und Risikofaktoren

Es gibt mehrere Gründe, warum der Körper im Alter Muskeln abbaut. Oft spielen sie zusammen und verstärken sich gegenseitig. Mit den Jahren verändert sich beispielsweise der Hormonhaushalt. Die für den Muskelaufbau wichtigen Hormone wie Testosteron oder Wachstumshormone werden weniger gebildet. Das ist der Grund, warum der Körper langsamer neue Muskeln auf- und bestehende schneller abbaut.

Der Körper braucht auch Eiweiß, um Muskeln aufzubauen und zu erhalten. Im Alter essen viele Menschen jedoch weniger Protein oder der Körper kann es schlechter verwerten. Das nennt man anabole Resistenz. So fehlt dem Körper dieses wichtige Baumaterial für die Muskulatur.

Chronische Erkrankungen wie Herzschwäche, Diabetes oder dauerhafte Entzündungen beschleunigen dazu noch den Abbau von Muskelmasse. Bei solchen Erkrankungen ist der Körper in einem dauerhaften »Alarmzustand«. Er ist dann mit den Krankheiten und vor allem den stillen Entzündungen, sogenannten *silent inflammations*, beschäftigt und baut eher Muskeln ab, als neue zu bilden. Diese Prozesse führen zu einem katabolen Stoffwechsel, also einem Stoffwechsel, der für die Reduktion energieliefernder Nährstoffe und der Energieproduktion sorgt. Und das entzieht den Muskeln Energie und Baustoffe.

Vitamin D ist nicht nur für starke Knochen, sondern auch für die Muskulatur und das Gleichgewicht entscheidend. Es unterstützt die Muskelkontraktion, die Koordination und die Reizweiterleitung zwischen Nerven und Muskelfasern. Ein Mangel führt zu Muskelschwäche, verminderter Kraft und erhöhter Sturzgefahr, besonders im Alter. Da viele ältere Menschen zu wenig Sonnenlicht tanken und die körpereigene Bildung mit den Jahren außerdem deutlich abnimmt, ist ein Vitamin-D-Mangel weit verbreitet. In diesen Fällen kann eine gezielte Einnahme sinnvoll sein, um den Blutspiegel zu stabilisieren und die Muskelkraft zu erhalten.

AUFGEPASST

Kreatinin ist ein Stoffwechselprodukt, das beim Abbau von Kreatin in den Muskeln entsteht und über die Nieren ausgeschieden wird. Es wird vor allem zur Beurteilung der Nierenfunktion gemessen. Erhöhte Werte deuten auf eine eingeschränkte Nierenleistung hin. Doch auch die Muskelmasse beeinflusst den Kreatininwert. Ein auffällig niedriger Kreatininwert kann daher bei älteren Menschen ein Hinweis auf verminderte Muskelmasse sein. Allerdings spielen auch andere Faktoren wie Flüssigkeitszufuhr, Ernährung und Lebererkrankungen eine Rolle. Kreatinin allein ist deshalb kein verlässlicher Marker für Sarkopenie. Dennoch kann es sinnvoll sein, bei Routineblutuntersuchungen auf auffällig niedrige Kreatininwerte zu achten.[15]

Wirksam entgegensteuern

Durch gezielte Ernährung, regelmäßige Bewegung und die richtige Versorgung mit essenziellen Mikronährstoffen lässt sich der altersbedingte Muskelabbau deutlich verlangsamen. In diesem Abschnitt erfahren Sie, welche Nährstoffe und Trainingsreize für den Erhalt von Muskelmasse, Kraft und Mobilität entscheidend sind und wie Sie mit einfachen, alltagstauglichen Strategien gegensteuern können.

Protein: der Baustoff für die Muskeln

Eine bewusst eiweißreiche Ernährung spielt eine zentrale Rolle bei der Vorbeugung und Behandlung der Sarkopenie. Denn Eiweiß ist der wichtigste Baustoff für die Muskulatur. Da die Eiweißverwertung im Alter aber nachlässt, sollte nicht nur die Menge verändert werden, sondern auch die Qualität und gleichmäßige Verteilung der Eiweißzufuhr beachtet werden. Dazu haben Sie in Kapitel 3 bereits einiges erfahren, schauen Sie doch da gerne noch mal rein. Empfehlenswert sind etwa 1,2 bis 1,5 Gramm Eiweiß pro Kilogramm Körpergewicht täglich. Einige praktische Tipps können Ihnen helfen, eine gute Proteinversorgung im Alltag zu gewährleisten:

- Kombinieren Sie tierische und pflanzliche Eiweißquellen. So decken Sie das gesamte Spektrum essenzieller Aminosäuren ab.
- Achten Sie darauf, dass jede Mahlzeit etwa 25 bis 30 Gramm Eiweiß enthält, so erhält der Körper über den Tag verteilt gleichmäßige Reize für die Muskelproteinsynthese.
- Bei geringem Appetit helfen Zwischenmahlzeiten wie Joghurt, Käsewürfel, Nüsse oder ein Eiweißdrink.
- Variieren Sie Beilagen und Gemüse je nach Saison. Sie liefern wertvolle Mikronährstoffe, die den Eiweißstoffwechsel und die Muskelfunktion unterstützen.

Aminosäuren: die Bausteine der Muskelkraft

Aminosäuren sind die Grundbausteine aller Proteine und damit auch der Muskulatur. Mit zunehmendem Lebensalter verlangsamen sich die Stoffwechselprozesse und die Muskulatur reagiert weniger empfindlich auf Nahrungsprotein. Man spricht dann von einer anabolen Resistenz. Um dem entgegenzuwirken, ist es wichtig, dem Körper regelmäßig und in ausreichender Menge hochwertige Aminosäuren als einzelne Proteinbausteine zuzuführen.

Besonders bedeutsam sind dabei die essenziellen Aminosäuren, die der Körper nicht selbst herstellen kann, sowie die verzweigtkettigen Aminosäuren (BCAAs) L-Leucin, L-Isoleucin und L-Valin. L-Leucin wirkt als entscheidender Schalter für den Muskelproteinaufbau.

Auch L-Glutamin, L-Arginin und L-Carnitin unterstützen die Regeneration und tragen zu einer besseren Muskelfunktion bei. L-Glutamin dient als Energiequelle für Immun- und Muskelzellen, L-Arginin fördert die Durchblutung und Nährstoffversorgung, und L-Carnitin verbessert die Energiegewinnung in den Zellkraftwerken.

Eine proteinreiche Ernährung liefert in der Regel ausreichend Aminosäuren, doch bei Appetitlosigkeit, Kau- oder Verdauungsproblemen oder nach längerer Krankheit kann eine gezielte Einnahme sinnvoll sein. Besonders gut verträglich sind dabei fermentierte oder hydrolysierte Proteine, da sie rasch aufgenommen werden können. Alternativ eignen sich auch einzelne Aminosäuren als Nahrungsergänzungsmittel. Eine regelmäßige Versorgung mit allen wichtigen Aminosäuren kombiniert mit gezieltem Krafttraining ist einer der wirksamsten Wege, um Muskelschwund zu verhindern, Regeneration zu fördern und die körperliche Leistungsfähigkeit bis ins hohe Alter zu erhalten.

Bewegung als Schlüssel für starke Muskeln

Bewegung ist die wirksamste Medizin gegen altersbedingten Muskelabbau. Wer sich regelmäßig bewegt, sendet seinem Körper das Signal, Muskelmasse zu erhalten oder sogar neu aufzubauen. Schon wenige Wochen ohne Bewegung führen dagegen zu einem spürbaren Kraftverlust. Damit steigt das Risiko für Stürze, Schwäche und eine eingeschränkte Selbstständigkeit.

Vor allem Krafttraining ist eine entscheidende Maßnahme. Es stärkt nicht nur die Muskulatur, sondern auch die Mitochondrien. Damit verbessert sich die Energieproduktion, und Prozesse, die mit Alterung und chronischen Erkrankungen zusammenhängen, werden gebremst. Krafttraining wirkt zudem entzündungshemmend, indem die Muskeln sogenannte Myokine ausschütten. Myokine sind Botenstoffe, die Entzündungen dämpfen, den Fettstoffwechsel verbessern und Herz, Gehirn und Gefäße schützen.

Auch die Knochen profitieren: Regelmäßige Belastung stärkt die Knochendichte und beugt Osteoporose vor. Besonders Hüfte, Wirbelsäule und Beine bleiben stabiler und widerstandsfähiger.

Wichtige Mikronährstoffe bei Sarkopenie		
Mikronährstoff	**Wirkung**	**Dosierung pro Tag**
Vitamin D	unterstützt Muskeln und Knochen	2000 IE (bei Mangel höher, aber nur nach Blutkontrolle)
Omega-3-Fettsäuren	wirken entzündungshemmend, verbessern die Eiweißverwertung	1000–1500 mg
Vitamin C	schützt Muskelzellen vor oxidativem Stress und ist an der Neubildung von Kollagen beteiligt	500–1000 mg (Achtung: Nüchtern eingenommen kann es zu Übelkeit kommen.)
Polyphenole (Resveratrol und Curcumin)	helfen bei der Muskelregeneration, hemmen Entzündungen, fördern die Funktion der Mitochondrien und wirken präventiv gegen den Muskelabbau	individuell
Magnesium, am besten als Magnesiumcitrat	unterstützt die Muskelregeneration und -entspannung	150–900 mg (individuell bis zur Durchfallgrenze)
Aminosäuren	sind wichtig für den Muskelaufbau	einzelne Aminosäuren oder vorfermentiertes Whey-Protein als Shake

Es ist auch nie zu spät, damit anzufangen. Selbst Menschen im höheren Alter gewinnen durch gezieltes Training deutlich an Kraft, Beweglichkeit und Lebensqualität. Entscheidend ist dabei die Regelmäßigkeit. Lieber täglich ein paar Minuten als nur hin und wieder oder gar nicht.

TIPP

- Gehen Sie so oft wie möglich zu Fuß, steigen Sie Treppen, erledigen Sie Einkäufe zu Fuß.
- Üben Sie einfache Kraftbewegungen wie Aufstehen vom Stuhl, Kniebeugen oder Heben leichter Hanteln oder Wasserflaschen.
- Integrieren Sie Gleichgewichtsübungen, um Stürze zu vermeiden.
- Zwei- bis dreimal pro Woche gezieltes Krafttraining für Beine, Arme und Rumpf wirkt besonders effektiv.

Mikronährstoffe zur Unterstützung bei Sarkopenie

Nicht nur Eiweiß spielt eine wichtige Rolle bei der Vorbeugung und Behandlung der Sarkopenie, auch verschiedene Mikronährstoffe sind unverzichtbar für die Muskelfunktion und Regeneration. In der Tabelle auf Seite 161 finden Sie die wichtigsten Vitamine, Mineralstoffe und Spurenelemente mit ihren Aufgaben und empfohlenen Dosierungen, zum schnellen Nachschlagen und praktischen Umsetzen.

Sarkopenie ist kein unausweichliches Schicksal des Alterns. Der Verlust an Muskelmasse und Kraft lässt sich deutlich verlangsamen und in vielen Fällen sogar teilweise rückgängig machen. Entscheidend sind drei Faktoren: eine ausreichende Eiweißzufuhr, die gezielte Versorgung mit wichtigen Mikronährstoffen und regelmäßiges Kraft- und Widerstandstraining. Diese Kombination unterstützt die Muskelproteinsynthese, verbessert die Zellregeneration und stärkt die Koordination. Wer seine Muskeln aktiv fordert und gut versorgt, bleibt länger kräftig, beweglich und selbstständig und gewinnt damit ein großes Stück Lebensqualität im Alter.

Osteoporose

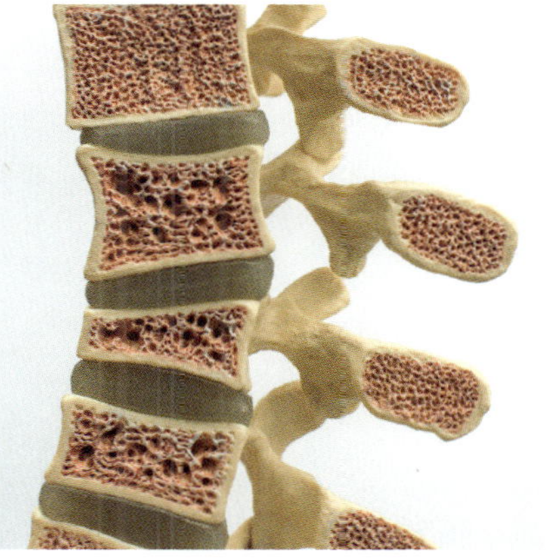

Osteoporose macht Knochen porös und brüchig; selbst kleine Stürze können zu Knochenbrüchen führen.

Osteoporose gehört zu den häufigsten Erkrankungen im höheren Lebensalter. Dabei nimmt die Knochendichte ab: Die Knochen werden poröser, verlieren an Festigkeit und brechen leichter, oft schon bei geringer Belastung oder einem harmlosen Sturz. Besonders gefährdet sind schlanke, inaktive Menschen, Frauen nach der Menopause oder Menschen mit familiärer Vorbelastung. Auch Rauchen, Bewegungsmangel und eine unzureichende Versorgung mit Kalzium, Vitamin D und Protein erhöhen das Risiko. Mit gezielter Bewegung, richtiger Ernährung und frühzeitiger Vorsorge lässt sich der Knochenabbau jedoch deutlich bremsen.

Frühwarnzeichen von Osteoporose

Osteoporose entwickelt sich schleichend und bleibt oft lange unbemerkt. Häufig zeigt sich die Erkrankung erst, wenn bereits eine Wirbelfraktur oder ein Oberschenkelbruch aufgetreten ist. Dabei gibt es durchaus frühe Anzeichen, die ernst genommen werden sollten:

- Rückenschmerzen, insbesondere im Bereich der Brust- oder Lendenwirbelsäule, oft die Folge kleiner, unerkannter Wirbelbrüche
- Abnahme der Körpergröße um mehrere Zentimeter über die Jahre
- Veränderung der Körperhaltung, etwa ein beginnender Rundrücken (»Witwenbuckel«)

- nachlassende Belastbarkeit und rasche Ermüdung beim Stehen oder Gehen
- kleine Frakturen nach leichten Stürzen, etwa am Handgelenk, an Rippen oder Wirbeln

Bei Auftreten dieser Warnzeichen sollten Sie immer ärztlichen Rat einholen. Eine frühzeitige Knochendichtemessung kann helfen, das Risiko einzuschätzen und rechtzeitig gegenzusteuern.

Ursachen und Risiken

Knochen sind lebendige Gewebe, die sich ständig erneuern: Alter Knochen wird abgebaut, neuer aufgebaut. In jungen Jahren besteht ein Gleichgewicht zwischen diesen beiden Prozessen. Ab dem etwa 35. Lebensjahr überwiegt jedoch langsam der Abbau und dieser kann durch verschiedene Faktoren zusätzlich beschleunigt werden. Die wichtigsten Risikofaktoren finden Sie in der nachfolgenden Tabelle.

Diese Risikofaktoren wirken meist über viele Jahre zusammen. Umso wichtiger ist es, frühzeitig gegenzusteuern durch gezielte Ernährung, Bewegung und eine gute Hormon- und Nährstoffbalance.

So können Sie Osteoporose vorbeugen

Eine knochengesunde Ernährung kann den natürlichen Knochenabbau im Alter bremsen und die Stabilität fördern. Da der Knochen kein starres Gebilde ist, sondern ein hochaktives Gewebe, das sich lebenslang erneuert, benötigt er eine Vielzahl von Makro- und Mikronährstoffen.

Die wichtigsten Nährstoffe für stabile Knochen

Mineralstoffe, Vitamine und Protein wirken wie Zahnräder, die präzise ineinandergreifen. Nur wenn alle optimal zusammenspielen, bleibt der Knochen stark und belastbar. Vitamin D sorgt dafür, dass Kalzium überhaupt aus dem Darm aufgenommen werden kann, Vitamin K_2 lenkt es gezielt in die Knochen, Magnesium stabilisiert die Knochenmatrix, also die Grundstruktur des Knochens, und Protein bildet das Gerüst, in das die Mineralien eingebaut werden. Fehlt einer dieser Bausteine, verliert der Knochen an Stabilität und das Risiko für Osteoporose steigt deutlich.

Risikofaktoren für Osteoporose	
Faktor	**Erklärung**
Hormon-mangel	Besonders Frauen nach den Wechseljahren sind betroffen, weil der sinkende Östrogenspiegel den Knochenabbau verstärkt.
Vitamin-D-Mangel	Ein Mangel schwächt den Knochenstoffwechsel.
Kalzium-mangel	Eine kalziumarme Ernährung oder eine gestörte Aufnahme im Darm verringern den Nachschub wichtiger Baustoffe.
Bewegungs-mangel	Knochen brauchen Belastung, um stark zu bleiben. Fehlen diese Reize, baut der Körper Knochensubstanz ab.
Untergewicht	Geringe Muskelmasse und fehlende Fettreserven erhöhen das Risiko für brüchige Knochen.
ungünstiger Lebensstil	Rauchen und übermäßiger Alkoholkonsum hemmen die Knochenneubildung.
chronische Erkrankungen	Krankheiten wie Rheuma, Schilddrüsenüberfunktion oder Diabetes wirken sich negativ auf den Knochenstoffwechsel aus.
Langzeit-therapie mit Kortison	Eine dauerhafte Einnahme schwächt die Knochen und erhöht das Frakturrisiko deutlich.

Kalzium ist der mengenmäßig wichtigste Mineralstoff im Körper: Rund 99 Prozent befinden sich in Knochen und Zähnen.[16] Es sorgt für Stabilität und Härte, aktiviert zahlreiche Enzyme und ist auch für die Muskelkontraktion unentbehrlich. Da Kalzium nicht unbegrenzt gespeichert werden kann, ist eine regelmäßige Zufuhr notwendig. Gute Quellen sind Milchprodukte, kalziumreiches Mineralwasser, grünes Gemüse wie Grünkohl oder Brokkoli, Mandeln und Sesam. Doch Kalzium allein genügt nicht: Es braucht Vitamin D, um überhaupt in die Knochen eingebaut werden zu können. Vitamin D ist sozusagen der Türöffner für Kalzium. Es ermöglicht die Aufnahme im Darm und steuert den Knochenstoffwechsel. Außerdem unterstützt es das Immunsystem und wirkt entzündungshemmend.

Damit das aufgenommene Kalzium auch tatsächlich in den Knochen landet, benötigt es zudem als Cofaktor Vitamin K_2. Besonders reich an Vitamin K_2 sind fermentierte Lebensmittel wie Sauerkraut, Kimchi und gereifter Käse, aber auch grüne Blattgemüse enthalten Vorstufen, die der Körper umwandeln kann.

Auch Magnesium ist wichtig für stabile Knochen und wird oft vernachlässigt. Etwa 60 Prozent des Magnesiums im Körper befinden sich in der Knochenmatrix, wo es für Festigkeit sorgt.[17] Ein Mangel kann die Knochen schwächen und Muskelkrämpfe begünstigen. Über die Nahrung ist es nicht möglich, ausreichend Magnesium aufzunehmen. Deshalb ist eine gezielte Zufuhr von Magnesium zur Prävention und Therapie der Osteoporose notwendig.

Neben den Mineralstoffen und Vitaminen darf man auch das Protein nicht vergessen: Es bildet das eigentliche Gerüst des Knochens. Die Knochenmatrix besteht überwiegend aus Kollagen und sorgt für Elastizität und Belastbarkeit. Fehlt Protein, kann sich das Kalzium nicht in der benötigten Menge einlagern. Eine ausreichende Eiweißzufuhr ist deshalb unverzichtbar, nicht nur für die Knochen, sondern auch zur Erhaltung der Muskelmasse und damit zur Prävention von Osteoporose.

Wichtige Nährstoffe bei Osteoporose			
Nährstoff	**Empfohlene Tageszufuhr**	**Funktion**	**Quellen**
Kalzium	1000–1200 mg	Hauptbaustein der Knochen	Milchprodukte, grüne Gemüsearten (z. B. Brokkoli, Grünkohl), kalziumreiches Mineralwasser, Mandeln, Sesam
Vitamin D	1000–4000 IE (20–25 µg)	unterstützt Kalziumaufnahme	fettreicher Fisch, Eier, angereicherte Lebensmittel
Eiweiß	1–1,2 g/kg Körpergewicht	stützt Muskulatur und Knochen	Fisch, mageres Fleisch, Hülsenfrüchte, Nüsse, Milchprodukte
Magnesium	300–400 mg bzw. bis zur Durchfallgrenze	wichtig für die Knochenmineralisierung	Vollkornprodukte, Hülsenfrüchte, grünes Gemüse, Nüsse
Vitamin K (vor allem K_2)	90–180 µg	fördert den Kalziumeinbau in die Knochenmatrix	grünes Blattgemüse, fermentierte Lebensmittel (Natto, Sauerkraut)
Zink	15 mg/Tag	beteiligt an Kollagensynthese und am Knochenwachstum	Fleisch, Kürbiskerne
B-Vitamine (vor allem B_6, B_9 und B_{12})	als hochwertiger B-Komplex (individuelle Dosis)	reduzieren erhöhte Homocysteinspiegel, die mit einem größeren Frakturrisiko in Verbindung stehen	Vollkornprodukte, Hülsenfrüchte, Fisch, Eier, grünes Gemüse
Vitamin C	500 mg	unentbehrlich für die Bildung von Kollagen	Paprika, Zitrusfrüchte, Beeren, Petersilie

Nur wenn alle diese Nährstoffe im Gleichgewicht sind, können die Knochen stark bleiben. Eine gezielte Kombination aus Kalzium, Vitamin D, Vitamin K_2, Magnesium und Protein bildet die Basis für stabile Knochen. Darüber hinaus spielen auch weitere Mikronährstoffe eine wichtige Rolle für gesunde Knochen. Eine Übersicht dazu finden Sie in der Tabelle auf Seite 167.

Der Säure-Basen-Haushalt

Eine dauerhaft säurelastige Ernährung, also ein Speiseplan mit viel Fleisch, Wurst, Käse, Zucker und Weißmehlprodukten, kann den Knochenstoffwechsel aus dem Gleichgewicht bringen. Denn um überschüssige Säuren im Blut zu neutralisieren, greift der Körper auf basische Mineralstoffe zurück, vor allem auf Kalzium aus den Knochen. Wird dieser Zustand, den man *Azidose* nennt, über längere Zeit nicht ausgeglichen, beschleunigt sich der Knochenabbau und das Risiko für Osteoporose steigt.

Eine überwiegend basenreiche Ernährung wirkt diesem Prozess entgegen. Viel Gemüse, Kartoffeln, frische Kräuter und ausreichend Flüssigkeit helfen, den Säure-Basen-Haushalt stabil zu halten und die Knochenmasse zu erhalten. Darüber hinaus kann man auch basische Mineralstoffe zuführen: Magnesium, Kalium und Kalzium wirken puffernd und knochenschützend.

Ein stabiler Säure-Basen-Haushalt	
Säurebildende Lebensmittel reduzieren	**Basenbildende Lebensmittel bevorzugen**
Wurstwaren, rotes Fleisch, Hartkäse	Gemüse, Salat, Kartoffeln, Kräuter
Zucker, Weißmehlprodukte	Obst in moderaten Mengen
Softdrinks, Alkohol und viel Kaffee	pflanzliche Eiweißquellen wie Hülsenfrüchte

Bewegung und Atmung fördern darüber hinaus die Abatmung von Kohlendioxid und entlasten den Säure-Basen-Haushalt zusätzlich.

Bewegung als Prävention

Körperliche Aktivität ist der stärkste natürliche Reiz, um Knochenwachstum zu fördern und den Abbau zu bremsen. Jeder Schritt, jeder Muskelzug überträgt Druck und Zug auf den Knochen und regt so den Aufbau neuer Knochensubstanz an. Schon zwei bis drei gezielte Trainingseinheiten pro Woche können die Knochendichte verbessern und gleichzeitig Muskeln, Gleichgewicht und Koordination stärken. Besonders wirksam sind Gewichts- und Stoßbelastungen, etwa zügiges Gehen, leichtes Joggen, Treppensteigen oder regelmäßiges Krafttraining. Ebenso wichtig sind Gleichgewichts- und Koordinationsübungen. Weniger geeignet zur Osteoporosevorbeugung sind Bewegungsformen ohne Stoß- oder Druckbelastung wie Schwimmen oder Radfahren. Sie sind zwar ausgezeichnet für das Herz-Kreislauf-System und die Muskulatur, kräftigen die Knochen jedoch kaum. Sie sollten daher ergänzend betrieben werden, nicht als alleinige Maßnahme.

Auch im Alltag lässt sich viel tun, um die Knochen zu schützen und das Sturzrisiko zu senken: Sorgen Sie für eine sichere Umgebung ohne Stolperfallen, entfernen Sie lose Teppiche und achten Sie auf gute Beleuchtung, besonders in der Nacht. Außerdem unterstützen Rauchverzicht und ein maßvoller Alkoholkonsum die langfristige Osteoporoseprävention. Bei einem erhöhten Risiko ist zudem eine regelmäßige Knochendichtemessung zu empfehlen, um bei Bedarf rechtzeitig reagieren zu können. Osteoporose ist zwar weitverbreitet, lässt sich aber wirksam beeinflussen. Mit einer ausgewogenen, kalzium- und proteinreichen Ernährung, einer guten Versorgung mit Vitamin D, K_2 und Magnesium sowie regelmäßiger Bewegung können Sie aktiv viel für Ihre Knochengesundheit tun. Jede Maßnahme trägt dazu bei, den Knochenabbau zu verlangsamen, die Stabilität zu erhalten und das Risiko für Brüche deutlich zu verringern.

Ein schwaches Immunsystem

Mit zunehmendem Alter wird das Immunsystem schwächer. Dies macht sich zunächst durch häufigere Infekte und längere Genesungszeiten nach einer Erkältung, einer Grippe oder auch nach Operationen bemerkbar. Manche Senioren erleben auch Reaktivierungen, also ein erneutes Auftreten von Krankheiten, ausgelöst durch einen im Körper schlummernden Erreger, wie beispielsweise Gürtelrose, die bei einem geschwächten Immunsystem leichter auftreten können. Im schlimmsten Fall erhöht sich das Risiko für schwerwiegende Erkrankungen wie Krebs. Eine ausgewogene Ernährung mit den richtigen Nährstoffen kann helfen, die Abwehrkräfte zu stärken, sowohl präventiv als auch im Krankheitsfall.

Veränderungen im Alter

Mediziner nennen das altersbedingte Nachlassen des Immunsystems *Immunoseneszenz*. Der Begriff umfasst unterschiedliche Phänomene:

- **Eine schwächere Abwehr gegen Infekte:** Erkältungen, Grippe, Lungenentzündungen oder Gürtelrose verlaufen oft schwerer und dauern länger.
- **Impfungen wirken nicht mehr so stark:** Der Körper bildet weniger Antikörper, die Schutzwirkung lässt schneller nach.
- **Zunahme von stillen Entzündungen:** Mit dem Alter läuft das Immunsystem oft auf Sparflamme und gleichzeitig auf Dauerbetrieb. Eine unterschwellige Entzündung kann im Körper schwelen und die Gesundheit belasten, ohne dass man es merkt *(Inflammaging)*.
- **Autoimmunität und Krebsrisiko:** Durch Veränderungen in der Immunregulation steigt das Risiko für Autoimmun- und Tumorerkrankungen.

Das Wort *Inflammaging* setzt sich aus dem englischen Begriff *inflammation* für Entzündung und *aing* für Altern zusammen. Es beschreibt eine chronisch unterschwellige Entzündungsaktivität, die mit zunehmendem Alter auftritt. Sie verläuft meist unbemerkt, ohne typische Entzündungssymptome, und gilt als der zentrale Antreiber des biologischen Alterns. Ursächlich dafür sind Veränderungen im Immunsystem, Abbauprodukte alternder Zellen (»Zellmüll«), Übergewicht – insbesondere viszerales Bauchfett – sowie eine ungünstige Ernährung mit viel Zucker, verarbeitetem Fleisch und Transfetten. Auch Bewegungsmangel und chronischer Stress verstärken diesen Zustand.

Die Folgen betreffen nahezu alle Organsysteme: *Inflammaging* begünstigt Herz-Kreislauf-Erkrankungen, Diabetes, Arthrose, neurodegenerative Erkrankungen wie Alzheimer und schwächt langfristig die Immunabwehr.

Immunoseneszenz und *Inflammaging* bilden zusammen einen Teufelskreis, in dem altersbedingte Entzündungsprozesse das Immunsystem schwächen und die eingeschränkte Immunabwehr wiederum chronische Entzündungen fördert.[18]

Ein Schlüsselfaktor für das Altern des Immunsystems ist der Thymus, in dem T-Zellen heranreifen – die zentralen Abwehrzellen des Körpers. Unter dem Einfluss von Hormonen schrumpft der Thymus bereits ab dem jungen Erwachsenenalter. Etwa ab dem 40. Lebensjahr werden dort kaum noch neue T-Zellen gebildet.[19] Dadurch verliert das Immunsystem allmählich an Anpassungsfähigkeit. Hinzu kommen Altersfaktoren wie eine unzureichende Nährstoffversorgung infolge von Appetitverlust, Kauproblemen oder Medikamenteneinnahme. Darüber hinaus verändert sich auch das Darmmikrobiom: Die Bakterienvielfalt nimmt ab und damit wird die natürliche Unterstützung für das Immunsystem schwächer.

AUFGEPASST

Neben Ernährung und Bewegung sind Impfungen eine bewährte präventive Maßnahme, um das alternde Immunsystem zu entlasten. Regelmäßige Auffrischimpfungen gegen Grippe, Pneumokokken und *Herpes Zoster* (Gürtelrose) können schwere Krankheitsverläufe reduzieren. Eine individuelle Impfberatung durch die Hausärztin oder den Hausarzt gehört daher zur Basis der Gesundheitsvorsorge im Alter. Im Übrigen hat es sich bewährt, den Vitamin-D- und Zink-Spiegel vor einer Impfung zu optimieren. Konkret heißt das, zwei Wochen vor einer geplanten Impfung täglich 15 Milligramm Zink und 2000 Internationale Einheiten Vitamin D einzunehmen. So verstärkt sich die Impfwirkung.

Ursachen für eine geschwächte Abwehr im Alter	
Ursache	**Folge für das Immunsystem**
Mangelernährung/Eiweißmangel	weniger Antikörper, verzögerte Wundheilung
Bewegungsmangel	schwächere Durchblutung, weniger Immunaktivität
Medikamente (PPI, Kortison, Antibiotika)	Störung der Darmflora, verminderte Abwehr
Schlafmangel	erhöhter Cortisolspiegel, geringere Zellregeneration
chronischer Stress	Entzündungsförderung, Hemmung der Abwehrreaktion
Flüssigkeitsmangel	trockene Schleimhäute, höhere Infektanfälligkeit

Der Darm: Zentrum der Abwehr

Der größte Teil der Immunzellen sitzt im Darm: Rund 70 Prozent aller Abwehrzellen befinden sich in der Darmschleimhaut.[20] Alles, was gegessen, getrunken und eingeatmet wird, kommt über den Darm in Kontakt mit dem Immunsystem. Dort wird täglich entschieden, ob Krankheitserreger abgewehrt oder Nahrungsbestandteile toleriert werden und ob Entzündungen entstehen oder gebremst werden. Die Darmschleimhaut wirkt wie eine Barriere: Sie lässt Nährstoffe passieren, hält schädliche Keime und Giftstoffe zurück und steht in engem Austausch mit Milliarden von Mikroorganismen, dem sogenannten Mikrobiom. Diese Gemeinschaft aus Bakterien, Pilzen und Viren trainiert die Abwehrzellen und hilft dem Körper, Freund und Feind zu unterscheiden.

Mit zunehmendem Alter verändert sich jedoch die Abwehrleistung des Darms. Die Vielfalt der Darmbakterien nimmt ab, die Verdauung wird träger und die Darmschleimhaut verliert an Stabilität. Auch Medikamente wie Magensäureblocker, Antibiotika oder Schmerzmittel können das Mikrobiom stören. Dadurch wird die Darmschleimhaut durchlässiger (auch *Leaky Gut* genannt), das Immunsystem stärker gefordert und stille Entzündungen werden begünstigt. Deshalb lohnt es sich, vor allem auch bei wiederkehrenden Erkältungen, die auf den ersten Blick nichts mit dem Darm zu tun haben, diesen einmal genauer zu betrachten und untersuchen zu lassen.

Um den Darm gesund und fit zu halten, lässt sich allerdings einiges tun: Eine ballaststoffreiche Ernährung liefert das »Futter« für die guten Darmbakterien und fördert die Bildung von kurzkettigen Fettsäuren wie Butyrat, die entzündungshemmend wirken und die Darmschleimhaut stärken. Probiotische Lebensmittel wie Joghurt, Kefir oder Sauerkraut bringen nützliche Bakterien direkt in den Darm, während präbiotische Lebensmittel wie Zwiebeln, Chicorée oder Hafer deren Wachstum anregen. Auch ausreichend Protein ist für die Regeneration der Darmschleimhaut wichtig.

Omega-3-Fettsäuren verdienen in dem Zusammenhang ebenfalls besondere Beachtung: Sie wirken nicht nur im Blut entzündungshemmend, sondern unterstützen auch direkt das Mikrobiom, indem sie das Wachstum nützlicher Bakterien fördern und Entzündungen im Darm reduzieren. Der Darm ist das Fundament der Abwehrkraft – besonders im Alter. Eine abwechslungsreiche, ballaststoffreiche und antientzündliche Ernährung, kombiniert mit Bewegung, ausreichend Schlaf und einem bewussten Umgang mit Medikamenten stärkt Verdauung sowie auch das Immunsystem.

Das Immunsystem stärken

Auch wenn das Immunsystem mit dem Alter an Leistungsfähigkeit verliert, lässt sich seine Widerstandskraft gezielt fördern. Entscheidend sind da einige Stellschrauben, an denen Sie in Ihrem Alltag gut drehen können: Regelmäßige Bewegung hält Abwehrzellen aktiv und Entzündungen in Schach. Sie verbessert außerdem die Durchblutung der Schleimhäute und reduziert stille Entzündungen. Besonders wirksam sind regelmäßige Ausdauereinheiten wie zügiges Gehen, Radfahren oder Schwimmen, kombiniert mit leichtem Krafttraining zur Erhaltung der Muskulatur.

Damit sich das Immunsystem immer wieder regenerieren kann, ist guter und ausreichender Schlaf wichtig. Während der Tiefschlafphasen werden Immunzellen gebildet und entzündungshemmende Botenstoffe ausgeschüttet. Um bei Bedarf die Schlafqualität zu verbessern, helfen feste Schlafzeiten, ein ruhiger Abendrhythmus und eine dunkle, kühle Schlafumgebung.

Stressabbau ist ebenfalls essenziell. Dauerstress erhöht die Ausschüttung von Cortisol, einem Hormon, das Entzündungsprozesse fördert und das Immunsystem unterdrückt. Entspannungsmethoden wie Atemübungen, Meditation oder einfach soziale Aktivitäten und Freude im Alltag senken den Stresspegel messbar.

Auch die richtige Ernährung unterstützt die Kraft des Immunsystems. Makro- und Mikronährstoffe dämpfen Entzündungen, fördern Zellschutz und unterstützen die Antikörperbildung.

Immunboost durch Mikronährstoffe

Eine gute Versorgung mit Vitaminen, Mineralstoffen und essenziellen Fettsäuren ist eine der wichtigsten Voraussetzungen für ein starkes Immunsystem. Viele dieser Nährstoffe steuern zentrale Abwehrprozesse, wirken antioxidativ und dämpfen Entzündungen. Besonders bedeutend sind dabei Vitamin D, Zink und die Omega-3-Fettsäuren: Vitamin D reguliert die Aktivität der Immunzellen und schützt vor überschießenden Entzündungsreaktionen. Zink ist unverzichtbar für die Bildung und Reifung von Abwehrzellen, während die Omega-3-Fettsäuren entzündungshemmend wirken und das Immunsystem in eine gesunde Balance bringen. Darüber hinaus spielen auch andere Mikronährstoffe, etwa Vitamin C, Vitamin E, Selen oder die B-Vitamine, eine bedeutsame Rolle für Zellschutz, Regeneration und die Aufrechterhaltung einer wirksamen Immunantwort.

SCHON GEWUSST?

Im Alter nimmt der oxidative Stress zu. Freie Radikale entstehen durch Stoffwechselprozesse, Entzündungen oder Umweltbelastungen und schädigen Zellen sowie Immunstrukturen. Antioxidantien neutralisieren diese freien Radikale. Wichtige Vertreter sind Vitamin C, Vitamin E, Zink, Selen und Polyphenole (zum Beispiel aus Beeren, grünem Tee, Kurkuma). Sie schützen die Zellmembranen, verbessern die Immunantwort und wirken der Entzündungsneigung entgegen.

Natürliche Unterstützung für das Immunsystem

AHCC (*Active Hexose Correlated Compound*) ist ein aus dem Shiitakepilz gewonnenes fermentiertes Naturpräparat, das vor allem in Japan intensiv erforscht und produziert wird.[21, 22] Es ist deshalb so interessant, da dieser Wirkstoff das angeborene und erworbene Immunsystem positiv beeinflusst und stärkt. Während Vitamin C, Vitamin D und Zink das Immunsystem allgemein unterstützen, kann AHCC die Immunantwort aktiv regulieren und so gezielt eine dauerhafte Infektanfälligkeit reduzieren. Außerdem kann es die Krankheitsdauer verkürzen. Besonders bei Senioren mit häufigen Infekten kann AHCC eine wertvolle Ergänzung zur Basisversorgung mit Vitamin C, Vitamin D und Zink sein. Die übliche Dosierung liegt bei rund einem Gramm täglich.

Eiweiß und Aminosäuren

Neben Vitaminen und Mineralstoffen spielen auch Proteine und ihre Bausteine, die Aminosäuren, eine zentrale, oft unterschätzte Rolle für die Immunfunktion. Während über Nährstoffe wie Vitamin D, Vitamin C oder Zink häufig gesprochen wird, übersieht man leicht, dass ohne ausreichend Protein viele dieser Substanzen gar nicht richtig wirken könnten. Und die Aminosäuren sind notwendig, um Immunzellen zu bilden, Antikörper herzustellen und Entzündungsprozesse zu regulieren. Besonders im Alter, wenn Muskelmasse und Eiweißreserven abnehmen, wirkt sich ein Mangel an hochwertigen Proteinen unmittelbar auf die Abwehrkraft aus. Ein zu niedriger Eiweißstatus schwächt die Produktion von Immunglobulinen, verzögert Heilungsprozesse und begünstigt Infekte. Deshalb ist eine gezielte Proteinzufuhr ein entscheidender Bestandteil der Immunstärkung, vor allem in Phasen von Krankheit und der Erholungszeit danach oder bei Stress.

Manchmal ist es sinnvoll, gerade bei einem geschwächten Immunsystem, einzelne Aminosäuren zu ergänzen. Aminosäuren wie L-Glutamin, L-Arginin und L-Cystein sind direkt an der Bildung und Aktivierung von Immunzellen beteiligt. Bei Stress, Infektanfälligkeit oder nach Operationen ist der Bedarf an diesen Aminosäuren besonders erhöht:

- L-Glutamin dient Immunzellen als Energiequelle. Daher ist neben einer proteinbetonten Ernährung in diesen Phasen die Zufuhr von bis zu 10 Gramm Glutamin täglich empfehlenswert.
- L-Arginin unterstützt die Bildung von Stickstoffmonoxid, das Immunzellen für die Abwehrreaktion benötigen. Hier werden 3 bis 6 Gramm pro Tag angeraten.
- L-Cystein wirkt neben der bekannten Schleimlösung als Antioxidans, das Entzündungen hemmt und oxidativen Stress reduziert. Hier lautet die Empfehlung zweimal 500 Milligramm täglich.

Gürtelrose

Gürtelrose *(Herpes Zoster)* ist eine Viruserkrankung, die durch das *Varizella-Zoster*-Virus ausgelöst wird – dasselbe Virus, das auch Windpocken verursacht. Nach einer Windpockeninfektion bleibt das Virus im Körper und kann viele Jahrzehnte später, wenn das Immunsystem geschwächt ist, erneut aktiv werden. Dabei wandert es entlang von Nervenbahnen in der Haut und verursacht einen oft schmerzhaften Hautausschlag mit Bläschen.

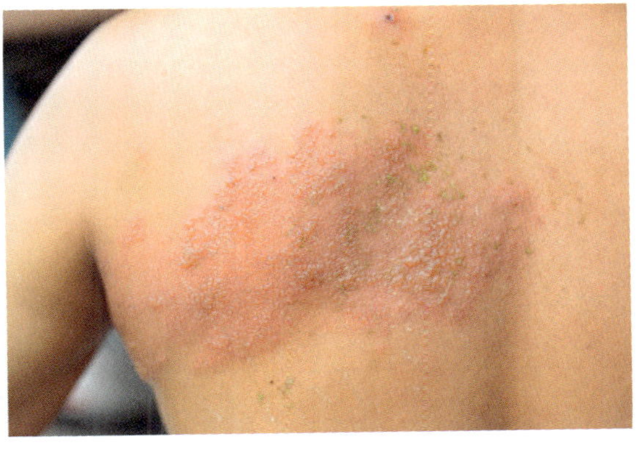

Gürtelrose äußert sich durch Hautausschlag mit Bläschen und Schmerzen und tritt bei Älteren oft nach Windpocken durch eine Virusreaktivierung auf.

Herpes Zoster* und *Herpes simplex		
Merkmal	***Herpes Zoster* verursacht Gürtelrose.**	***Herpes simplex* ist verantwortlich für Lippen- oder Genitalherpes.**
Erreger	*Varizella-Zoster*-Virus	*Herpes-simplex*-Virus
Erstinfektion	meist in der Kindheit als Windpocken	oft unbemerkt oder mit Lippen-/Genitalbläschen
Reaktivierung	oft bei geschwächtem Immunsystem, im Alter häufiger	bei Stress, Sonne, Fieber, Ekel oder hormonellen Schwankungen
typische Symptome	brennende Schmerzen, einseitiger Hautausschlag mit Bläschen	juckende, schmerzende Bläschen an den Lippen oder im Genitalbereich
Ansteckung	Gürtelrose selbst ist nicht direkt übertragbar – ansteckend ist sie nur für Menschen ohne Vorinfektion mit Windpocken, die dann Windpocken bekommen können.	direkt über Bläschenflüssigkeit, Hautkontakt oder Speichel
Häufigkeit	tritt oft nur einmal im Leben auf, kann aber wiederkehren	kann mehrfach pro Jahr auftreten
Besonderheit	Gefahr von Nervenschmerzen (*Post-Zoster-Neuralgie*)	Lippenherpes ist sehr verbreitet, viele tragen das Virus unbemerkt in sich.

Typisch für Gürtelrose ist ein brennender Schmerz, der schon vor dem Ausschlag auftreten kann. Die Hautveränderungen sind meist einseitig und gürtelförmig am Körper. Daher auch der Name. Häufig betroffen sind der Brustkorb, die Arme, der Rücken oder das Gesicht. Die große Gefahr ist eine dauerhafte Nervenschädigung, die *Post-Zoster-Neuralgie*, bei der es zu bleibenden Schmerzen kommt.

In der Familie des für Gürtelrose zuständigen Virus gibt es noch einen weiteren unangenehmen Verwandten, der sich allerdings mit eigener Krankheitsform und Ansteckungsweise offenbart.

Risikofaktoren und Symptome

Mit zunehmendem Alter, also ab etwa 50 Jahren, steigt das Risiko für Gürtelrose deutlich an, da das Immunsystem weniger wirksam arbeitet. Auch andere Ursachen für eine Immunschwäche wie chronische Erkrankungen (zum Beispiel Diabetes, Krebs), eine langfristige Medikamenteneinnahme (etwa Kortison) oder anhaltender Stress begünstigen die Reaktivierung des Virus.

Bei Verdacht auf Gürtelrose sollte umgehend ein Arzt oder eine Ärztin aufgesucht werden, da eine schnelle Behandlung den Verlauf mildern und dauerhaften Beschwerden vorbeugen kann. Typische Symptome sind:

- brennende oder stechende Schmerzen auf einer Körperseite
- rötlicher Ausschlag, oft mit Bläschenbildung
- Abgeschlagenheit

Schutz vor Gürtelrose

Es gibt eine Impfung gegen Gürtelrose, die insbesondere Menschen ab 60 Jahren oder bei chronischen Erkrankungen bereits ab 50 Jahren empfohlen wird. Sie stärkt gezielt die Abwehrkräfte gegen das *Varizella-Zoster*-Virus und kann die Häufigkeit sowie die Schwere der Erkrankung reduzieren.

Nährstoffe für ein starkes Immunsystem im Alter		
Nährstoff	**Funktion**	**Dosierung pro Tag**
Vitamin D	reguliert Immunprozesse, wirkt entzündungshemmend, stärkt Knochen und Muskeln	2000 IE
Vitamin C	antioxidativ, kräftigt die Abwehr, fördert die Wundheilung	500–2000 mg
B-Vitamine (B_6, B_{12}, Folsäure)	unterstützen die Bildung von Immunzellen und die Nervenfunktion	als hochwertiger Komplex, individuelle Dosis
Zink	aktiviert die Abwehrzellen, unterstützt die Wundheilung	10–15 mg
Selen	antioxidativ, schützt vor Entzündung, stärkt die Abwehr	200 µg
Eisen	beteiligt am Sauerstofftransport und der Bildung von Immunzellen	10 mg, nur nach ärztlicher Rücksprache
Omega-3-Fettsäuren	entzündungshemmend, unterstützen Immunsystem, Herz und Gehirn	1000–1500 mg EPA und DHA
L-Lysin	antiviral, hungert das Herpes-Virus aus	akut: 2 × 1500 mg vorbeugend: 500 mg
Protein	wichtig für die Bildung von Immunzellen, die Herstellung von Antikörpern und die Regulation von Entzündungsprozessen	bis zu 1,5 g/kg Körpergewicht, bei akutem Infekt mehr
AHCC	moduliert das angeborene und erworbene Immunsystem	1000 mg über mehrere Monate

Ein starkes Immunsystem kann das Risiko für eine Gürtelroseinfektion natürlich ebenso senken und auch den Verlauf abmildern. Neben ausreichender Bewegung, gesunder Ernährung und Stressmanagement spielen dabei die Mikronährstoffe eine Schlüsselrolle – gerade im Alter! Besonders wichtig sind Vitamin D, Zink, Omega-3-Fettsäuren und dazu ausreichend Eiweiß. So wird die Abwehrkraft auf natürliche Weise gestärkt und der Alterung des Immunsystems entgegengewirkt.

Verdauungsstörungen und Darmerkrankungen

Verdauungsprobleme sind im Alter weitverbreitet. Das merkt man auch daran, dass die Verdauung häufig Gesprächsthema Nummer eins bei älteren Menschen ist. Studien zeigen, dass bis zu 40 Prozent der über 65-Jährigen regelmäßig mit Verstopfung, Durchfall, Blähungen oder anderen Magen-Darm-Beschwerden zu kämpfen haben.[23] Oft werden diese Beschwerden als unvermeidbare Alterserscheinungen abgetan, dabei stecken häufig stille Entzündungsprozesse dahinter, die sogenannten *silent inflammations*, die das Verdauungssystem schleichend beeinträchtigen. Diese Symptome sind ein Zeichen für tiefgreifende Veränderungen im Verdauungssystem.

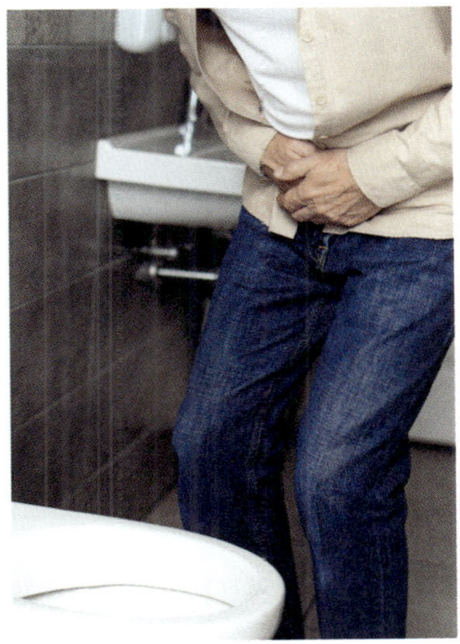

Verdauungsbeschwerden im Alter äußern sich häufig durch Blähungen, Völlegefühl, Magenprobleme, Verstopfung oder Durchfall.

Veränderungen des Verdauungstrakts

Mit fortschreitendem Alter werden weniger Speichel, Verdauungsenzyme und Magensäure produziert. Das hat eine unvollständige Aufspaltung der Nahrung zur Folge.[24] Die Darmbewegungen werden langsamer, die Darmwand ist durchlässiger, die Darmzellen erneuern sich nicht mehr so schnell und die Zusammensetzung der Darmflora, die heute intestinales Mikrobiom genannt wird, verschiebt sich ungünstig.[25] All das macht den Darm anfälliger für Entzündungen und die Nährstoffe werden schlechter aufgenommen. Die erhöhte Durchlässigkeit der Darmwand kann zu einer sogenannten *silent inflammation* führen. Dabei gelangen ständig kleine Mengen an Bakterienbestandteilen in den Blutkreislauf und aktivieren das Immunsystem chronisch.

Zusätzlich gibt es noch andere Faktoren, die den Verdauungsprozess erschweren, wie zu wenig Bewegung, unausgewogene Ernährung und unzureichende Flüssigkeitszufuhr. Auch viele Medikamente können Störungen verursachen. Starke Schmerzmittel wie Opiate können die Darmbewegungen hemmen und zu hartnäckiger Verstopfung führen. Magensäureblocker beeinträchtigen ebenfalls den Verdauungsprozess und damit das Mikrobiom. Dabei kann es zu übel riechenden Blähungen kommen. Antibiotika töten nicht nur krank machende Bakterien, sondern genauso die guten Bakterien im Darm. Das kann Durchfall und langfristig Probleme mit dem Verdauungstrakt nach sich ziehen. Schmerzmittel wie Ibuprofen oder Diclofenac können die Magen-Darm-Schleimhaut angreifen, woraufhin Geschwüre und Blutungen entstehen können. Auch durch das Diabetes-Medikament Metformin können vermehrt Blähungen auftreten.

Häufige Verdauungsstörungen im Alter

Die Symptome, Ursachen und Folgen von Verdauungsstörungen können ganz unterschiedlich sein. Häufig liegt eine chronische Entzündung, also eine *silent inflammation*, der jeweiligen Magen-Darm-Störung zugrunde. Schauen wir uns die häufigsten Verdauungsstörungen einmal etwas genauer an:

Verstopfung *(Obstipation)*

Bei Senioren ist Verstopfung die häufigste Verdauungsstörung. Sie betrifft 30 bis 40 Prozent der über 65-Jährigen.[26] Verstopfung äußert sich durch seltenen, harten Stuhlgang, oft verbunden mit Bauchschmerzen, Blähungen und einem Gefühl der unvollständigen Darmentleerung. Die Gründe dafür sind vielfältig: In vielen Fällen ist Verstopfung auf zu wenige Ballaststoffe in der Nahrung, eine geringe Flüssigkeitszufuhr und mangelnde Bewegung zurückzuführen.

Chronischer Durchfall *(Diarrhö)*

Akuter Durchfall wird meistens durch eine Infektion verursacht, wie zum Beispiel eine Magen-Darm-Grippe. Wenn Sie aber länger als drei Tage Durchfall haben, steckt meistens etwas anderes dahinter. Häufige Ursachen sind Nahrungsmittelunverträglichkeiten, beispielsweise Laktose-, Fruktose- oder Glutenunverträglichkeit. Bei einer Laktoseintoleranz kann der Körper Milchzucker (Laktose) nicht mehr richtig verdauen, da das Enzym Laktase entweder fehlt oder nur noch in geringen Mengen produziert wird. Der unverdaute Milchzucker gelangt in den Dickdarm, wo Bakterien ihn vergären. Dies führt zu Blähungen, Krämpfen und Durchfall. Bei einer Fruktoseunverträglichkeit kommt Fruchtzucker in den Dickdarm und gärt dort genauso wie die Laktose. Bei einer Glutenunverträglichkeit reagiert der Körper auf das Klebereiweiß Gluten, das in Weizen, Roggen und Gerste enthalten ist. Dies kann Entzündungen der Darmschleimhaut auslösen, die Bauchschmerzen, Durchfall und eine verminderte Nährstoffaufnahme zur Folge haben.

Darüber hinaus können entzündliche Darmerkrankungen, ein gereizter Darm (Reizdarmsyndrom) oder eine Fehlbesiedlung des Dünndarms mit falschen Bakterien (medizinisch: SIBO, also *small intestinal bacterial overgrowth*) der Grund für lang anhaltende Durchfälle sein.

AUFGEPASST

Bei länger bestehenden Darmproblemen vertragen manche Menschen plötzlich bestimmte Lebensmittel nicht mehr gut, besonders solche, die viel Histamin enthalten. Histamin ist ein natürlicher Stoff, der in gereiften und fermentierten Produkten steckt, dazu zählen zum Beispiel alter Käse, Wurst, Rotwein, Essig, Sauerkraut, Tomaten, Spinat und leider auch Schokolade.

Mögliche Beschwerden sind in der Folge Durchfall, Bauchschmerzen, Kopfweh, Hautausschlag, aber auch Herzrasen. Wenn Sie solche Beschwerden bemerken, probieren Sie einfach mal aus, für zwei bis vier Wochen auf diese Lebensmittel zu verzichten. Bessern sich die Symptome nicht, sollten Sie ärztlichen Rat einholen, um andere Erkrankungen auszuschließen.

Blähungen und Völlegefühl *(Meteorismus)*

Blähungen entstehen, wenn sich zu viel Gas im Darm bildet. Dies erzeugt ein unangenehmes Druck- und Spannungsgefühl im Bauch. Es gibt vielerlei Ursachen für »zu viel Luft im Bauch«: ein verändertes Mikrobiom (das heißt, wenn das natürliche Gleichgewicht der Darmbakterien gestört ist), Nahrungsmittelunverträglichkeiten oder hastiges Essen, bei dem viel Luft geschluckt wird. Auch bestimmte Lebensmittel sind schwerer verdaulich und führen zu vermehrter Gasbildung. Dazu gehören Hülsenfrüchte wie Bohnen und Linsen sowie verschiedene Kohlsorten wie Weißkohl, Rotkohl oder Rosenkohl. Im Alter kommt hinzu, dass der Körper weniger Verdauungsenzyme produziert, also weniger von jenen Stoffen, die beim Aufspalten der Nahrung helfen. Das kann die Gasbildung zusätzlich verstärken. Das haben wir in Kapitel 2 bereits etwas näher erläutert, schauen Sie doch dort noch einmal rein für mehr Informationen.

Sodbrennen und Refluxerkrankung

Sodbrennen und Reflux entstehen, wenn Magensäure aus dem Magen zurück in die Speiseröhre fließt. Typische Beschwerden sind brennende Schmerzen hinter dem Brustbein, saures Aufstoßen und ein unangenehmes Brennen im Hals. Mit zunehmendem Alter tritt Reflux häufiger auf, weil der Schließmuskel am Übergang zwischen Speiseröhre und Magen an Kraft verliert und nicht mehr richtig abdichtet. Gleichzeitig wird die Magenentleerung langsamer, sodass die Nahrung länger im Magen verweilt. Verstärkt werden die Beschwerden durch Übergewicht, fettreiche Mahlzeiten, Alkohol und bestimmte Medikamente wie ASS und Ibuprofen.

Reizdarmsyndrom

Das Reizdarmsyndrom ist eine komplexe Funktionsstörung des Darms. Dabei reagiert der Darm überempfindlich. Betroffene leiden unter wiederkehrenden Bauchschmerzen, Blähungen und unterschiedlichem Stuhlgang – mal Durchfall, mal Verstopfung, manchmal auch beides im Wechsel. Obwohl das Reizdarmsyndrom häufiger bei jüngeren Menschen diagnostiziert wird, können die Beschwerden auch im Alter fortbestehen oder sogar erstmals auftreten. Wichtige Auslöser sind Stress, bestimmte schwer verdauliche Nahrungsmittel (zum Beispiel Zwiebeln, Knoblauch, Hülsenfrüchte oder einige Obstsorten) und eine gestörte Kommunikation zwischen Darm und Gehirn. Denn Darm und Gehirn sind über Nervenbahnen eng miteinander verbunden und beeinflussen sich gegenseitig. Auch eine Depression kann zu Symptomen führen. Häufig stecken hinter dem Reizdarmsyndrom allerdings auch Ursachen wie SIBO oder Histaminunverträglichkeiten.[27]

Folgen von Verdauungsstörungen

Unbehandelte Verdauungsprobleme können ernste Folgen haben. Sie beeinträchtigen die Lebensqualität stark und können zu sozialem Rückzug, Ängsten und Depressionen führen. Manche Menschen verlassen sogar das

Haus nicht mehr, aus Angst, sie kämen nicht mehr rechtzeitig zu einer Toilette. Zudem steigt das Risiko für Mangelernährung, Gewichtsverlust und Muskelschwund (Sarkopenie), was wiederum die Sturzgefahr erhöht.

Chronische Verstopfung kann zu Hämorrhoiden oder im schlimmsten Fall zu einem Darmverschluss führen. Anhaltender Durchfall verursacht Flüssigkeits- und Mineralstoffverluste, die besonders für ältere Menschen gefährlich werden können.[28] Ein Aspekt, der oft übersehen wird, ist die chronische, unterschwellige Entzündung *(silent inflammation)*. Diese wird durch anhaltende Verdauungsprobleme ausgelöst und kann sich im gesamten Körper ausbreiten. Diese stillen Entzündungsprozesse beschleunigen den Alterungsprozess und steigern das Risiko für Herz-Kreislauf-Erkrankungen, Diabetes, Krebs und neurodegenerative Erkrankungen.

Im Darm leben Billionen nützlicher Bakterien, das ist das sogenannte intestinale Mikrobiom. Sie sind wichtig für die Verdauung, das Immunsystem und die allgemeine Gesundheit. Die Vielfalt dieser gesunden Bakterien nimmt im Alter nach und nach ab, während schädliche Keime zunehmen. Dieses Ungleichgewicht wird durch einseitige Ernährung, Antibiotika, Bewegungsmangel und chronische Entzündungen verstärkt. Ein gestörtes Mikrobiom steht im Zusammenhang mit Diabetes, Herz-Kreislauf-Erkrankungen, Depressionen, Gelenkerkrankungen, Übergewicht und sogar Alzheimer.

Bei Verdauungsproblemen kann der Körper wichtige Vitamine und Mineralstoffe nicht mehr richtig aufnehmen. Besonders häufig fehlen Vitamin B_{12}, Vitamin D, Kalzium, Magnesium, Eisen und Zink. Diese Mängel schwächen Knochen, Immunsystem, Muskeln und geistige Leistungsfähigkeit. Ein Vitamin-B_{12}-Mangel kann etwa Blutarmut, Nervenschäden und Gedächtnisproblemen zur Folge haben, während zu wenig Vitamin D und Kalzium die Knochen brüchig machen.

Die Darmwand bildet normalerweise eine schützende Barriere. Bei anhaltenden Verdauungsproblemen kann diese Barriere jedoch löchrig werden, man spricht dann vom »durchlässigen Darm« oder *Leaky Gut*. Dadurch gelangen unverdaute Nahrungsreste, Bakterien und Giftstoffe in den Blutkreislauf und lösen Entzündungen im ganzen Körper aus. Dies kann zu Autoimmunerkrankungen, Allergien und chronischen Entzündungen beitragen.

Was Sie gegen Verdauungsstörungen tun können

Die Behandlung von Verdauungsstörungen im Alter erfordert einen ganzheitlichen Ansatz, der Ernährung, Bewegung und gezielte Nährstoffergänzung umfasst. Die richtige Ernährung mit bestimmten Nährstoffen ist die Basis der Therapie.

Ernährung

Bei Verdauungsproblemen sollten stark blähende Lebensmittel wie Kohl, Hülsenfrüchte, Zwiebeln und kohlensäurehaltige Getränke gemieden oder nur in kleinen Mengen verzehrt werden. Auch fettreiche, frittierte Speisen und scharfe Gewürze können die Beschwerden verstärken. Fermentierte Lebensmittel wie Joghurt, Kefir, Sauerkraut oder Kimchi unterstützen dagegen die Darmgesundheit. Falls Sie allerdings ein Problem mit histaminhaltigen Speisen haben, sollten Sie auch fermentierte Lebensmittel meiden.

Ballaststoffe sind essenziell für eine gesunde Verdauung. Sie erhöhen das Stuhlvolumen, fördern die Darmbewegung und dienen als Nahrung für gesundheitsfördernde Darmbakterien des Mikrobioms. Empfohlen werden mindestens 30 Gramm Ballaststoffe pro Tag aus Vollkornprodukten, Hülsenfrüchten, Obst, Gemüse, Nüssen und Samen. Bei Verstopfung können zusätzlich zu diesen ballaststoffreichen Nahrungsmitteln noch Flohsamenschalen oder Akazienfasern eingesetzt werden. Achten Sie aber darauf, die Ballaststoffzufuhr langsam über mehrere Wochen zu steigern, um Blähungen und Unwohlsein zu vermeiden, und trinken Sie ausreichend Wasser dazu.

SCHON GEWUSST?

Lösliche versus unlösliche Ballaststoffe: Lösliche Ballaststoffe, die beispielsweise in Haferflocken, Äpfeln, Flohsamenschalen oder Akazienfasern enthalten sind, lösen sich im Darm auf und dienen den nützlichen Darmbakterien als Nahrung. Unlösliche Ballaststoffe aus Vollkornbrot, Weizenkleie oder Gemüse quellen dagegen auf, vergrößern das Stuhlvolumen und bringen die Verdauung in Schwung. Beide Arten sind wichtig und ergänzen sich.[29] Am besten kombinieren Sie verschiedene ballaststoffreiche Lebensmittel über den Tag verteilt.

Neben den Ballaststoffen ist ebenso die Flüssigkeitszufuhr entscheidend für eine gute Verdauung. Ältere Menschen sollten mindestens 1,5 Liter Flüssigkeit pro Tag trinken, vorzugsweise Wasser, ungesüßte Tees oder verdünnte Säfte. Ausreichendes Trinken macht den Stuhl weicher und erleichtert die Darmentleerung.

Zudem unterstützen regelmäßige, über den Tag verteilte Mahlzeiten die Verdauung und verhindern eine Überlastung des Magen-Darm-Trakts. Langsames, bewusstes Essen mit gründlichem Kauen fördert die Verdauung und reduziert Blähungen.

Bewegung als Motor für die Verdauung

Regelmäßige körperliche Aktivität ist eine der besten Maßnahmen gegen Verdauungsprobleme. Sie kurbelt die Verdauung an, das Blut zirkuliert besser und die Darmarbeit wird unterstützt. Schon 30 Minuten moderate Bewegung am Tag, zum Beispiel Spazierengehen, Radfahren oder Schwimmen, können Verdauungsprobleme deutlich reduzieren. Auch gezielte Bauchübungen und sanfte Bauchmassagen im Uhrzeigersinn können die Verdauung anregen.

Lebensstil und Stressmanagement

Stress und psychische Belastungen haben über die Darm-Hirn-Achse einen direkten Einfluss auf die Verdauung. Deshalb können Entspannungstechniken wie Meditation, Yoga, Atemübungen oder progressive Muskelentspannung sich bei Verdauungsbeschwerden positiv auswirken. Auch ein strukturierter Tagesablauf mit festen Essenszeiten und regelmäßigen Toilettengängen unterstützt die Darmfunktion.

Wichtige Mikronährstoffe für die Darmgesundheit

Neben Ernährung und Bewegung spielen bestimmte Mikronährstoffe eine große Rolle bei der Unterstützung der Darmgesundheit.

Probiotika sind lebende Mikroorganismen (meist Milchsäurebakterien wie *Lactobacillus* und *Bifidobacterium*), die das Mikrobiom positiv beeinflussen und das Immunsystem stärken. Sie sind hilfreich bei Durchfall, Verstopfung, Völlegefühl, begleitend zur Antibiotikatherapie, bei Reizdarmsyndrom und chronischen Darmentzündungen.

Magnesium hat eine natürliche abführende Wirkung, indem es Wasser in den Darm zieht und die Darmmuskeln entspannt. Es ist besonders hilfreich bei chronischer Verstopfung. Am besten eignen sich organische Magnesiumsalze oder organische Magnesiumsalzverbindungen.

Zink ist für die Regeneration der Darmschleimhaut und die Funktion des Immunsystems wichtig, da sich der größte Teil der Immunzellen im Darm befindet. Es unterstützt die Heilung von Entzündungen und die Aufrechterhaltung der Darmbarriere. Ein Zinkmangel ist bei älteren Menschen häufig und kann zu Durchfall, erhöhter Infektanfälligkeit und verzögerter Wundheilung führen.

Hilfreiche Nährstoffe bei Darmbeschwerden		
Mikronährstoff	**Einsatzbereich**	**Dosierung pro Tag**
Probiotika (*Lactobacillus*, *Bifidobacterium*)	Durchfall, Verstopfung, Völlegefühl und Blähungen, begleitend zur Antibiotikatherapie, bei Reizdarmsyndrom, chronischen Darmentzündungen	10 Milliarden KBE (koloniebildende Einheiten)
Ballaststoffe (Ernährung, Flohsamenschalen, Akazienfasern)	Verstopfung, unregelmäßiger Stuhlgang, Unterstützung des Mikrobioms	insgesamt 30 g täglich, langsam einschleichen, mit reichlich Flüssigkeit einnehmen
Magnesium (z. B. Magnesiumcitrat, Magnesiumglycinat)	chronische Verstopfung, Entspannung der Darmmuskulatur	150–900 mg, individuell bis zur Durchfallgrenze
Zink	Durchfall, Regeneration der Darmschleimhaut, bei Entzündungen, Stärkung der Darmbarriere	15–20 mg nüchtern
L-Glutamin	entzündliche Darmerkrankungen, *Leaky Gut* (durchlässiger Darm), nach Antibiotikatherapie, Regeneration der Darmschleimhaut	5–10 g täglich, aufgeteilt auf 2 bis 3 Portionen
Omega-3-Fettsäuren (EPA und DHA)	chronische Darmentzündungen, entzündliche Darmerkrankungen, Förderung eines gesunden Mikrobioms	1000–1500 mg EPA und DHA
Vitamin D	entzündliche Darmerkrankungen, Reizdarmsyndrom, Unterstützung der Darmbarriere und des Immunsystems	2000 IE (bei nachgewiesenem Mangel höher)

Die Aminosäure L-Glutamin ist die wichtigste Energiequelle für die Darmschleimhautzellen und hilft bei der Regeneration und Reparatur der Darmbarriere. Sie ist besonders hilfreich bei entzündlichen Darmerkrankungen, *Leaky Gut* und nach Antibiotikatherapien. Studien zeigen, dass L-Glutamin die Darmdurchlässigkeit reduziert und Entzündungen lindert.[30]

Omega-3-Fettsäuren (EPA und DHA) wirken stark entzündungshemmend und dienen der Aufrechterhaltung der Darmgesundheit. Sie verringern chronische Darmentzündungen und fördern ein vielfältiges Mikrobiom.

Vitamin D hat eine wichtige immunmodulierende Wirkung und unterstützt die Funktion der Darmbarriere. Ein Vitamin-D-Mangel ist daher mit einem erhöhten Risiko für entzündliche Darmerkrankungen, Reizdarmsyndrom und Darmkrebs assoziiert. Zudem beeinflusst Vitamin D die Zusammensetzung des Mikrobioms positiv.

Wann sollten Sie ärztlichen Rat einholen?

Nicht jede Verdauungsstörung ist harmlos oder lässt sich allein über Ernährung und Nährstoffe behandeln. Bei länger anhaltenden oder wiederkehrenden Beschwerden sollten unbedingt organische Ursachen wie Tumore, chronisch-entzündliche Darmerkrankungen, Divertikel oder Zöliakie ausgeschlossen werden. Warnsignale, bei denen Sie rasch ärztlichen Rat einholen sollten, sind:

- Blut im Stuhl oder sehr dunkler, teerartiger Stuhl
- Durchfälle, die länger als drei Tage anhalten
- hohes Fieber oder nächtliche Durchfälle
- unerklärlicher Gewichtsverlust
- anhaltende oder starke Bauchschmerzen
- neu aufgetretene Verstopfung mit Blutarmut
- familiäre Vorbelastung mit Darmkrebs

Wichtig ist auch der Blick auf den Medikamentenplan: Denn viele häufig eingesetzte Präparate können die Verdauung beeinträchtigen. Sprechen Sie bei Verdauungsproblemen offen mit Ihrem Arzt oder Ihrer Ärztin. Oft genügen schon kleine Anpassungen, um große Wirkung zu erzielen.

Eine darmfreundliche, ballaststoffreiche Ernährung, ausreichendes Trinken und regelmäßige Bewegung sind zentrale Bausteine für eine gesunde Verdauung. Mit einer gezielten Unterstützung des Mikrobioms durch Prä- und Probiotika sowie dem bewussten Einsatz von Mikronährstoffen können viele Beschwerden gelindert und die Lebensqualität deutlich verbessert werden. Mit einer guten Diagnostik, einer engen ärztlichen Begleitung und gezielten Lifestyle-Maßnahmen lassen sich die meisten Verdauungsstörungen erfolgreich behandeln. Ihr Darm wird es Ihnen danken!

Schlafstörungen, Stimmungstiefs und Depressionen

Wie Sie bereits erfahren haben, verändert sich mit zunehmendem Alter so einiges, auch der Schlaf-Wach-Rhythmus und die psychische Belastbarkeit sind betroffen. Etwa 30 Prozent der über 65-Jährigen leiden an Ein- oder Durchschlafstörungen.[31] Gleichzeitig nehmen depressive Verstimmungen deutlich zu: Rund jeder Fünfte entwickelt im Laufe des Lebens eine behandlungsbedürftige Depression.[32] Schlaf und Stimmung beeinflussen sich natürlich wechselseitig: Schlechter Schlaf begünstigt Stimmungstiefs und depressive Symptome stören wiederum die Nachtruhe. Gleichzeitig lassen sich viele Auslöser von Schlafstörungen bis hin zu Depressionen durch Stressmanagement, Bewegung, einen Medikamenten-Check und eine gezielte Nährstoffversorgung eindämmen.

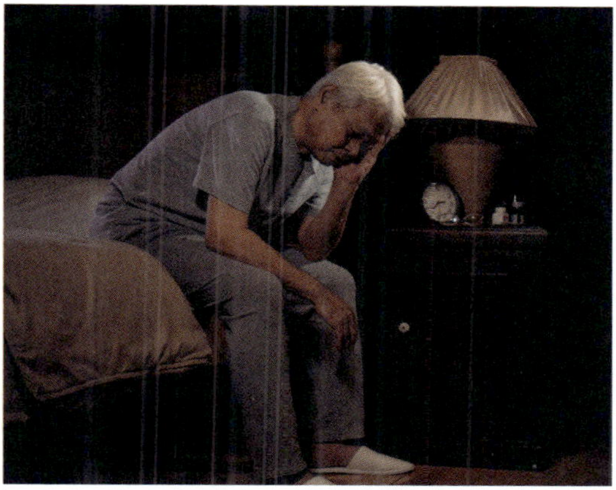

Schlafstörungen und Depressionen: Viele Senioren leiden nachts an innerer Unruhe und fühlen sich allein.

Schlafstörungen

Schlafstörungen gehören zu den häufigsten Begleiterscheinungen im höheren Lebensalter. Viele ältere Menschen schlafen zwar ausreichend lange, fühlen sich aber dennoch nicht erholt, weil die Schlafqualität abnimmt und die nächtliche Regeneration so gestört ist.

Während des Schlafs durchläuft das Gehirn verschiedene Phasen, vom leichten Schlaf über den Tiefschlaf bis zum REM-Schlaf, in dem geträumt wird. Im Tiefschlaf regeneriert sich der Körper besonders intensiv. Zellen werden repariert, Muskeln aufgebaut und das Immunsystem gestärkt. Gleichzeitig wird das Gehirn »gereinigt«, denn Stoffwechselprodukte und Abbauprodukte werden über das sogenannte glymphatische System abtransportiert. Dieses System ist spezifisch für die Abfallentsorgung im Gehirn zuständig. Im REM-Schlaf wiederum verarbeitet das Gehirn Erlebnisse und Emotionen, was für Gedächtnis, Lernfähigkeit und seelisches Gleichgewicht entscheidend ist. REM bedeutet auf Englisch *rapid eye movement*, also schnelle Augenbewegung, in dieser Phase finden Träume statt. Fehlt dieser erholsame Wechsel der Schlafphasen, kommt es langfristig zu Leistungsabfall, Stimmungsschwankungen und einer erhöhten Anfälligkeit für Krankheiten.

Ursachen von Ein- und Durchschlafstörungen

Die Tiefe und die Verteilung der Schlafphasen verändern sich mit dem Alter. Häufig liegt kein einzelner Auslöser für Schlafstörungen vor, sondern diese entstehen aus einem Zusammenspiel von hormonellen Veränderungen, körperlichen Beschwerden, Medikamenteneffekten und manchmal seelischer Belastung. Zu den Gründen können beispielsweise zählen:

- **Verminderte Melatoninbildung:** Mit zunehmendem Alter sinkt die Produktion des Schlafhormons, das Einschlafen fällt dadurch schwerer.
- **Veränderter Tag-Nacht-Rhythmus:** Viele Menschen werden früher müde und wachen auch früher auf; die innere Uhr verschiebt sich.
- **Medikamente:** Betablocker, Kortison, Entwässerungsmittel oder Schmerzmittel können den Schlaf stören.
- **Chronische Erkrankungen:** Schmerzen, Herzschwäche, Atemstörungen oder nächtlicher Harndrang unterbrechen die Nachtruhe.
- **Psychische Belastungen:** Einsamkeit, Sorgen oder Stress halten den Cortisolspiegel hoch und verhindern die nächtlichen Ruhephasen.

Melatonin und Cortisol als Gegenspieler

Melatonin ist das zentrale Steuerhormon für den Schlaf-Wach-Rhythmus. Es wird abends bei Dunkelheit ausgeschüttet und signalisiert dem Körper, in den Ruhemodus zu wechseln. Melatonin wird aus der Aminosäure L-Tryptophan gebildet, über die Zwischenstufe Serotonin, das umgangssprachlich als Glückshormon bezeichnet wird. Eine eiweißreiche Ernährung mit Lebensmitteln wie Milch, Eiern, Nüssen, Haferflocken oder Hülsenfrüchten liefert für den Schlaf wertvolles L-Tryptophan. Der bekannte Tipp von der warmen Milch mit Honig am Abend hat also durchaus eine wissenschaftliche Grundlage.[33]

Cortisol dagegen ist das Taghormon und sorgt morgens für Energie und Wachheit. Bei Stress bleibt der Cortisolspiegel auch abends hoch. Melatonin kann dann nicht ausreichend gebildet werden, sodass das Einschlafen schwerfällt.

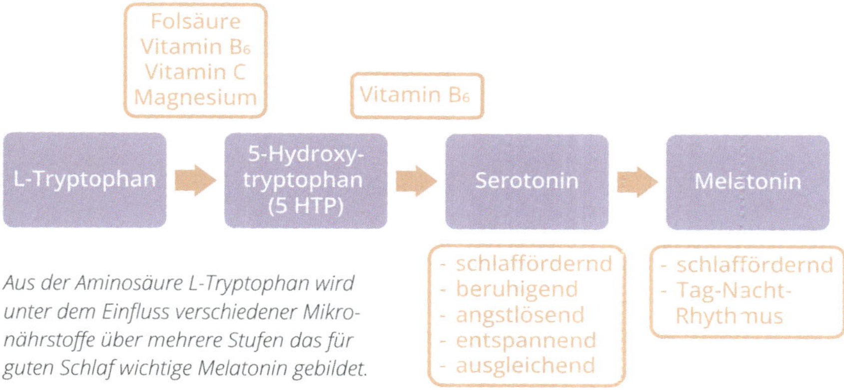

Aus der Aminosäure L-Tryptophan wird unter dem Einfluss verschiedener Mikronährstoffe über mehrere Stufen das für guten Schlaf wichtige Melatonin gebildet.

Die Folgen eines Ungleichgewichts von Melatonin und Cortisol sind Ein- und Durchschlafprobleme, nächtliches Grübeln und ein gestörter Biorhythmus. Wer Probleme mit dem Einschlafen hat, kann versuchen, mit einigen einfachen Maßnahmen dagegen vorzugehen. So hilft es oft schon, eine Stunde vor dem Schlafengehen auf Bildschirmlicht zu verzichten und das Schlafzimmer dunkel, ruhig und gut gelüftet zu halten. Entspannungsrituale wie Atemübungen, Meditation, ein warmes Bad oder Kräutertees unterstützen zusätzlich.

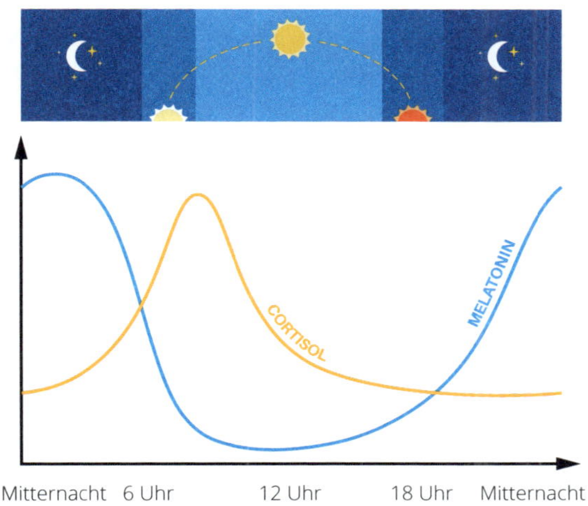

Cortisol und Melatonin regulieren unseren natürlichen Biorhythmus.

Die Rolle der Ernährung und des Blutzuckers

Auch der Blutzuckerspiegel beeinflusst die Schlafqualität. Schwere oder zuckerreiche Mahlzeiten am Abend führen oft zu nächtlichen Blutzuckerschwankungen. Der Körper reagiert mit Adrenalin und Cortisol, dadurch wird der Schlaf sehr unruhig. Besser sind daher leichte, eiweißbetonte Abendmahlzeiten mit komplexen Kohlenhydraten (zum Beispiel Gemüse, Hülsenfrüchte, Vollkornprodukte). Sie halten den Blutzuckerspiegel stabil und liefern gleichzeitig L-Tryptophan, was wiederum dafür sorgt, dass Melatonin gebildet wird.

Hilfen für einen besseren Schlaf

Im Alter werden die Tiefschlafphasen kürzer und die Einschlafzeit verlängert sich häufig. Neben einer schlaffreundlichen Umgebung ohne Bildschirme und einer ruhigen Abendroutine sind bestimmte Nährstoffe und Pflanzenstoffe wichtig für guten Schlaf.

Zu den bewährtesten natürlichen Einschlafhilfen zählen Lavendel, Melisse und Hopfen. Lavendelöl wirkt beruhigend auf das Nervensystem und kann als Raumduft verwendet oder in Kapsel- oder Tropfenform eingenommen werden. Melisse unterstützt mit ihrer sanft angstlösenden und entspannenden Wirkung das Abschalten am Abend. In Kombination mit Baldrian oder Melisse verstärkt Hopfen die schlaffördernde Wirkung, insbesondere bei nervöser Unruhe und Durchschlafstörungen.

Magnesium ist bedeutsam für die normale Funktion des Nervensystems und die Entspannung der Muskulatur, insbesondere, wenn nächtliche Krämpfe oder innere Unruhe den Schlaf stören. Besonders gut bioverfügbar sind organische Magnesiumsalzverbindungen wie Magnesiumcitrat oder Magnesiumbisglycinat.

Ein Mangel an B-Vitaminen, vor allem B_1, B_6, B_{12} und Folsäure (B_9), kann die Bildung schlaffördernder Nervenbotenstoffe wie Serotonin beeinträchtigen. Vor allem diese B-Vitamine werden als Cofaktoren benötigt, damit aus L-Tryptophan Melatonin entsteht. Eine ausreichende Versorgung mit diesen Vitaminen unterstützt somit die natürliche Melatoninproduktion und die Stressresistenz.

Wie gesagt, wird Melatonin im Dunkeln ausgeschüttet. Bewegung und Tageslicht fördern seine Bildung, während künstliches Licht am Abend sie hemmen kann. Bei Schlafproblemen kann nach ärztlicher Rücksprache die Einnahme von Melatonin sinnvoll sein: Unretardiertes Melatonin, das unmittelbar auf der Bettkante vor dem Schlafengehen zugeführt wird, erleichtert das Einschlafen, während retardierte Formen das Durchschlafen fördern. Manche kombinieren beide Varianten, um den gesamten Schlafzyklus zu verbessern. Gerne eingesetzt wird auch ein Melatonin-Spray, da es leicht über die Mundschleimhaut aufgenommen wird.

AUFGEPASST

Schlaftabletten (wie Benzodiazepine oder Z-Substanzen) können zwar das Einschlafen erleichtern, verändern jedoch die natürliche Schlafarchitektur. Gerade bei älteren Menschen steigt dann das Risiko für Stürze und Verwirrtheit in der Nacht. Es kann sogar zu einer Abhängigkeit kommen. Diese Medikamente sollten deshalb nur kurzfristig und unter ärztlicher Kontrolle verwendet werden. Besser sind natürliche Strategien und eine Nährstoffunterstützung.

Nährstoffversorgung bei Schlafstörungen		
Nährstoff	**Wirkung**	**Dosierung und Anwendung**
Magnesium (zum Beispiel Citrat, Taurat oder Bisglycinat)	entspannt Muskeln und Nerven, reduziert nächtliche Unruhe	150–900 mg, individuell bis zur Durchfallgrenze
B-Vitamine (vor allem B_6, B_{12}, Folsäure)	unterstützen die Bildung von Melatonin	als hochwertiger Komplex, individuelle Dosis
Lavendel (zum Beispiel Öl, Kapseln)	beruhigend, angstlösend	80–160 mg ätherisches Öl als Kapsel oral oder als Duft vor dem Schlaf
Melisse (*Melissa officinalis*)	entspannend, angstlösend	300–600 mg Trockenextrakt abends oder als Tee
Hopfen (*Humulus lupulus*)	einschlaffördernd, entspannend	120–500 mg Trockenextrakt, häufig kombiniert mit Melisse/Baldrian
Baldrian (*Valeriana officinalis*)	einschlaffördernd, nervenberuhigend	400–600 mg Trockenextrakt 30–60 Minuten vor dem Schlafengehen
Melatonin	Einschlafhilfe, Schlafrhythmusregulierung	1–2 mg unmittelbar vor dem Schlafengehen

Guter Schlaf ist ein zentraler Pfeiler der Gesundheit. Er ist nicht nur wichtig für die Regeneration des Körpers, sondern auch für seelische Stabilität und geistige Leistungsfähigkeit. Wer seine Schlafgewohnheiten, Ernährung und den Umgang mit Stress bewusst gestaltet, kann Gesundheit, Energie und Lebensfreude bis ins hohe Alter erhalten.

Stimmungstiefs und Depressionen

Während vorübergehende Stimmungstiefs bei älteren Menschen, wie auch in jungen Jahren, zum Alltag gehören können, werden Depressionen als eine ernst zu nehmende Erkrankung eingestuft. Der Ausgleich von Stimmungstiefs erfolgt meist durch positive Erlebnisse oder Ablenkung, während eine Depression tiefer greift und länger anhält. Im Alter zeigt sich die Depression allerdings häufig anders als in jüngeren Jahren, Traurigkeit steht seltener im Vordergrund. Stattdessen dominieren körperliche Beschwerden, Antriebslosigkeit oder Schlafstörungen. Mögliche Anzeichen sind Erschöpfung, Energieverlust, verminderte Freude, sozialer Rückzug, Appetitmangel, Gewichtsabnahme, Konzentrationsprobleme, unspezifische Schmerzen und gestörte Nachtruhe. Gerade weil die Symptome oft vielgestaltig sind, wird die Erkrankung im Alter leicht übersehen.[34]

Ursachen und Folgen von Depressionen

Die Entstehung von Depressionen im Alter ist meist das Ergebnis mehrerer Faktoren. Hormonelle Veränderungen spielen dabei eine wichtige Rolle: Mit zunehmendem Alter sinken nämlich die Spiegel von Serotonin, Dopamin, Östrogen und Testosteron. Dies alles sind Botenstoffe und Hormone, die für Stimmung, Motivation und Lebensfreude entscheidend sind. Gleichzeitig führt chronischer Stress zu dauerhaft erhöhten Cortisolwerten, was die Bildung stimmungsaufhellender Nervenbotenstoffe zusätzlich hemmt. Dopamin, oft als Motivations- oder Glückshormon bezeichnet, hilft, Freude zu empfinden und Ziele zu verfolgen. Wenn die Dopaminproduktion abnimmt, gehen Antrieb, Lust und Begeisterungsfähigkeit leichter verloren. Bewegung, soziale Kontakte und kleine Erfolgserlebnisse können die natürliche Dopaminausschüttung fördern und so die Stimmung positiv beeinflussen.

Auch psychosoziale Faktoren wirken sich deutlich auf die seelische Gesundheit aus. Einsamkeit, der Verlust nahestehender Menschen, der Wegfall vertrauter Aufgaben oder körperliche Einschränkungen können das Selbstwertgefühl schwächen und Hoffnungslosigkeit verstärken.

Wenn dem Körper bestimmte Mikronährstoffe fehlen, etwa B-Vitamine, Vitamin D, Magnesium oder Omega-3-Fettsäuren, dann gerät die Stimmung ebenfalls leichter aus dem Gleichgewicht, weil die Nervenbotenstoffe nicht richtig gebildet werden können.[35]

Antidepressiva im Alter

Antidepressiva können helfen, depressive Symptome zu lindern, indem sie die Konzentration bestimmter Botenstoffe im Gehirn (zum Beispiel Serotonin, Noradrenalin oder Dopamin) regulieren. Ihre Wirkung setzt jedoch verzögert ein, meist erst nach zwei bis sechs Wochen, und sie wirken nicht bei jedem Menschen gleich gut. Gerade im höheren Lebensalter kann die Wirksamkeit abgeschwächt sein, während Nebenwirkungen wesentlich häufiger auftreten. Zu den möglichen Begleiterscheinungen zählen Schwindel, Mundtrockenheit, Verstopfung, Gewichtszunahme oder Müdigkeit.

SCHON GEWUSST?

Bestimmte Medikamente können depressive Symptome verstärken oder auslösen, zum Beispiel Betablocker, Kortison, Protonenpumpenhemmer, Benzodiazepine, Statine oder Diuretika. Denn sie greifen in die Hormon- und Nährstoffhaushalte ein. Treten depressive Symptome auf, sollte daher immer auch die bestehende Medikation ärztlich überprüft werden.

Auch das Sturzrisiko kann steigen, besonders bei bereits bestehenden Gleichgewichtsproblemen, die dann durch Schwindel nur verstärkt werden. Da ältere Menschen oft mehrere Medikamente einnehmen, sind Wechselwirkungen etwa mit Blutdruck-, Herz- oder Schmerzmitteln ein nicht zu vernachlässigendes Thema.

Nährstoffe bei Stimmungstiefs und Depressionen

Eine ausgewogene Versorgung mit bestimmten Nährstoffen kann die psychische Stabilität und emotionale Ausgeglichenheit unterstützen. Neben regelmäßiger Bewegung, Tageslicht und sozialen Kontakten spielen dabei insbesondere Mikronährstoffe und Pflanzenstoffe eine wichtige Rolle.

Omega-3-Fettsäuren, speziell EPA und DHA, fördern die Bildung und Funktion von Nervenbotenstoffen wie Serotonin und Dopamin. Sie wirken entzündungshemmend, stärken die Zellmembranen im Gehirn und bilden somit eine wichtige Grundlage für emotionale Balance. B-Vitamine, vor allem Vitamin B_6, Vitamin B_{12} und Folsäure, sind an der Entstehung stimmungsregulierender Botenstoffe beteiligt und helfen, einen Mangel an Serotonin und Noradrenalin zu vermeiden. Auch Magnesium trägt zur Stressresistenz bei, lindert innere Unruhe und verbessert die Schlafqualität, was besonders in depressiven Phasen relevant ist. Zink und Selen unterstützen den Schutz der Nervenzellen vor oxidativem Stress und beeinflussen die Aktivität von Hormonen und Neurotransmittern positiv. Gerade auch Vitamin D ist essenziell für die Stimmungslage. Ein Mangel wird häufig mit sogenannten »Winterdepressionen« in Verbindung gebracht.

Das altbewährte Mittel Johanniskraut wird auch heute noch häufig eingesetzt, insbesondere bei leichten bis mittelschweren depressiven Verstimmungen. Es zählt zu den am besten untersuchten pflanzlichen Antidepressiva. Allerdings kann es auch Wechselwirkungen mit anderen Medikamenten verursachen. Deshalb sollte man es nur nach ärztlicher Beratung anwenden.

Nährstoffversorgung bei Depressionen		
Nährstoff	**Wirkung**	**Dosierung pro Tag**
Omega-3-Fettsäuren (EPA/DHA)	Neurotransmitter, entzündungshemmend, stimmungsaufhellend	1000–1500 mg EPA/DHA
Vitamin D	stimmungsaufhellend, wichtig für die Hormonregulation	2000 IE, je nach Status
Magnesium	Stressreduktion, Entspannung, stärkt die Nerven	150–900 mg, individuell bis zur Durchfallgrenze
B-Vitamine	Serotoninbildung, schützt die Nerven	als hochwertiger Komplex, individuelle Dosis
Selen	Zellschutz, Neurotransmitter	50–100 μg oder nach Status
Zink	Neurotransmitter, wichtig für die Immunfunktion	15 mg
Johanniskraut	unterstützt die Serotoninaufnahme, stimmungsaufhellend	ab 600 mg (nur nach ärztlicher Absprache!)
Rosenwurz-Extrakt (*Rhodiola rosea*)	Adaptogen, wirkt gegen Stress und Antriebslosigkeit	200–400 mg
Curcumin (aus Kurkuma)	entzündungshemmend, stimmungsaufhellend	500 mg
Safranextrakt	stimmungsstabilisierend	15–30 mg
Ashwagandha	Adaptogen, unterstützt die Stressresistenz	300–500 mg

Ergänzend wirken *Rhodiola rosea* (Rosenwurz) und Ashwagandha (Schlafbeere) als Adaptogene, also biologisch aktive Pflanzenstoffe. Sie helfen bei der Stressbewältigung. Auch Safranextrakt und Curcumin wirken stimmungsstabilisierend.

Bei Depressionen bildet eine psychologische Betreuung die Grundlage der Therapie. Sie hilft dabei, belastende Gedankenmuster zu erkennen, neue Bewältigungsstrategien zu entwickeln und mit schwierigen Situationen besser umzugehen. Eine frühzeitige psychotherapeutische Begleitung kann den Verlauf nicht nur mildern, sondern auch Rückfällen vorbeugen und die Lebensqualität langfristig stabilisieren. Eine ganzheitliche Unterstützung bei Schlafstörungen und Depressionen umfasst mehrere Stellschrauben: Bewegung aktiviert Botenstoffe, Tageslicht steigert das Serotonin und soziale Kontakte schützen vor Rückzug. Struktur im Alltag sowie kreative und entspannende Aktivitäten geben Halt und fördern die seelische Ausgeglichenheit.

Neurodegenerative Erkrankungen

Neurodegenerative Erkrankungen gehören zu den größten medizinischen Herausforderungen des höheren Lebensalters. Unter diesem Begriff verbergen sich Krankheitsbilder, bei denen Nervenzellen im Gehirn nach und nach absterben. Am bekanntesten sind Alzheimer-Demenz, Parkinson und vaskuläre Demenzen. Ihnen allen ist ein schleichender Verlust geistiger Leistungsfähigkeit, Beweglichkeit und Alltagskompetenz gemein. Für Betroffene und auch Angehörige bedeutet das häufig den langsamen Abschied von der gewohnten Selbstständigkeit – eine enorme emotionale und soziale Belastung.

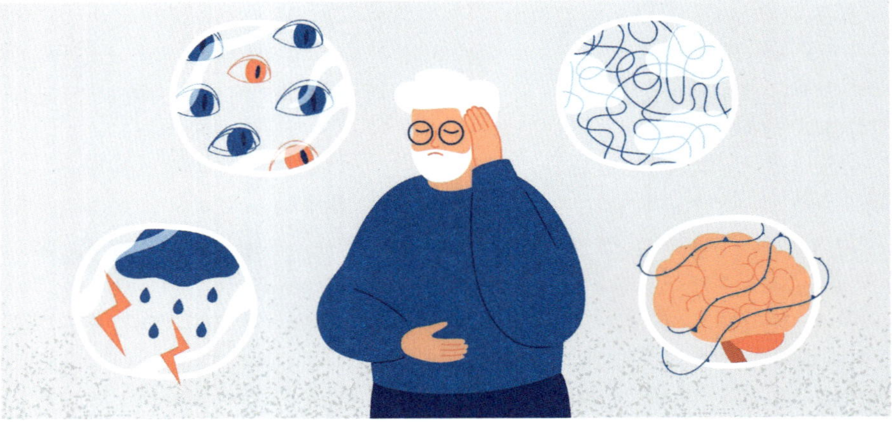

Neurodegenerative Erkrankungen beeinträchtigen Wahrnehmung, Denken und Lebensqualität im Alter.

Allein in Deutschland leben über 1,8 Millionen Menschen mit einer Demenz, die meisten davon mit Morbus Alzheimer. Mit steigendem Alter nimmt das Risiko stark zu: Jede fünfte Frau und etwa jeder zehnte Mann über 80 ist davon betroffen.[36] Der Verlauf lässt sich durch präventive Maßnahmen, Ernährung und Lebensstil positiv beeinflussen und der Beginn kognitiver Einschränkungen oft hinauszögern.

Ursachen und Mechanismen von neurodegenerativen Erkrankungen

Die Entstehung neurodegenerativer Erkrankungen ist vielschichtig. Im Zentrum stehen Prozesse wie oxidativer Stress, Entzündungen und Energieverlust in den Nervenzellen. Das Gehirn ist ein sehr aktives Organ, und es braucht viel Energie. Wenn die körpereigenen Schutzsysteme geschwächt sind, bilden sich Schäden an den Zellmembranen und Mitochondrien, den Kraftwerken der Zellen. Die Nervenzellen produzieren weniger Energie und wichtige Stoffwechselprozesse geraten aus dem Gleichgewicht. Zugleich wird mit zunehmendem Alter weniger Zellenergie bereitgestellt und die Kommunikation zwischen den Nervenzellen verlangsamt sich.

Ein weiterer Faktor ist das *Inflammaging*, das sich mit dem Altern entwickelt. Es entsteht durch Immunveränderungen, Ernährungsfaktoren, Darmbarrierestörungen und oxidativen Stress. Diese unterschwellige Entzündungsaktivität schädigt Nerven und fördert neurodegenerative Prozesse.

Auch die Botenstoffe im Gehirn verändern sich bei neurodegenerativen Erkrankungen: Bei Alzheimer kommt es zu einem Mangel an Acetylcholin, dem wichtigsten Botenstoff für Gedächtnis, Orientierung und Lernen. Außerdem zeigen sich schädliche Ablagerungen, Durchblutungsstörungen und eine verminderte Energieversorgung im Gehirn. Bei Parkinson hingegen fehlt Dopamin, das für Bewegungsabläufe notwendig ist. Deshalb kommt es zu dem typischen schlurfenden Gang, häufigen Stürzen und zu einem starren Gesicht. Parkinson-Erkrankte haben so gut wie gar keine Mimik mehr. Nicht zuletzt spielt auch die Nährstoffversorgung eine große Rolle. Wie bereits erwähnt, führen im Alter Resorptionsstörungen, Medikamente oder eine einseitige Ernährung häufig zu Mikronährstoffdefiziten, ein entscheidender, aber oft übersehener Risikofaktor für Gedächtnisverlust und kognitive Störungen.

Mikronährstoffe als Schutz für das Gehirn

In der Prävention und begleitenden Therapie von neurodegenerativen Erkrankungen kommt gerade Mikronährstoffen eine zentrale Bedeutung zu. Sie wirken allerdings nicht isoliert, sondern entfalten ihre Wirkung im Zusammenspiel. Besonders wichtig sind die B-Vitamine. Vitamin B_1 ist für die Energiegewinnung aus Glukose unverzichtbar. Da das Gehirn auf eine stabile Glukoseversorgung angewiesen ist, kann ein Mangel gravierende Folgen haben. Die Vitamine B_6, B_{12} und Folsäure sind wiederum entscheidend für den Abbau des schädlichen Stoffwechselprodukts Homocystein. Ein erhöhter Homocysteinspiegel gilt als Risikofaktor für Gefäß- und Nervenschäden. Diesen Wert kann man im Blut messen. (Zur Bestimmung spezieller Werte im Blut finden Sie mehr Informationen in Kapitel 1 ab Seite 58.) Studien zeigen, dass gerade bei leichten kognitiven Beeinträchtigungen eine gute Versorgung mit diesen

Vitaminen das Fortschreiten der Erkrankung bremsen kann.[37, 38] Ein weiterer Schlüsselnährstoff ist Vitamin D. Es fördert den Schutz von Nervenzellen und kann entzündungshemmend wirken. Ein niedriger Vitamin-D-Spiegel ist bei Senioren jedoch häufig und geht mit einem erhöhten Risiko für kognitive Einschränkungen einher. Deswegen ist es sinnvoll, die Blutwerte regelmäßig zu kontrollieren und bei Bedarf einen Mangel gezielt auszugleichen.

Wichtige Mikronährstoffe bei neurodegenerativen Erkrankungen

Nährstoff	Funktion fürs Gehirn	Dosierung pro Tag
B-Vitamine	Energiegewinnung aus Glukose, Schutz vor Nervenschäden, Homocystein-Abbau, DNA-Zellentwicklung, Neurotransmitterbildung	als hochwertiger Komplex, individuelle Dosis
Vitamin D	Schutz der Nerven, Immunmodulation, entzündungshemmend	2000 IE
Coenzym Q10	Energieproduktion in den Mitochondrien, antioxidative Wirkung	100 mg
Omega-3-Fettsäuren (vor allem DHA)	Bausteine der Nervenzellen, entzündungshemmend, fördern die Synapsenbildung	1000–1500 mg
Magnesium	Stabilisierung der Nervenzellen, wichtig für die Synapsenfunktion	150–900 mg, individuell bis zur Durchfallgrenze
Zink	Neurotransmitterbildung, antioxidativ, fördert die Immunabwehr	15 mg
Polyphenole (Curcumin, Resveratrol)	antioxidativ, antiinflammatorisch, modulieren Signalwege im Gehirn	individuell

Antioxidantien wie Vitamin E, Vitamin C und Coenzym Q10 schützen das Gehirn vor oxidativem Stress. Coenzym Q10 verbessert zusätzlich die Energieproduktion in den Mitochondrien.

Einen besonderen Stellenwert haben die Omega-3-Fettsäuren DHA und EPA. Sie sind Bausteine der neuronalen Zellmembranen und wirken entzündungsmodulierend. Insbesondere DHA fördert die Bildung von Synapsen und die Signalübertragung im Gehirn. Zahlreiche Studien belegen, dass eine gute Versorgung mit Omega-3-Fettsäuren das Risiko für kognitive Einbußen senken und den Verlauf neurodegenerativer Erkrankungen günstig beeinflussen kann.[39] Auch Mineralstoffe und Spurenelemente dürfen nicht vernachlässigt werden. Magnesium wirkt stabilisierend auf die Nervenfunktion. Zink ist wichtig für die Neurotransmitterbildung und das Immunsystem, während Selen ein unverzichtbarer Schutzfaktor gegen oxidativen Stress ist. Bei Eisen ist Vorsicht geboten. Einerseits ist es für die Sauerstoffversorgung und die Neurotransmittersynthese notwendig, andererseits kann ein Zuviel im Gehirn oxidative Prozesse verstärken. Deshalb sollte hier stets der Ferritinwert im Blut überprüft und Eisen niemals blind eingenommen werden.

Ernährung und Lebensstil als Fundament

Eine ausgewogene Ernährung bildet das Fundament für eine gute Nährstoffversorgung des Gehirns. Besonders günstig wirkt sich dabei die mediterrane Ernährung aus, die reich an Gemüse, Obst, Hülsenfrüchten, Fisch, Nüssen und hochwertigem Olivenöl ist. Sie liefert viele Antioxidantien, Ballaststoffe, gesunde Fettsäuren und sekundäre Pflanzenstoffe. (In Kapitel 3 finden Sie ab Seite 117 noch mehr zum Thema mediterrane Ernährung.) Auch eine ausreichende Proteinzufuhr ist im Alter entscheidend, da Proteine nicht nur für den Muskelerhalt, sondern auch für die Bildung von Neurotransmittern, also den Botenstoffen, die Signale zwischen den Zellen weiterleiten, benötigt werden.

TIPP

Lebensmittel, die das Gehirn schützen:

- fettreicher Seefisch (Lachs, Makrele, Sardinen): liefert DHA und EPA
- Nüsse und Samen (Walnüsse, Leinsamen, Chiasamen): gute Quelle für Omega-3-Fettsäuren und Vitamin E
- grünes Blattgemüse (Spinat, Grünkohl, Mangold): reich an Folsäure, Magnesium und Antioxidantien
- Beeren (Blaubeeren, Himbeeren, Johannisbeeren): weisen Polyphenole und Vitamin C auf
- Eier: enthalten Lecithin und B-Vitamine
- Hülsenfrüchte: wichtige Eiweißquelle und reich an B-Vitaminen
- Olivenöl: liefert einfach ungesättigte Fettsäuren und Polyphenole

Neben der Ernährung ist der Lebensstil sehr wichtig: Regelmäßige Bewegung verbessert die Durchblutung des Gehirns und regt das Wachstum neuer Nervenzellen an. Geistige Aktivität, soziales Engagement und gute Schlafqualität wirken dazu noch schützend. Das Gehirn bleibt zudem fit, wenn es gefordert wird, durch Lesen, Musizieren, Lernen oder den Austausch mit anderen Menschen. Neurodegenerative Erkrankungen lassen sich natürlich nicht allein durch Mikronährstoffe verhindern oder heilen. Dennoch ist eine gezielte Versorgung von entscheidender Bedeutung, um die Nervenzellen zu schützen, die Gehirnfunktion zu stabilisieren und das Fortschreiten der Erkrankung möglichst zu verlangsamen. Besonders wichtig ist es, mögliche Defizite frühzeitig zu erkennen, daher ist eine regelmäßige Kontrolle der Blutwerte ratsam.

Zusammengefasst lässt sich sagen: Eine ausgewogene Ernährung, Bewegung, geistige Aktivität und soziale Einbindung bilden zusammen ein starkes Schutzpaket für das alternde Gehirn.

Longevity: gesund alt werden

Gesundes Altern ist kein Zufall, sondern das Ergebnis lebenslanger Umwelteinflüsse und bewusster Entscheidungen. Immer deutlicher zeigt die Forschung, dass der biologische Alterungsprozess stark von Lebensstil, Ernährung und Stoffwechsel bestimmt wird. Diese Erkenntnisse verweisen auch darauf, was jede oder jeder selbst dazu beitragen kann, gut zu altern. Denn das Ziel ist es ja nicht nur, möglichst viele Lebensjahre zu gewinnen, sondern die Zeit, in der jemand körperlich und geistig fit bleibt, zu verlängern. Während die Lebensspanne allein das Alter beschreibt, meint die Gesundheitsspanne die Jahre, in denen man frei von Krankheit, mobil und geistig wach ist. Und diese Spanne kann mithilfe präventiver Maßnahmen durchaus ausgedehnt werden.

Gesundes Altern beginnt in den Zellen. Mit den Jahren nimmt deren Fähigkeit ab, Schäden zu reparieren, Entzündungen häufen sich und die Energieproduktion in den Mitochondrien wird schwächer. Die Folgen sind nachlassende Leistungsfähigkeit, aber auch die Entstehung chronischer Erkrankungen wie Diabetes, Herzschwäche oder Alzheimer. Doch diese Prozesse lassen sich durchaus beeinflussen. Gezielte Ernährung, regelmäßige Bewegung und eine ausreichende Versorgung mit Mikronährstoffen am besten schon in jungen Jahren legen die Basis für ein gesundes Altern. Aber auch im Alter ist es nicht zu spät, um mit unterstützenden Maßnahmen zu beginnen.

Ein entscheidender Faktor für die Gesundheit ist die Zuckerregulation. Hohe Blutzucker- und Insulinspiegel gelten heute als einer der wichtigsten Treiber des Alterns. Sie fördern stille Entzündungen, Gefäßverkalkungen und beschleunigen den Abbau von Muskelmasse. Wer dagegen seinen Blutzucker vor allem durch ballaststoffreiche und eiweißbetonte Kost stabil hält, schützt seine Zellen und bleibt länger leistungsfähig.

Fastenpausen können darüber hinaus die Regeneration unterstützen. Bereits 12 bis 14 Stunden ohne Nahrung aktivieren in den Zellen Selbstreinigungsprozesse, die sogenannte Autophagie. Dieses Prinzip ist im Grunde kein Verzicht, sondern eine Art »Frühjahrsputz« für den Körper: Alte, beschädigte Zellbestandteile werden abgebaut, neue entstehen. Maßvolles Intervallfasten kann so den Stoffwechsel entlasten und das Energieniveau verbessern.

Bewegung wirkt auf den gesamten Organismus, da sie den Zellstoffwechsel aufrechterhält. Sie senkt Entzündungswerte, verbessert die Durchblutung und aktiviert die Energieproduktion. Besonders wichtig ist der Erhalt der Muskulatur, denn Muskeln sind nicht nur für Kraft und Beweglichkeit zuständig, sondern auch hormonell aktive Gewebe, die den Zuckerstoffwechsel und das Immunsystem regulieren. Regelmäßiges Krafttraining gehört zu den wirksamsten Strategien gegen den altersbedingten Abbau.

Neben Ernährung und Bewegung sind dazu noch die Mikronährstoffe wichtig. Sie liefern den Zellen das, was sie für Energie, Reparatur und Schutz benötigen. Magnesium, B-Vitamine und Coenzym Q10 unterstützen die Mitochondrien. Zink, Selen, Vitamin C und Polyphenole wirken als Antioxidantien gegen Zellstress. Die Omega-3-Fettsäuren dämpfen Entzündungen und schützen die Gefäße, während Vitamin D kombiniert mit K_2 die Knochen stärkt.

Die Aminosäuren bilden nicht nur den Grundbaustein der Muskeln, sondern auch der Enzyme, Botenstoffe und Abwehrzellen des Immunsystems. Besonders im Alter ist daher eine ausreichende Zufuhr wichtig, weil die körpereigene Eiweißsynthese abnimmt und der Erhalt der Muskulatur zunehmend von einer guten Eiweißqualität abhängt. Essenzielle Aminosäuren wie L-Leucin, L-Lysin, L-Glutamin oder L-Arginin fördern Regeneration, Gewebereparatur und Abwehrkraft. Sie unterstützen außerdem die Bildung von Hormonen und Nervenbotenstoffen, die Energie und Stimmung stabilisieren. Sie müssen unbedingt über die Nahrung oder Nahrungsergänzungsmittel zugeführt werden.

Ergänzend spielt auch Kreatin eine zentrale Rolle. Es versorgt die Muskelzellen mit kurzfristig verfügbarer Energie und stärkt Kraft, Leistungsfähigkeit und kognitive Funktionen. Studien belegen, dass eine moderate Kreatinzufuhr von drei bis fünf Gramm auch im höheren Alter den Muskelerhalt, die Mobilität und sogar die geistige Leistungsfähigkeit verbessern kann.[40]

Ein Blick in die sogenannten »Blue Zones«, also die Regionen, in denen Menschen besonders alt werden und erstaunlich gesund bleiben, zeigt, dass es nicht ein einziges Geheimnis für ein langes und gesundes Lebens gibt. Vielmehr ist es die Kombination einfacher Gewohnheiten: natürliche, überwiegend pflanzliche Kost, tägliche Bewegung, soziale Verbundenheit, Sinn im Leben und ein ruhiger Umgang mit Stress. Diese Lebensweise schützt Körper, Geist und Seele und lässt sich auch im höheren Alter noch anpassen.

Longevity, also ein möglichst langes, gesundes Leben, entsteht nicht durch einzelne Maßnahmen, sondern durch das Zusammenspiel von Ernährung, Bewegung, Regeneration und mentalem Gleichgewicht. Eine diese Parameter berücksichtigende, bewusste Lebensweise kann den Alterungsprozess verlangsamen und die Lebensqualität im Alter deutlich verbessern.

Kurz gesagt können die fünf Säulen der Longevity also wie folgt aussehen:

1. Ernährung und Fasten
2. Bewegung und Muskelkraft
3. Mikronährstoffe und Zellschutz
4. Mentale Balance und Schlaf
5. Soziale Aktivität und Sinn im Leben

KAPITEL 5

KOCHEN MIT FREUDE UND LEICHTIGKEIT

Die folgenden 27 Rezepte sind für all jene entwickelt, die gerne kochen und dabei Wert auf Einfachheit und Nährstoffe legen. Denn im Laufe des Lebens verändern sich häufig die Kochroutinen. Manchmal fehlt die Zeit, manchmal die Lust auf aufwendige Zubereitungen, und oft kocht man nur mehr für sich allein oder für zwei. Die 21 Hauptmahlzeiten teilen sich gleichmäßig auf sieben Frühstücks-, sieben Mittags- und sieben Abendrezepte auf. Dazu kommen noch drei nahrhafte Snacks für die kleinen Genussmomente zwischendurch und drei Shakes für zusätzliches Protein.

Nährstoffreiche Rezepte

Jede Mahlzeitenkategorie folgt einem System: Zwei Rezepte orientieren sich an der mediterranen Küche mit ihren gesunden Ölen und frischen Zutaten. Zwei weitere setzen auf antientzündliche Ernährung mit Gewürzen wie Kurkuma und Ingwer und zwei proteinreiche Gerichte unterstützen den Erhalt der Muskelmasse. Und ein »Seelenfutter«-Rezept sorgt dafür, dass auch die emotionale Seite des Essens nicht zu kurz kommt, denn manchmal braucht es einfach etwas, das die Seele wärmt.

Alle Rezepte sind für zwei Portionen berechnet. Die Zubereitungszeit beträgt maximal 30 Minuten und komplizierte Kochtechniken haben wir bewusst vermieden. Bei geeigneten Gerichten finden Sie Meal-Prep-Hinweise, praktisch für die Küchenorganisation und zeitsparend im Alltag.

Frühstück

Der Morgen legt den Grundstein für einen gelungenen Tag. Gerade im Alter ist ein nährstoffreiches Frühstück der perfekte Start. Die Rezepte verbinden Energie, Geschmack und bekömmliche Zutaten, die Körper und Geist in Schwung bringen. Ein ausgewogenes Frühstück enthält Vitamine, Proteine, Ballaststoffe und gesunde Fette für einen guten Start in den Tag. Genießen Sie abwechslungsreiche Ideen, die Sie genussvoll in den Tag begleiten!

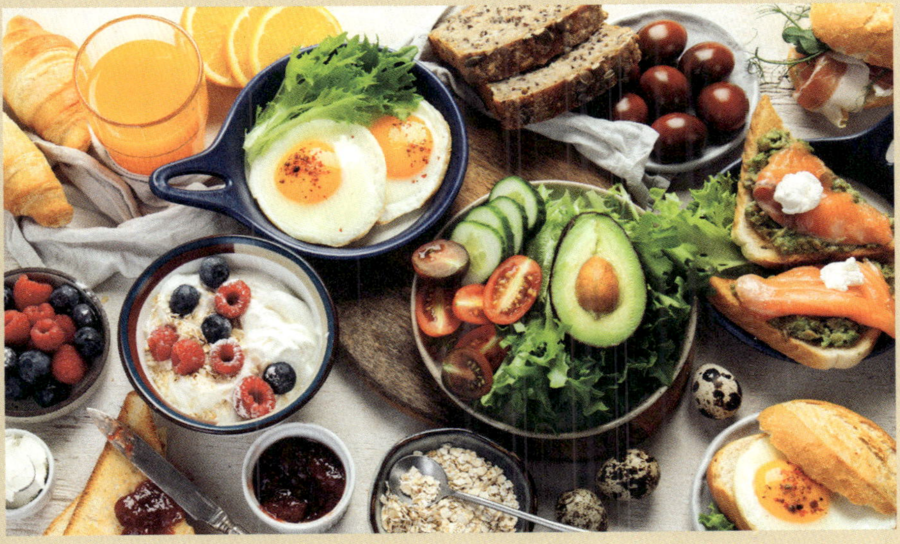

Mediterrane Avocado-Tomaten-Stulle (mediterran)

Ein farbenfrohes, herzhaftes Frühstück, das mit gesunden Fetten und frischen Vitaminen punktet.

Portionen: 2 • Zeit: 10 Minuten

Nährwerte pro Portion

- Kalorien: 380 kcal, Protein: 18 g, Kohlenhydrate: 28 g, Fett: 24 g
- Wichtige Mikronährstoffe: Vitamin K, Folsäure, Vitamin C, Kalium

Zutaten

4 Scheiben Roggen- oder Dinkelvollkornbrot
1 reife Avocado
2 EL Olivenöl
Salz, Pfeffer
2 mittelgroße Tomaten
100 g Hüttenkäse
frische Basilikumblätter

Zubereitung

1. Brotscheiben im Toaster oder in einer Pfanne ohne Fett bei mittlerer Hitze von beiden Seiten goldbraun rösten.
2. Avocado schälen, den Kern entfernen und das Fruchtfleisch in einer Schüssel mit einer Gabel zerdrücken. Mit Olivenöl, Salz und Pfeffer würzen.
3. Tomaten waschen, putzen und in gleichmäßige Scheiben schneiden.
4. Die gerösteten Brotscheiben großzügig mit Hüttenkäse bestreichen und anschließend die Avocadomasse darauf verteilen.
5. Die Tomatenscheiben auf die Avocadomasse legen und das Ganze mit frischen Basilikumblättern garnieren.

Griechischer Joghurt mit Honig und Nüssen (mediterran)

Ein cremiger, proteinreicher Start in den Tag, der mit natürlicher Süße und knackigen Nüssen verwöhnt.

Portionen: 2 • Zeit: 5 Minuten

Nährwerte pro Portion

- Kalorien: 295 kcal, Protein: 16 g, Kohlenhydrate: 28 g, Fett: 14 g
- Wichtige Mikronährstoffe: Kalzium, Vitamin B_{12}, Magnesium, Vitamin E

Zutaten

300 g griechischer Joghurt (10 % Fett)
3 EL Honig
50 g gemischte Nüsse
1 TL Zimt
100 g frische oder aufgetaute Beeren

Zubereitung

1. Den Joghurt gleichmäßig auf 2 Schalen verteilen.
2. Über jede Portion etwa 1 ½ EL Honig träufeln.
3. Nüsse hacken und Joghurt großzügig damit bestreuen, dann mit Zimt bestäuben.
4. Frische, gewaschene oder aufgetaute Beeren als Topping obenauf geben.

Meal-Prep-Tipp

Nüsse können portionsweise abgepackt werden. Das gesamte Frühstück kann bereits mit gefrorenen Beeren am Abend vorher zubereitet und im Kühlschrank gelagert werden. Morgens dann nur noch mit Honig süßen.

Heidelbeer-Haferbrei mit Ingwer (antientzündlich)

Ein wärmender Haferbrei mit antioxidativen Heidelbeeren und entzündungshemmendem Ingwer für einen gesunden Start in den Tag.

Portionen: 2 • Zeit: 15 Minuten

Nährwerte pro Portion

- Kalorien: 320 kcal, Protein: 12 g, Kohlenhydrate: 45 g, Fett: 10 g
- Wichtige Mikronährstoffe: Mangan, Vitamin C, Omega-3-Fettsäuren, Ballaststoffe

Zutaten

100 g Haferflocken
400 ml Milch oder eine Milchalternative
150 g Heidelbeeren (frisch oder TK)
1 TL frisch geriebener Ingwer
2 EL Honig
2 EL Leinsamen

Zubereitung

1. Haferflocken und Milch in einen Topf geben und zum Kochen bringen.
2. Dann die Hitze reduzieren und Brei etwa 10 Minuten sanft köcheln lassen. Dabei regelmäßig umrühren, damit nichts anbrennt.
3. Frische Heidelbeeren waschen und verlesen. Beeren und den geriebenen Ingwer in den Topf geben und gut untermischen.
4. Haferbrei nach Geschmack mit Honig süßen.
5. Brei auf 2 Schalen verteilen und die Leinsamen als gesundes Topping darüberstreuen.

Meal-Prep-Tipp

Der Brei kann am Vorabend zubereitet werden. Hierfür einfach alle Zutaten mit etwa 50 ml mehr Milch in einer Tupperdose oder einem Glas verrühren und über Nacht abgedeckt in den Kühlschrank stellen. Morgens dann lediglich die Leinsamen darüberstreuen. Wer mag, kann den Brei in einem geeigneten Gefäß auch in der Mikrowelle kurz erwärmen.

Kurkuma-Chia-Pudding (antientzündlich)

Ein goldener Pudding mit entzündungshemmenden Gewürzen und nährstoffreichen Chiasamen.

Portionen: 2 • Zeit: 10 Minuten

Nährwerte pro Portion

- Kalorien: 220 kcal, Protein: 8 g, Kohlenhydrate: 30 g, Fett: 8 g
- Wichtige Mikronährstoffe: Curcumin, Kalzium, Omega-3-Fettsäuren, Kalium

Zutaten

400 ml Milch oder Mandeldrink
1 TL gemahlene Kurkuma
½ TL Zimt
1 Prise schwarzer Pfeffer
2 EL Honig
4 EL Chiasamen
1 Banane

Zubereitung

1. Milch in einen Topf geben und bei niedriger bis mittlerer Hitze erwärmen, aber nicht zum Kochen bringen.
2. Kurkuma, Zimt und schwarzen Pfeffer gründlich einrühren.
3. Mischung mit Honig nach Geschmack süßen und gut umrühren.
4. Topf vom Herd nehmen, Chiasamen untermischen und etwa 10 Minuten quellen lassen. Zwischendurch noch einmal umrühren.
5. Pudding in 2 Gläser oder Schälchen füllen.
6. Die Banane schälen und in Scheiben schneiden. Bananenscheiben auf dem Pudding verteilen und diesen in den Kühlschrank stellen, bis er eine angenehme Konsistenz hat.

Meal-Prep-Tipp

Der Pudding kann am Vorabend zubereitet werden. Hierfür einfach alle Zutaten (außer der Banane) mit etwa 50 ml mehr Milch in einer Tupperdose oder einem Glas verrühren und über Nacht abgedeckt in den Kühlschrank stellen. Morgens dann lediglich einmal umrühren und mit Bananenscheiben garnieren. Wer mag, kann den Pudding auch in einem geeigneten Gefäß in der Mikrowelle kurz erwärmen.

Rührei mit Lachs und Dill (proteinreich)

Ein luxuriöses, proteinreiches Frühstück mit hochwertigem Lachs und frischen Kräutern.

Portionen: 2 • Zeit: 15 Minuten

Nährwerte pro Portion

- Kalorien: 420 kcal, Protein: 28 g, Kohlenhydrate: 22 g, Fett: 26 g
- Wichtige Mikronährstoffe: Omega-3-Fettsäuren, Vitamin D, Vitamin B12, Selen

Zutaten

4 Eier
100 g Räucherlachs
100 ml Milch
2 EL Butter
3 EL frisch gehackter Dill
Salz, Pfeffer
2 Scheiben Vollkornbrot

Zubereitung

1. Die Eier und die Milch in eine Schüssel geben, mit dem Schneebesen verquirlen und mit Salz und Pfeffer würzen.
2. Die Butter in einer beschichteten Pfanne bei mittlerer Hitze schmelzen. Eimasse in die Pfanne gießen und bei mittlerer Hitze unter regelmäßigem Rühren mit einem Pfannenwender stocken lassen, bis sie die gewünschte cremige Konsistenz erreicht hat.
3. Räucherlachs in mundgerechte Stücke schneiden und kurz vor Ende der Garzeit unter das Rührei heben.
4. Das Vollkornbrot im Toaster oder einer Pfanne ohne Fett von beiden Seiten rösten.
5. Das fertige Rührei großzügig mit frischem Dill bestreuen und mit geröstetem Vollkornbrot servieren.

Quark-Pfannkuchen mit Beeren (proteinreich)

Fluffige, proteinreiche Pfannkuchen mit fruchtigen Beeren – ein gesunder Genuss ohne Reue.

Portionen: 2 (etwa 8 kleine Pfannkuchen) • Zeit: 20 Minuten

Nährwerte pro Portion

- Kalorien: 350 kcal, Protein: 22 g, Kohlenhydrate: 35 g, Fett: 15 g
- Wichtige Mikronährstoffe: Kalzium, Vitamin C, Folsäure

Zutaten

250 g Magerquark
2 Eier
3 EL Mehl
1 EL Zucker
1 TL Backpulver
2 EL Öl zum Braten
150 g frische gemischte Beeren
2 EL Honig

Zubereitung

1. Magerquark, Eier, Mehl, Zucker und Backpulver in einer Schüssel zu einem glatten Teig verrühren.
2. Etwas Öl in einer beschichteten Pfanne bei mittlerer Temperatur erhitzen.
3. Mit einer Schöpfkelle kleine Portionen Teig in die Pfanne geben. (Insgesamt sollen es etwa 8 kleine Pfannkuchen werden.) Pfannkuchen etwa 3 Minuten pro Seite goldbraun backen. Vorgang wiederholen, bis Öl und Teig aufgebraucht sind.
4. Beeren waschen, verlesen und gegebenenfalls entstielen.
5. Die warmen Pfannkuchen mit Honig beträufeln und mit den Beeren servieren.

Meal-Prep-Tipp

Die fertig gebackenen Pfannkuchen kann man wunderbar einfrieren und bei Bedarf dann im Toaster oder in der Pfanne vorsichtig auftauen und erwärmen. Im Kühlschrank halten sie sich einige Tage, so können Sie einmal eine größere Menge zubereiten und mehrere Tage davon frühstücken.

Kaiserschmarrn wie bei Oma (Seelenfutter)

Ein österreichischer Klassiker, der Kindheitserinnerungen weckt und die Seele wärmt.

Portionen: 2 • Zeit: 25 Minuten

Nährwerte pro Portion

- Kalorien: 485 kcal, Protein: 16 g, Kohlenhydrate: 58 g, Fett: 20 g
- Wichtige Mikronährstoffe: Vitamin A, Kalzium, Eisen, B-Vitamine

Zutaten

3 Eier
200 ml Milch oder eine Milchalternative
100 g Mehl
2 EL Zucker
1 Prise Salz
3 EL Butter
2 EL Rosinen (optional)
Puderzucker zum Bestäuben

Zubereitung

1. Die Eier trennen. Eigelb mit Milch, Mehl, Zucker und Salz in einer Schüssel zu einem glatten Teig verrühren.
2. Das Eiweiß in einer separaten Schüssel mit einem Handrührgerät steif schlagen und vorsichtig unter die Eigelbmasse heben.
3. Butter in einer großen Pfanne erhitzen und den gesamten Teig hineinschütten.
4. Nach etwa 5 Minuten, wenn die Unterseite goldbraun ist, den Teig vorsichtig mit einem großen Pfannenwender wenden und anschließend mit 2 Gabeln in grobe Stücke zerteilen.
5. Falls gewünscht, Rosinen über die Teigstücke streuen und Kaiserschmarrn unter regelmäßigem Wenden goldbraun braten.
6. Den fertigen Kaiserschmarrn großzügig mit Puderzucker bestreuen und warm servieren.

Mittagessen

Die Mittagszeit ist der kulinarische Höhepunkt des Tages. Die folgenden einfachen und wohltuenden Gerichte liefern Ihrem Körper alles, was er an Vitalstoffen und Energie für die zweite Tageshälfte braucht.

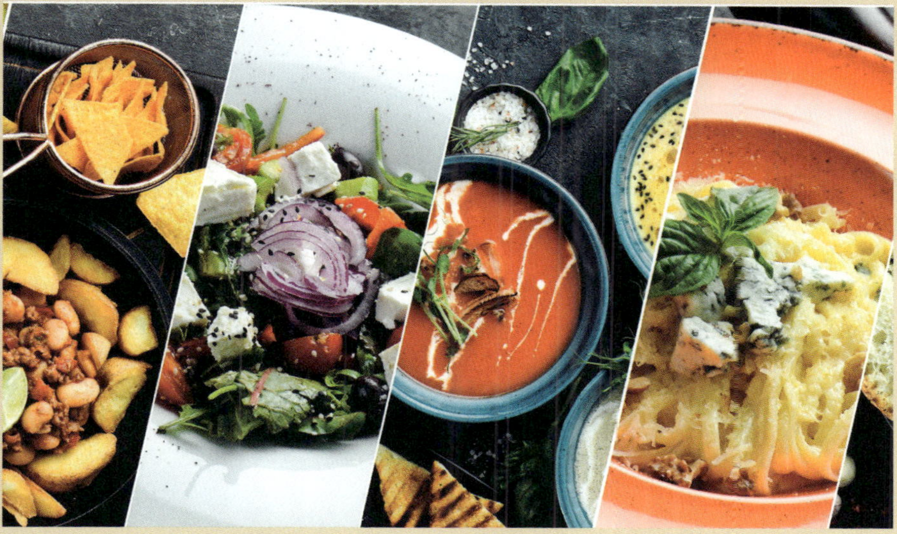

Mediterrane Linsen-Tomaten-Suppe (mediterran)

Eine wärmende und nährstoffreiche Suppe, die voller pflanzlicher Proteine und mediterraner Aromen steckt.

Portionen: 2 • Zeit: 25 Minuten

Nährwerte pro Portion

- Kalorien: 340 kcal, Protein: 18 g, Kohlenhydrate: 42 g, Fett: 12 g
- Wichtige Mikronährstoffe: Folsäure, Eisen, Kalium

Zutaten

1 Zwiebel
2 Knoblauchzehen
3 EL Olivenöl
200 g rote Linsen
1 Dose Tomaten (400 g)
400 ml Gemüsebrühe
1 TL getrockneter Oregano
Salz, Pfeffer
100 g Feta

Zubereitung

1. Zwiebel und Knoblauch schälen, Zwiebel klein würfeln und Knoblauch hacken.
2. Olivenöl in einem Topf bei mittlerer Temperatur erhitzen und Zwiebel und Knoblauch darin in etwa 3 Minuten glasig dünsten.
3. Linsen und die Dosentomaten mit Saft in den Topf geben und alles gut umrühren.
4. Gemüsebrühe hinzugießen und Suppe etwa 15 Minuten bei mittlerer bis niedriger Hitze mit aufgelegtem Deckel köcheln lassen, bis die Linsen weich sind. Zwischendurch vorsichtig rühren.
5. Suppe mit Oregano, Salz und Pfeffer abschmecken und mit einem Stabmixer pürieren, bis eine cremige Konsistenz entsteht.
6. Den Feta würfeln und die Suppe mit den Fetawürfeln als Topping servieren.

Meal-Prep-Tipp

Die Suppe lässt sich gut in größeren Mengen kochen und einfrieren. Im Kühlschrank aufbewahrt hält sie sich einige Tage, sodass Sie einmal eine größere Menge kochen können und dann mehrere Tage etwas davon essen können.

Italienische Caprese-Pasta (mediterran)

Ein Stück Italien auf dem Teller: frisch, farbenfroh und unwiderstehlich lecker.

Portionen: 2 • Zeit: 20 Minuten

Nährwerte pro Portion

- Kalorien: 520 kcal, Protein: 22 g, Kohlenhydrate: 65 g, Fett: 18 g
- Wichtige Mikronährstoffe: Kalzium, Vitamin K, Folsäure

Zutaten

200 g (Vollkorn-)Nudeln (Penne oder Farfalle)
300 g Kirschtomaten
200 g Mozzarella
50 ml Olivenöl
3 EL heller Balsamico
Salz, Pfeffer
frische Basilikumblätter

Zubereitung

1. Nudeln in einem Topf mit reichlich Salzwasser nach Packungsanleitung al dente kochen. Dann in ein Sieb abgießen.
2. Kirschtomaten waschen und halbieren. Mozzarella in mundgerechte Würfel schneiden.
3. Olivenöl und Balsamico in einer kleinen Schüssel verrühren und Dressing mit Salz und Pfeffer würzen.
4. Die noch warmen Nudeln in einer großen Schüssel mit den Tomatenhälften und den Mozzarellawürfeln vermischen.
5. Das Dressing über die Pasta gießen, alles gut durchschwenken und mit frischen Basilikumblättern garnieren.

Meal-Prep-Tipp

Der Salat lässt sich ohne Tomaten und frisches Basilikum sehr gut für 2 oder 3 Tage vorbereiten. Am Tag selbst dann noch die Tomaten dazuschneiden, Basilikum darauf verteilen und untermischen. Gegebenenfalls noch einmal nachwürzen.

Lachs mit Süßkartoffelpüree (antientzündlich)

Ein nährstoffreicher, leckerer Genuss mit entzündungshemmenden Omega-3-Fettsäuren und antioxidativer Kurkuma.

Portionen: 2 • Zeit: 30 Minuten

Nährwerte pro Portion

- Kalorien: 480 kcal, Protein: 32 g, Kohlenhydrate: 35 g, Fett: 22 g
- Wichtige Mikronährstoffe: Omega-3-Fettsäuren, Betacarotin, Vitamin D, Folsäure

Zutaten

500 g Süßkartoffeln
1 EL Olivenöl
2 Lachsfilets (jeweils 150 g)
200 g TK-Spinat
100 ml Sahne (30 % Fett)
1 TL gemahlene Kurkuma
Salz, Pfeffer
1 Zitrone

Zubereitung

1. Süßkartoffeln schälen, in gleichmäßige Würfel schneiden und in einem Topf mit Salzwasser in etwa 20 Minuten weich kochen.
2. Das Olivenöl in einer Pfanne bei mittlerer Temperatur erhitzen und die Lachsfilets darin von beiden Seiten jeweils etwa 4 Minuten braten, bis sie durchgegart sind.
3. Währenddessen den Tiefkühlspinat in einem kleinen Topf auftauen und kurz erwärmen.
4. Das Wasser der Süßkartoffeln abgießen. Die Sahne zugießen, Kurkuma einstreuen und alles mit dem Stabmixer zu einem cremigen Püree verarbeiten. Mit Salz und Pfeffer abschmecken.
5. Die Zitrone auspressen und sowohl Lachs als auch Spinat mit dem Zitronensaft würzen.
6. Lachs, Spinat und Püree auf 2 Tellern anrichten.

Brokkoli-Ingwer-Suppe (antientzündlich)

Diese Suppe ist eine grüne Vitaminbombe mit entzündungshemmendem Ingwer und antioxidativem Brokkoli.

Portionen: 2 • Zeit: 25 Minuten

Nährwerte pro Portion

- Kalorien: 180 kcal, Protein: 8 g, Kohlenhydrate: 18 g, Fett: 9 g
- Wichtige Mikronährstoffe: Vitamin C, Vitamin K, Folsäure

Zutaten

1 Zwiebel
1 Stück Ingwer (2 cm)
2 EL Olivenöl
500 g Brokkoli
1 Kartoffel
500 ml Gemüsebrühe
100 ml Kokosmilch
Salz, Pfeffer

Zubereitung

1. Die Zwiebel schälen und klein würfeln. Den Ingwer schälen und fein reiben.
2. Olivenöl in einem Topf bei mittlerer Temperatur erhitzen und Zwiebel und Ingwer darin etwa 3 Minuten anbraten.
3. Den Brokkoli waschen, putzen und in Röschen teilen. Kartoffel schälen, waschen und klein würfeln. Beides in den Topf geben.
4. Gemüsebrühe angießen und Suppe etwa 15 Minuten köcheln lassen, bis das Gemüse weich ist.
5. Suppe mit einem Stabmixer pürieren, dann die Kokosmilch einrühren und erwärmen.
6. Suppe mit Salz und Pfeffer abschmecken und heiß servieren.

Meal-Prep-Tipp

Sie können gleich mehrere Portionen kochen und anschließend portionsweise einfrieren. Oder über mehrere Tage im Kühlschrank aufbewahren und genießen.

Hähnchen-Bohnen-Eintopf (proteinreich)

Ein herzhafter, proteinreicher Eintopf, der wunderbar satt macht und alle wichtigen Nährstoffe liefert.

Portionen: 2 • Zeit: 30 Minuten

Nährwerte pro Portion

- Kalorien: 420 kcal, Protein: 38 g, Kohlenhydrate: 35 g, Fett: 14 g
- Wichtige Mikronährstoffe: Vitamin B_6, Eisen, Ballaststoffe

Zutaten

300 g Hähnchenbrust
2 EL Olivenöl
1 Zwiebel
2 Karotten
400 ml Hühnerbrühe
1 Dose weiße Bohnen (400 g)
1 TL getrockneter Thymian
Salz, Pfeffer

Zubereitung

1. Hähnchenbrust in mundgerechte Würfel schneiden. Olivenöl in einem Topf bei mittlerer bis hoher Temperatur erhitzen und Fleisch darin von allen Seiten in etwa 5 Minuten goldbraun braten.
2. Zwiebel und Karotten schälen und würfeln. Gemüse zum Hähnchen in den Topf geben und etwa 3 Minuten mitrösten.
3. Mit der Hühnerbrühe ablöschen.
4. Die weißen Bohnen in ein Sieb abgießen, gründlich abspülen, abtropfen lassen und zusammen mit dem Thymian in den Topf geben.
5. Eintopf etwa 15 Minuten bei mittlerer Hitze köcheln lassen. Dann mit Salz und Pfeffer abschmecken und heiß servieren.

Meal-Prep-Tipp

Der Eintopf eignet sich ideal zum Vorbereiten, im Kühlschrank hält er sich 3 Tage.

Linsenbratlinge mit Kräuterquark (proteinreich)

Dieses Gericht ist eine vegetarische Protein-Powermahlzeit mit pflanzlichen Eiweißen und frischen Kräutern.

Portionen: 2 • Zeit: 25 Minuten

Nährwerte pro Portion

- Kalorien: 380 kcal, Protein: 24 g, Kohlenhydrate: 32 g, Fett: 18 g
- Wichtige Mikronährstoffe: Folsäure, Eisen, Kalzium, Vitamin K

Zutaten

200 g rohe rote Linsen oder aus der Dose
1 kleine Zwiebel
1 Ei
2 EL Haferflocken
Salz, Pfeffer
3 EL Öl
250 g Magerquark
2 EL gemischte gehackte Kräuter (frisch oder TK)

Zubereitung

1. Rohe Linsen in einem Topf mit Wasser nach Packungsanleitung bissfest kochen, dann in ein Sieb abgießen. Linsen aus der Dose in ein Sieb abgießen, gründlich abspülen und abtropfen lassen.
2. Zwiebel schälen und hacken, in einer Schüssel mit den Linsen, dem Ei und den Haferflocken vermischen.
3. Masse mit Salz und Pfeffer würzen und 4 gleich große Bratlinge daraus formen.
4. Öl in einer Pfanne erhitzen und Bratlinge darin von beiden Seiten in jeweils 4–5 Minuten goldbraun braten.
5. In der Zwischenzeit den Quark in einer Schüssel mit den gemischten Kräutern verrühren und mit Salz und Pfeffer würzen.
6. Linsenbratlinge zusammen mit dem Kräuterquark servieren.

Meal-Prep-Tipp

Die fertig ausgebackenen Linsenbratlinge lassen sich sehr gut einfrieren und bei Bedarf auftauen und erhitzen. Auch im Kühlschrank gelagert halten sie sich einige Tage.

Hausgemachte Spätzle mit Käse (Seelenfutter)

Ein schwäbischer Klassiker, der hier etwas vereinfacht ist, aber trotzdem viel Geschmack und Wärme auf den Teller bringt.

Portionen: 2 • Zeit: 30 Minuten

Nährwerte pro Portion

- Kalorien: 580 kcal, Protein: 26 g, Kohlenhydrate: 52 g, Fett: 28 g
- Wichtige Mikronährstoffe: Kalzium, Vitamin A, B-Vitamine

Zutaten

200 g Mehl
2 Eier
100 ml Milch oder eine Milchalternative
Salz, geriebene Muskatnuss
2 Zwiebeln
3 EL Butter
150 g geriebener Käse (z. B. Gouda, Emmentaler oder etwas Würzigeres)
frische Schnittlauchröllchen

Zubereitung

1. Mehl, Eier, Milch, etwas Salz und Muskat in einer Schüssel zu einem glatten, zähflüssigen Spätzleteig verrühren.
2. Einen großen Topf mit reichlich Salzwasser füllen und dieses zum Kochen bringen. Die Spätzle portionsweise mit einer Spätzlereibe oder einem Spätzlehobel direkt ins kochende Wasser schaben.
3. Wenn die Spätzle an der Oberfläche schwimmen (nach etwa 2–3 Minuten), mit einer Schaumkelle herausheben und kurz abtropfen lassen. In einer Schüssel beiseitestellen, bis alle Spätzle fertig sind.
4. Zwiebeln schälen und in Ringe schneiden. Butter in einer großen Pfanne erhitzen und Zwiebelringe darin bei mittlerer Hitze goldbraun braten. Herausnehmen.
5. Die abgetropften Spätzle abwechselnd mit dem geriebenen Käse in die Pfanne schichten, die Röstzwiebeln darüber verteilen und alles vorsichtig erwärmen, bis der Käse geschmolzen ist. Vor dem Servieren mit Schnittlauchröllchen garnieren.

Gesunde Snacks für zwischendurch

Es ist völlig normal, dass sich zwischen den Hauptmahlzeiten ein kleiner Hunger meldet. Obst und Gemüse können nie schaden und können jederzeit als Rohkost gegessen werden. Ein Apfel, Beeren oder Gurkenscheiben versorgen den Körper beispielsweise mit wichtigen Nährstoffen. Auch Süßes darf es gelegentlich sein. Es ist sogar wichtig für Kopf und Seele, dass man sich ab und zu eine Kleinigkeit gönnt.

Die folgenden Rezepte sind schnell zubereitet, nährstoffreich und perfekt für den kleinen Hunger zwischendurch.

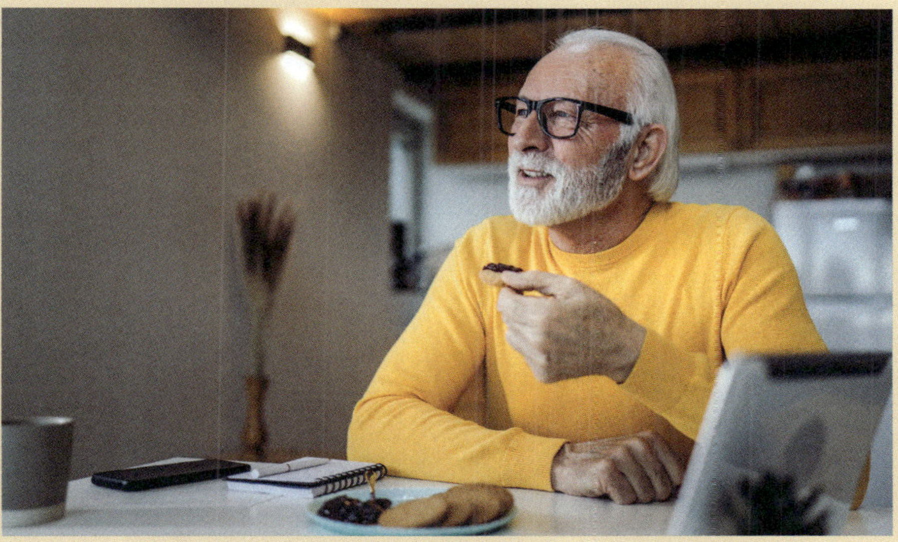

Schoko-Bananen-Happen

Diese süßen, schokoladigen Happen sind der perfekte Snack für zwischendurch, und das ganz ohne Backen.

Portionen: 2 (8 Happen) • Zeit: 15 Minuten (plus 30 Minuten Kühlzeit)

Nährwerte pro Portion

- Kalorien: 280 kcal, Protein: 6 g, Kohlenhydrate: 35 g, Fett: 12 g
- Wichtige Mikronährstoffe: Kalium, Magnesium, Ballaststoffe, Vitamin B_6

Zutaten

2 reife Bananen
100 g Haferflocken
2 EL Kakaopulver
1 EL Honig
2 EL Kokosraspel

Zubereitung

1. Bananen schälen, in eine Schüssel geben und mit einer Gabel zu einem glatten Brei zerdrücken.
2. Haferflocken, Kakaopulver und Honig hinzufügen und alles gründlich vermischen.
3. Aus der Masse mit den Händen etwa 8 kleine Kugeln formen.
4. Kokosraspel auf einen Teller streuen und die Kugeln darin wälzen, sodass sie rundherum damit bedeckt sind.
5. Happen auf einen Teller legen und mindestens 30 Minuten in den Kühlschrank stellen, damit sie fest werden.

Meal-Prep-Tipp

Die Happen halten sich etwa 3 Tage im Kühlschrank.

Apfel mit Mandelmus

Ein knackig-cremiger Snack, der natürliche Süße mit gesunden Fetten kombiniert.

Portionen: 2 • Zeit: 5 Minuten

Nährwerte pro Portion

- Kalorien: 220 kcal, Protein: 6 g, Kohlenhydrate: 20 g, Fett: 14 g
- Wichtige Mikronährstoffe: Vitamin C, Vitamin E, Magnesium, Ballaststoffe

Zutaten

2 große Äpfel
4 EL Mandelmus
1 TL Zimt
1 TL Honig
20 g gehackte Walnüsse

Zubereitung

1. Äpfel waschen, halbieren, das Kerngehäuse entfernen und Hälften in dünne Spalten schneiden.
2. Mandelmus, Honig und Zimt in einer kleinen Schüssel zu einem cremigen Dip verrühren.
3. Apfelspalten zusammen mit dem Mandelmus-Dip auf 2 Tellern anrichten. Mit den gehackten Walnüssen bestreuen für zusätzlichen Crunch.

Herzhafte Quark-Stulle

Ein klassischer, herzhafter Snack mit viel Protein und frischen Vitaminen.

Portionen: 2 • Zeit: 8 Minuten

Nährwerte pro Portion

- Kalorien: 240 kcal, Protein: 18 g, Kohlenhydrate: 26 g, Fett: 6 g
- Wichtige Mikronährstoffe: Kalzium, Vitamin K, Vitamin C, Folsäure

Zutaten

½ Bund Schnittlauch
200 g Magerquark
Salz, Pfeffer
4 Scheiben Vollkornbrot
1 Gurke
4 Radieschen
Kresse zum Garnieren

Zubereitung

1. Schnittlauch waschen und fein hacken. In einer Schüssel mit dem Magerquark verrühren und Quark mit Salz und Pfeffer abschmecken.
2. Vollkornbrote mit dem Quark bestreichen.
3. Gurke und Radieschen putzen, waschen und in dünne Scheiben schneiden.
4. Brote mit den Gurken- und Radieschenscheiben sowie der Kresse belegen.

Proteinreiche Shakes

Diese Shakes eignen sich ideal als Zwischenmahlzeit oder Abenddrink und liefern neben Protein auch wertvolle Fette, Ballaststoffe und Vitamine.

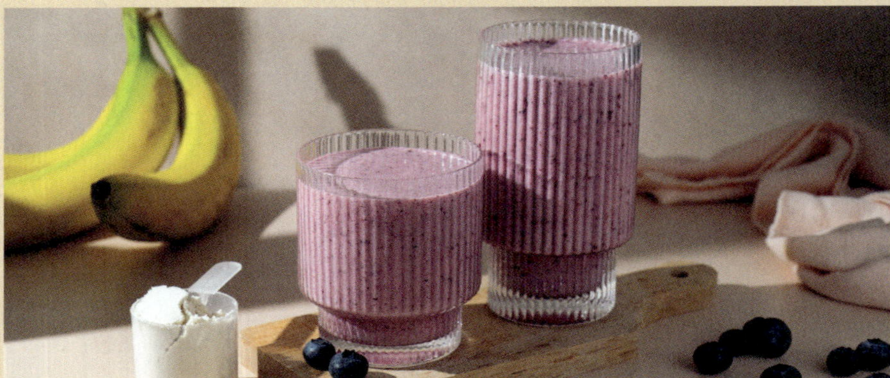

Quark-Beeren-Shake

Shake mit frischen Beeren und Magerquark für den Energieboost.

Portionen: 1 • Zeit: 5 Minuten

Nährwerte pro Portion

- Kalorien: 245 kcal, Protein: 24 g, Kohlenhydrate: 29 g, Fett: 3 g
- Wichtige Mikronährstoffe: Kalzium, Vitamin C, Antioxidantien, B-Vitamine

Zutaten

100 g Beeren (frisch oder TK)
150 g Magerquark
150 ml Milch (1,5 %) oder eine Milchalternative
1 TL Honig

Zubereitung

1. Frische Beeren waschen, verlesen und eventuell entstielen.
2. Alle Zutaten in einen Behälter geben und mit dem Stabmixer pürieren.

Bananen-Molke-Shake

Ein schneller Shake mit vorfermentiertem Molkenprotein und Omega-3-Fettsäuren eignet sich optimal für die Regeneration.

Portionen: 1 • Zubereitungszeit: 3 Minuten

Nährwerte pro Portion

- Kalorien: 360 kcal, Protein: 32 g, Kohlenhydrate: 36 g, Fett: 9 g
- Wichtige Mikronährstoffe: Kalium, Kalzium, Omega-3-Fettsäuren (ALA), B-Vitamine

Zutaten

1 Banane
200 ml Milch oder eine Milchalternative
30 g vorfermentiertes Molkenproteinpulver
1 TL Leinöl

Zubereitung

1. Banane schälen.
2. Alle Zutaten in einen Behälter geben und mit dem Stabmixer pürieren.

Veganer Mandel-Hafer-Shake

Dieser vollwertige pflanzliche Shake mit Hafer und Mandelmus ist sättigend und nährstoffreich.

Portionen: 1 • Zeit: 5 Minuten

Nährwerte pro Portion

- Kalorien: 335 kcal, Protein: 22 g, Kohlenhydrate: 39 g, Fett: 11 g
- Wichtige Mikronährstoffe: Vitamin E, Magnesium, Eisen, Ballaststoffe

Zutaten

½ Apfel
200 ml Haferdrink
2 TL Mandelmus
2 EL Haferflocken
20 g veganes Proteinpulver

Zubereitung

1. Apfel waschen und nach Belieben schälen (mit Schale enthält er mehr Ballaststoffe und Vitamine) und entkernen.
2. Alle Zutaten in einen Behälter geben und mit dem Stabmixer pürieren.

Abendessen

Der Abend steht ganz im Zeichen von Genuss und Entspannung. Nach einem langen Tag sorgen die folgenden bekömmlichen und leichten Rezepte dafür, dass Sie wohlig satt, aber nicht beschwert in den Feierabend gleiten können. Wertvolle Zutaten stärken Körper und Seele und sorgen so für einen rundum gelungenen Tagesabschluss.

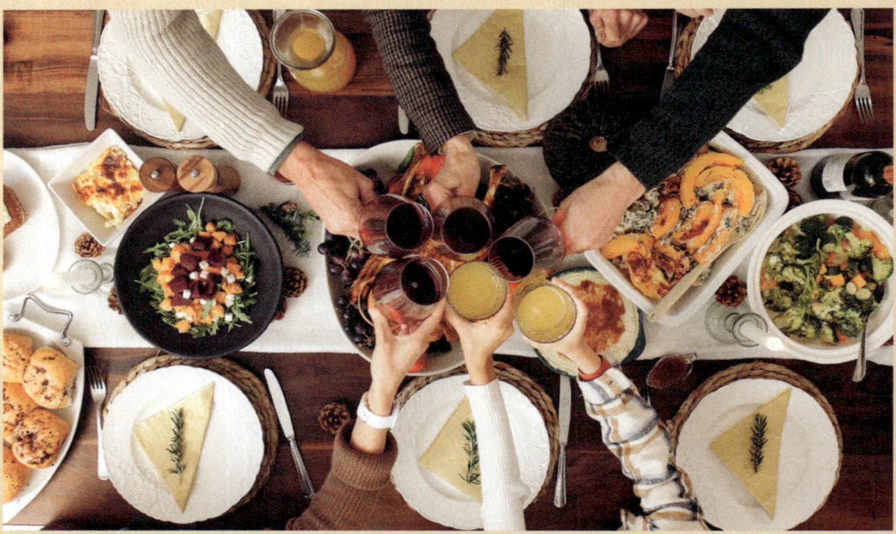

Gegrillte Zucchini mit Feta (mediterran)

Ein leichtes, mediterranes Abendessen mit viel Geschmack und wenig Aufwand.

Portionen: 2 • Zeit: 20 Minuten

Nährwerte pro Portion

- Kalorien: 280 kcal, Protein: 12 g, Kohlenhydrate: 8 g, Fett: 22 g
- Wichtige Mikronährstoffe: Kalzium, Vitamin C, Kalium, Vitamin A

Zutaten

2 große Zucchini
4 EL Olivenöl
200 g Feta
2 Tomaten
2 EL dunkler Balsamico
1 TL getrockneter Oregano
frische Basilikumblätter
2 EL geröstete Pinien- oder Sonnenblumenkerne

Zubereitung

1. Zucchini putzen, waschen und längs in etwa 5 mm dicke Scheiben schneiden.
2. Die Zucchinischeiben mit 2 EL Olivenöl bestreichen und in einer Grillpfanne bei mittlerer bis hoher Hitze von beiden Seiten jeweils 3–4 Minuten braten, bis sie schöne Grillstreifen haben.
3. Feta in kleine Stücke zerbröckeln. Die Tomaten waschen und würfeln.
4. Das restliche Olivenöl in einer Schüssel mit dem Balsamico und dem Oregano zu einem Dressing vermischen.
5. Die gegrillten Zucchinischeiben auf 2 Teller legen, Feta und Tomatenwürfel darauf verteilen und mit dem Dressing beträufeln. Mit Basilikumblättern und Pinienkernen garnieren.

Meal-Prep-Tipp

Die fertig gegrillten Zucchini kann man einen Tag im Kühlschrank lagern und am nächsten Tag aufgewärmt mit Feta, Tomaten und Kernen bestreuen und mit dem Dressing verfeinern.

Mediterrane Frittata (mediterran)

Eine vielseitige Eierspeise voller mediterraner Aromen – perfekt für entspannte Abende.

Portionen: 2 • Zeit: 25 Minuten

Nährwerte pro Portion

- Kalorien: 420 kcal, Protein: 24 g, Kohlenhydrate: 12 g, Fett: 30 g
- Wichtige Mikronährstoffe: Vitamin A, Kalzium, Vitamin C, Folsäure

Zutaten

1 Zucchini
1 rote Paprika
3 EL Olivenöl
6 Eier
getrocknete Kräuter der Provence
Salz, Pfeffer
100 g Ziegenkäse
100 g entsteinte Oliven

Zubereitung

1. Zucchini und Paprika putzen, waschen und in kleine Stücke schneiden.
2. Olivenöl in einer ofenfesten Pfanne bei mittlerer Temperatur erhitzen und Gemüse darin etwa 5 Minuten braten.
3. Backofen auf 180 °C Ober-/Unterhitze vorheizen.
4. Eier in einer Schüssel mit dem Schneebesen verquirlen und mit Kräutern der Provence, Salz und Pfeffer würzen.
5. Eiermasse gleichmäßig über das angebratene Gemüse in der Pfanne gießen.
6. Ziegenkäse zerbröckeln und auf der Frittata verteilen. Die Oliven gegebenenfalls halbieren und ebenfalls daraufstreuen.
7. Pfanne in den Backofen stellen und Frittata etwa 15 Minuten backen, bis die Eier gestockt sind und die Oberfläche goldbraun ist.

Meal-Prep-Tipp

Schmeckt auch am nächsten Tag aufgewärmt.

Goldene Kurkuma-Hühnersuppe (antientzündlich)

Eine heilsame Suppe mit entzündungshemmenden Gewürzen – Medizin und Genuss in einem.

Portionen: 2 • Zeit: 30 Minuten

Nährwerte pro Portion

- Kalorien: 320 kcal, Protein: 28 g, Kohlenhydrate: 22 g. Fett: 14 g
- Wichtige Mikronährstoffe: Curcumin, Vitamin B_6, Betacarotin

Zutaten

250 g Hühnerbrust
2 EL Olivenöl
1 Karotte
1 Stange Sellerie
1 l Hühnerbrühe
1 Stück Ingwer (1 cm)
1 TL gemahlene Kurkuma
80 g Reisnudeln
2 EL frisch gehackte Petersilie

Zubereitung

1. Hühnerbrust in mundgerechte Würfel schneiden. Olivenöl in einem Topf bei mittlerer bis hoher Temperatur erhitzen und Fleisch darin in etwa 5 Minuten von allen Seiten goldbraun braten.
2. Karotte und Sellerie putzen und waschen. Karotte würfeln und Sellerie in Scheiben schneiden. Gemüse zum Hähnchen in den Topf geben.
3. Hühnerbrühe angießen und zum Kochen bringen.
4. Ingwer schälen und reiben, mit Kurkuma in den Topf geben und unterrühren.
5. Suppe etwa 20 Minuten bei mittlerer Hitze köcheln lassen. In den letzten 10 Minuten (bitte die Kochzeit auf der Nudelpackung beachten) Reisnudeln zufügen und al dente kochen.
6. Suppe vor dem Servieren mit Petersilie garnieren.

Meal-Prep-Tipp

Ohne Nudeln kann man die Suppe gut portionieren und einfrieren.

Gerösteter Blumenkohl mit Tahini (antientzündlich)

Eine orientalisch inspirierte, nährstoffreiche Mahlzeit mit cremiger Tahini-Soße.

Portionen: 2 • Zeit: 25 Minuten

Nährwerte pro Portion

- Kalorien: 340 kcal, Protein: 14 g, Kohlenhydrate: 25 g, Fett: 22 g
- Wichtige Mikronährstoffe: Vitamin C, Folsäure, Magnesium, Ballaststoffe

Zutaten

1 Kopf Blumenkohl
100 g Kichererbsen (aus der Dose oder aus dem Glas)
3 EL Olivenöl
1 TL gemahlener Kreuzkümmel
Salz, Pfeffer
1 Zitrone
2 EL Tahini (Sesampaste)
2 EL frisch gehackte Petersilie

Zubereitung

1. Backofen auf 200 °C Ober-/Unterhitze vorheizen.
2. Blumenkohl putzen, waschen und in kleine Röschen teilen. Kichererbsen in ein Sieb abgießen, abspülen und abtropfen lassen.
3. Blumenkohlröschen und Kichererbsen in einer Schüssel mit 2 EL Olivenöl und dem Kreuzkümmel vermischen. Mit Salz und Pfeffer würzen.
4. Blumenkohl und Kichererbsen auf einem mit Backpapier ausgelegten Backblech verteilen und im Ofen etwa 20 Minuten rösten, bis alles goldbraun und knusprig ist.
5. In der Zwischenzeit Zitrone auspressen und Saft in einer Schüssel mit Tahini und dem restlichen Olivenöl zu einer cremigen Soße verrühren. Falls die Soße zu dick ist, etwas Wasser hinzufügen.
6. Den gerösteten Blumenkohl und die Kichererbsen auf 2 Tellern anrichten, die Tahini-Soße darüberträufeln und alles mit Petersilie garnieren.

Meal-Prep-Tipp

Wenn die Zeit mal nicht reicht, kann der frische Blumenkohl auch durch Bio-Tiefkühlblumenkohl ersetzt werden.

Thunfisch-Bohnen-Salat (proteinreich)

Dieser proteinreiche und mediterrane Salat ist schnell zubereitet und herrlich sättigend.

Portionen: 2 • Zeit: 15 Minuten

Nährwerte pro Portion

- Kalorien: 450 kcal, Protein: 35 g, Kohlenhydrate: 28 g, Fett: 22 g
- Wichtige Mikronährstoffe: Omega-3-Fettsäuren, Selen, Folsäure, Eisen

Zutaten

2 Eier
1 Dose weiße Bohnen (240 g Abtropfgewicht)
1 rote Zwiebel
200 g Kirschtomaten
2 Dosen (jeweils 100 g) Thunfisch im eigenen Saft oder in Olivenöl (dann fällt das zusätzliche Olivenöl weg)
4 EL Olivenöl
2 EL Essig
2 EL frisch gehackte Petersilie

Zubereitung

1. Eier in einem Topf mit Wasser in 7–8 Minuten hart kochen, dann herausnehmen, kalt abschrecken und abkühlen lassen.
2. Bohnen in ein Sieb abgießen, gründlich abspülen und gut abtropfen lassen.
3. Zwiebel schälen und in dünne Ringe schneiden. Kirschtomaten waschen und halbieren.
4. Eier pellen und vierteln.
5. Thunfisch in einem Sieb weitestgehend abtropfen lassen.
6. Alle vorbereiteten Zutaten in einer großen Schüssel vermischen.
7. Olivenöl (falls Sie Thunfisch im eigenen Saft verwenden) in einer Schüssel mit dem Essig verrühren. Dressing über den Salat gießen und vorsichtig unterheben. Salat mit Petersilie garnieren.

Quinoa-Hackbällchen (proteinreich)

Ausgefallene Hackbällchen mit dem Superfood Quinoa für eine Extraportion Protein und Nährstoffe.

Portionen: 2 • Zeit: 30 Minuten

Nährwerte pro Portion

- Kalorien: 520 kcal, Protein: 32 g, Kohlenhydrate: 35 g, Fett: 26 g
- Wichtige Mikronährstoffe: Eisen, Magnesium, B-Vitamine

Zutaten

50 g Quinoa (ungekocht)
1 Zwiebel
300 g gemischtes Hackfleisch
1 Ei
2 EL Semmelbrösel
Salz, Pfeffer
2 EL Öl
400 ml Tomatensoße
getrocknete italienische Kräuter

Zubereitung

1. Quinoa in einem Topf mit Wasser nach Packungsanleitung kochen und anschließend abkühlen lassen.
2. Zwiebel schälen und fein hacken.
3. Hackfleisch in einer Schüssel mit Quinoa, Ei, Zwiebel und den Semmelbröseln vermischen. Mit Salz und Pfeffer würzen.
4. Aus der Masse mit den Händen etwa 8–10 gleich große Bällchen formen.
5. Öl in einer großen Pfanne erhitzen und Hackbällchen darin bei mittlerer Hitze in etwa 5 Minuten rundherum goldbraun braten.
6. Tomatensoße angießen, italienische Kräuter zufügen und die Bällchen etwa 15 Minuten in der Soße schmoren lassen, bis sie durchgegart sind. Auf 2 Teller verteilen und servieren.

Meal-Prep-Tipp

Die Quinoa-Hackbällchen eignen sich hervorragend zur Vorbereitung auf Vorrat. Nach dem Schmoren in der Tomatensoße vollständig abkühlen lassen und portionsweise in luftdichten Behältern bis zu 3 Tage im Kühlschrank lagern. Für längere Haltbarkeit können die Hackbällchen eingefroren werden, am besten bereits mit der Tomatensoße zusammen in gefriergeeigneten Dosen.

Schnitzel Wiener Art mit Kartoffelsalat (Seelenfutter)

Ein österreichischer Klassiker, der immer guttut und Erinnerungen an Sonntagsessen bei der Oma weckt.

Portionen: 2 • Zeit: 30 Minuten

Nährwerte pro Portion

- Kalorien: 680 kcal, Protein: 35 g, Kohlenhydrate: 45 g, Fett: 38 g
- Wichtige Mikronährstoffe: Vitamin B_1, B_6, Kalium, Protein

Zutaten

500 g festkochende Kartoffeln
1 kleine Zwiebel
200 ml Fleischbrühe
3 EL Öl
2 EL Essig
3 EL frische Schnittlauchröllchen
Salz, Pfeffer
2 Eier
3 EL Mehl
100 g Semmelbrösel
2 Hähnchen- oder Putenschnitzel
Öl zum Braten

Zubereitung

1. Kartoffeln waschen und in einem Topf mit ausreichend Salzwasser in etwa 20 Minuten weich kochen. Wasser abgießen. Kartoffeln noch warm pellen, etwas abkühlen lassen, dann in Scheiben schneiden und in eine Salatschüssel geben.
2. Zwiebel schälen und klein würfeln. Mit Fleischbrühe, Öl, Essig und Schnittlauch zu den Kartoffelscheiben geben und alles vorsichtig vermischen. Mit Salz und Pfeffer würzen. Salat einige Stunden (am besten nicht im Kühlschrank) ziehen lassen.
3. Für die Schnitzel die Eier in einem tiefen Teller mit einer Gabel verquirlen. Mehl und Semmelbrösel jeweils auf 2 weitere Teller streuen.
4. Schnitzel mit einem Fleischklopfer leicht flach klopfen. Dann erst im Mehl wenden, dann durch das verquirlte Ei ziehen und zum Schluss in den Semmelbröseln wenden, sodass sie rundherum gut damit bedeckt sind.
5. Ausreichend Öl in einer Pfanne erhitzen (das Öl sollte weitestgehend den Pfannenboden benetzen) und die Schnitzel bei mittlerer bis hoher Hitze darin von beiden Seiten in jeweils etwa 3–4 Minuten goldbraun braten. Mit dem Kartoffelsalat servieren.

Wochenpläne, Einkaufslisten und Lebensmittel-Toplisten

Nach den leckeren Rezepten folgt nun der praktische Teil: Wie bringen Sie diese gesunde Vielfalt in Ihren Alltag? Die folgenden Seiten sind Ihr persönlicher Küchenassistent, der Ihnen die Planung erheblich erleichtert.

Vier fertige Wochenpläne nehmen Ihnen die tägliche Entscheidung ab, was gekocht werden soll. Jeder Plan hat einen anderen Schwerpunkt – je nachdem, worauf Sie gerade Lust haben oder was Ihr Körper braucht. Die Rezepte sind so angeordnet, dass Sie unter der Woche wenig Aufwand haben (10 bis 20 Minuten) und am Wochenende mehr Zeit zum Genießen und Kochen aufwenden können. Die Pläne sind natürlich flexibel gedacht: Sie können einzelne Mahlzeiten tauschen oder Gerichte wiederholen, die Ihnen besonders gut geschmeckt haben. Passende Einkaufslisten zu jedem Wochenplan sorgen dafür, dass Sie nichts vergessen und auch nicht zu viel einkaufen. Die Snacks und Shakes haben wir dabei bewusst weggelassen, da diese nach Belieben ergänzt werden können.

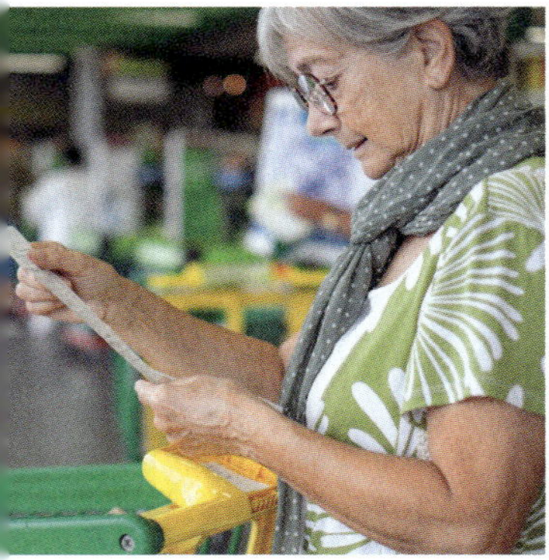

Lebensmittel-Toplisten zeigen Ihnen auf einen Blick, welche Nahrungsmittel besonders wertvoll für Sie sind. Diese Listen können Sie auch unabhängig von den Wochenplänen nutzen, um Ihren Speiseplan gezielt zu bereichern und zu gestalten.

Ein wichtiger Hinweis: Alle Mengen sind für zwei Personen berechnet. Leben Sie allein, haben Sie automatisch eine Portion für den nächsten Tag. Praktisch, oder?

Die vier Wochenpläne

Die mediterrane Küche ist sehr gesund. Olivenöl, frischer Fisch, Gemüse und Kräuter machen sie gesund und lecker. Diese Woche bringt Urlaubsfeeling in Ihre Küche. Die dazu passende Einkaufsliste finden Sie gleich nach dem Wochenplan:

Wochenplan 1: Mittelmeer-Feeling in der eigenen Küche			
Wochentag	**Frühstück**	**Mittagessen**	**Abendessen**
Montag	Griechischer Joghurt mit Honig und Nüssen	Mediterrane Linsen-Tomaten-Suppe	Thunfisch-Bohnen-Salat
Dienstag	Mediterrane Avocado-Tomaten-Stulle	Italienische Caprese-Pasta	Gegrillte Zucchini mit Feta
Mittwoch	Heidelbeer-Haferbrei mit Ingwer	Brokkoli-Ingwer-Suppe	Mediterrane Frittata
Donnerstag	Rührei mit Lachs und Dill	Hähnchen-Bohnen-Eintopf	Gegrillte Zucchini mit Feta
Freitag	Quark-Pfannkuchen mit Beeren	Linsenbratlinge mit Kräuterquark	Lachs mit Süßkartoffelpüree
Samstag	Kurkuma-Chia-Pudding	Italienische Caprese-Pasta	Mediterrane Frittata
Sonntag	Kaiserschmarrn wie bei Oma	Hausgemachte Spätzle mit Käse	Goldene Kurkuma-Hühnersuppe

Einkaufsliste für die mediterrane Woche		
Abteilung	**Lebensmittel**	
Obst & Gemüse	• 6 mittelgroße Tomaten • 800 g Kirschtomaten • 6 Zucchini • 2 rote Paprika • 1 Banane • 1 reife Avocado • 500 g Brokkoli • 500 g Süßkartoffeln • 1 große Kartoffel • 3 Karotten • 1 Stange Sellerie • 1 Zitrone	• 1 Knolle Ingwer • 6 weiße Zwiebeln • 1 rote Zwiebel • 2 Knoblauchzehen • je 1 kleiner Bund: frisches Basilikum, Petersilie, Dill, Schnittlauch • 250 g gemischte Beeren (TK oder frisch) • 150 g Heidelbeeren (TK oder frisch) • 200 g TK-Spinat
Milchprodukte & Eier	• 300 g griechischer Joghurt (10 % Fett) • 500 g Magerquark • 400 g Mozzarella • 500 g Feta • 200 g Ziegenkäse	• 100 g Hüttenkäse • 150 g geriebener Käse • 26 Eier • 1,5 l Milch (1,5 %) oder Milchalternative • 100 ml Sahne (30 %) • 1 Päckchen Butter
Fisch & Fleisch	• 2 Lachsfilets (je 150 g) • 100 g Räucherlachs • ca. 550 g Hühnerbrust	• 2 Dosen Thunfisch im eigenen Saft oder in Olivenöl (jeweils 100 g)

Einkaufsliste für die mediterrane Woche		
Abteilung	**Lebensmittel**	
Haltbare Lebensmittel	• 6 Scheiben Vollkornbrot • 400 g rote Linsen • 400 g (Vollkorn-)Nudeln, (Penne oder Farfalle) • 350 g Mehl • Backpulver • Zucker • 150 g Haferflocken	• 1 Dose Tomaten (400 g) • 2 Dosen weiße Bohnen (je 240 g Abtropfgewicht) • 80 g Reisnudeln • 800 ml Gemüsebrühe • 1,5 l Hühnerbrühe • 100 ml Kokosmilch
Nüsse, Samen & Besonderes	• 50 g gemischte Nüsse • 200 g entsteinte Oliven • 4 EL Chiasamen • 2 EL Leinsamen	• 2 EL Rosinen (optional) • 4 EL Pinien- oder Sonnenblumenkerne
Gewürze, Essig & Öl	• Olivenöl extra nativ • Balsamico, hell & dunkel • Honig (ca. 10 EL) • Zimt • Kurkuma • Oregano	• Thymian • Kräuter der Provence • Salz • schwarzer Pfeffer • Puderzucker • Muskatnuss

Die zweite Woche setzt auf die Kraft der Natur gegen stille Entzündungen im Körper. Kurkuma, Ingwer und Omega-3-reiche Lebensmittel helfen Ihrem Körper dabei, sich von innen heraus zu stärken. Perfekt, wenn Sie sich müde oder wenig vital fühlen.

Wochenplan 2: natürliche Medizin aus der Küche			
Wochentag	**Frühstück**	**Mittagessen**	**Abendessen**
Montag	Kurkuma-Chia-Pudding	Brokkoli-Ingwer-Suppe	Thunfisch-Bohnen-Salat
Dienstag	Heidelbeer-Haferbrei mit Ingwer	Mediterrane Linsen-Tomaten-Suppe	Gegrillte Zucchini mit Feta
Mittwoch	Griechischer Joghurt mit Honig und Nüssen	Italienische Caprese-Pasta	Gerösteter Blumenkohl mit Tahini
Donnerstag	Mediterrane Avocado-Tomaten-Stulle	Hähnchen-Bohnen-Eintopf	Mediterrane Frittata
Freitag	Kurkuma-Chia-Pudding	Linsenbratlinge mit Kräuterquark	Lachs mit Süßkartoffelpüree
Samstag	Rührei mit Lachs und Dill	Gerösteter Blumenkohl mit Tahini	Goldene Kurkuma-Hühnersuppe
Sonntag	Quark-Pfannkuchen mit Beeren	Quinoa-Hackbällchen	Goldene Kurkuma-Hühnersuppe

Einkaufsliste für die antientzündliche Woche		
Abteilung	**Lebensmittel**	
Obst & Gemüse	• 1 Avocado • 4 mittelgroße Tomaten • 500 g Kirschtomaten • 250 g gemischte Beeren (frisch oder TK) • 150 g Heidelbeeren (frisch oder TK) • 2 Bananen • 5 weiße Zwiebeln • 1 rote Zwiebel • 2 Knoblauchzehen • 1 Knolle Ingwer	• 500 g Brokkoli • 1 Kartoffel • 4 Karotten • 2 Köpfe Blumenkohl • 3 Zitronen • 500 g Süßkartoffeln • 3 Zucchini • 1 rote Paprika • 2 Stangen Sellerie • 200 g TK-Spinat • Je 1 kleiner Bund frische Kräuter: Petersilie, Basilikum, Dill
Milchprodukte & Eier	• 1,5 l Milch (1,5 %) oder Milchalternative • 300 g griechischer Joghurt • 100 g Hüttenkäse • 500 g Magerquark • 300 g Feta	• 200 g Mozzarella • 100 ml Sahne • 1 Päckchen Butter • 16 Eier • 100 g Ziegenkäse
Fisch & Fleisch	• 100 g Räucherlachs • 2 Lachsfilets (je 150 g) • 800 g Hähnchenbrust	• 300 g gemischtes Hackfleisch • 2 Dosen Thunfisch (je 100 g Abtropfgewicht)

Einkaufsliste für die antientzündliche Woche	
Abteilung	**Lebensmittel**
Haltbare Lebensmittel	• 6 Scheiben Vollkornbrot • 150 g Haferflocken • 50 g Mehl • 50 g Zucker • Backpulver • 400 g rote Linsen (trocken oder Dose) • 2 Dosen weiße Bohnen (je 240 g Abtropfgewicht) • 1 Dose/Glas Kichererbsen (Abtropfgewicht 240 g) • 50 g Quinoa (ungekocht) • 200 g (Vollkorn-)Nudeln (Penne oder Farfalle) • 160 g Reisnudeln • 1 Dose Tomaten (400 g) • 400 ml Tomatensoße • 1 l Gemüsebrühe • 2,5 l Hühnerbrühe • 100 ml Kokosmilch • 2 EL Semmelbrösel
Nüsse, Samen & Besonderes	• 50 g gemischte Nüsse • 2 EL Leinsamen • 8 EL Chiasamen • 2 EL Pinien- oder Sonnenblumenkerne • 100 g entsteinte Oliven • 4 EL Tahini (Sesampaste)
Gewürze, Essig & Öl	• Olivenöl • Heller & dunkler Balsamico • Salz • Schwarzer Pfeffer • Zimt • Kurkuma • Kreuzkümmel • Oregano • Thymian • Kräuter der Provence • Italienische Kräuter • Honig

Im dritten Wochenplan dreht sich alles um die optimale Proteinversorgung. Mit diesem Plan zeigen wir Ihnen, wie Sie Ihre täglichen Mahlzeiten ganz einfach mit eiweißreichen Rezepten ergänzen können. Auf diese Weise fügen wir Ihrer kulinarischen Woche eine Extraportion Nährstoffe hinzu.

Wochenplan 3: Eiweiß als Futter für Kraft und Muskeln			
Wochentag	**Frühstück**	**Mittagessen**	**Abendessen**
Montag	Rührei mit Lachs und Dill	Mediterrane Linsen-Tomaten-Suppe	Thunfisch-Bohnen-Salat
Dienstag	Quark-Pfannkuchen mit Beeren	Italienische Caprese-Pasta	Mediterrane Frittata
Mittwoch	Griechischer Joghurt mit Honig und Nüssen	Hähnchen-Bohnen-Eintopf	Gerösteter Blumenkohl mit Tahini
Donnerstag	Rührei mit Lachs und Dill	Brokkoli-Ingwer-Suppe	Thunfisch-Bohnen-Salat
Freitag	Mediterrane Avocado-Tomaten-Stulle	Linsenbratlinge mit Kräuterquark	Lachs mit Süßkartoffelpüree
Samstag	Quark-Pfannkuchen mit Beeren	Hähnchen-Bohnen-Eintopf	Quinoa-Hackbällchen
Sonntag	Heidelbeer-Haferbrei mit Ingwer	Quinoa-Hackbällchen	Schnitzel Wiener Art mit Kartoffelsalat

Einkaufsliste für die proteinreiche Woche		
Abteilung	**Lebensmittel**	
Obst & Gemüse	• 1 reife Avocado • 2 mittelgroße Tomate • 700 g Kirschtomaten • 250 g gemischte Beeren (frisch oder TK) • 150 g Heidelbeeren (frisch oder TK) • 8 weiße Zwiebeln • 2 rote Zwiebeln • 2 Knoblauchzehen • 1 Knolle Ingwer • 500 g Brokkoli	• 500 g festkochende Kartoffeln + 1 Kartoffel • 500 g Süßkartoffeln • 4 Karotten • 1 Zucchini • 1 rote Paprika • 1 Kopf Blumenkohl • 200 g TK-Spinat • 2 Zitronen • Je 1 kleiner Bund frische Kräuter: Basilikum, Dill, Petersilie, Schnittlauch
Milchprodukte & Eier	• 600 ml Milch (1,5 % Fett) oder eine Milchalternative • 300 g griechischer Joghurt (10 % Fett) • 100 g Hüttenkäse • 500 g Magerquark	• 200 g Mozzarella • 100 g Feta • 100 ml Sahne • 100 g Ziegenkäse • 25 Eier • 1 Päckchen Butter
Fisch & Fleisch	• 200 g Räucherlachs • 2 Lachsfilets (je 150 g) • 600 g Hähnchenbrust • 600 g gemischtes Hackfleisch	• 4 Dosen Thunfisch (je 100 g Abtropfgewicht) • 2 Hähnchen- oder Putenschnitzel (je ca. 200 g)

Einkaufsliste für die proteinreiche Woche		
Abteilung	**Lebensmittel**	
Haltbare Lebensmittel	• 8 Scheiben Vollkornbrot • 150 g Haferflocken • 100 g Mehl • 1 EL Zucker • Backpulver • 400 g rote Linsen • 1 Dose Tomaten (400 g) • 900 ml Gemüsebrühe • 800 ml Hühnerbrühe • 200 ml Fleischbrühe	• 4 Dosen weiße Bohnen (je 240 g Abtropfgewicht) • 100 g Kichererbsen (Dose/Glas) • 200 g (Vollkorn-)Nudeln (Penne oder Farfalle) • 100 g Quinoa (ungekocht) • 800 ml Tomatensoße • 100 ml Kokosmilch • 150 g Semmelbrösel (Panade)
Nüsse, Samen & Besonderes	• 50 g gemischte Nüsse • 2 EL Leinsamen	• 2 EL Tahini (Sesampaste) • 100 g entsteinte Oliven
Gewürze, Essig & Öl	• Olivenöl • Heller und dunkler Balsamico • Salz • Schwarzer Pfeffer • Zimt • Kurkuma	• Oregano • Thymian • Kreuzkümmel • Kräuter der Provence • Italienische Kräuter • Honig

Manchmal braucht die Seele einfach »Comfort Food«. Der letzte Wochenplan vereint bewährte Lieblingsgerichte mit gesunden Zutaten. Hier darf auch mal das Herz entscheiden, ohne dass die Gesundheit zu kurz kommt.

Wochenplan 4: Seele und Körper verwöhnen			
Wochentag	**Frühstück**	**Mittagessen**	**Abendessen**
Montag	Griechischer Joghurt mit Honig und Nüssen	Mediterrane Linsen-Tomaten-Suppe	Gegrillte Zucchini mit Feta
Dienstag	Heidelbeer-Haferbrei mit Ingwer	Italienische Caprese-Pasta	Thunfisch-Bohnen-Salat
Mittwoch	Rührei mit Lachs und Dill	Brokkoli-Ingwer-Suppe	Mediterrane Frittata
Donnerstag	Mediterrane Avocado-Tomaten-Stulle	Hähnchen-Bohnen-Eintopf	Gerösteter Blumenkohl mit Tahini
Freitag	Quark-Pfannkuchen mit Beeren	Linsenbratlinge mit Kräuterquark	Lachs mit Süßkartoffelpüree
Samstag	Kaiserschmarrn wie bei Oma	Hausgemachte Spätzle mit Käse	Quinoá-Hackbällchen
Sonntag	Kaiserschmarrn wie bei Oma	Schnitzel Wiener Art mit Kartoffelsalat	Goldene Kurkuma-Hühnersuppe

Einkaufsliste für die Comfort-Food-Woche	
Abteilung	**Lebensmittel**
Obst & Gemüse	• 500 g festkochende Kartoffeln + 1 Kartoffel • 500 g Brokkoli • 3 Zucchini • 1 rote Paprika • 1 Stange Sellerie • 1 Blumenkohl • 500 g Süßkartoffeln • 200 g TK-Spinat • 150 g Heidelbeeren (frisch oder TK) • 250 g gemischte Beeren (frisch oder TK) • 1 Avocado • 4 Tomaten • 500 g Kirschtomaten • 2 Zitronen • 7 weiße Zwiebeln • 1 rote Zwiebel • 2 Knoblauchzehen • 3 Karotten • 1 Knolle Ingwer • Je 1 kleiner Bund frische Kräuter: Basilikum, Dill, Petersilie, Schnittlauch
Milchprodukte & Eier	• 150 g geriebener Käse • 300 g Feta • 100 g Ziegenkäse • 300 g griechischer Joghurt • 500 g Magerquark • 200 g Mozzarella • 100 g Hüttenkäse • 26 Eier • 1 l Milch (1,5 % Fett) oder eine Milchalternative • 100 ml Sahne (30 % Fett) • 1 Päckchen Butter
Fisch & Fleisch	• 2 Puten- oder Hühnchenschnitzel (je ca. 200 g) • 550 g Hühnerbrust • 300 g gemischtes Hackfleisch • 100 g Räucherlachs • 2 Lachsfilets (je 150 g) • 2 Dosen Thunfisch (je 100 g Abtropfgewicht)

Einkaufsliste für die Comfort-Food-Woche		
Abteilung	**Lebensmittel**	
Haltbare Lebensmittel	• 500 g Mehl • 100 g Zucker • Backpulver • 120 g Haferflocken • 120 g Semmelbrösel • 200 g (Vollkorn-)Nudeln (Penne oder Farfalle) • 8 Scheiben Vollkornbrot • 2 Dosen weiße Bohnen (je 240 g Abtropfgewicht)	• 400 g rote Linsen • 100 g Kichererbsen (Dose/Glas) • 1 Dose Tomaten (400 g) • 900 ml Gemüsebrühe • 1,4 l Hühnerbrühe • 200 ml Fleischbrühe • 80 g Reisnudeln • 50 g Quinoa • 100 ml Kokosmilch • 400 ml Tomatensoße
Nüsse, Samen & Besonderes	• 50 g gemischte Nüsse • 100 g entsteinte Oliven • 4 EL Rosinen	• 2 EL Pinien- oder Sonnenblumenkerne • 2 EL Leinsamen • 2 EL Tahini (Sesampaste)
Gewürze, Essig & Öl	• Olivenöl • Dunkler Balsamico • Salz • Pfeffer • Muskat • Zimt • Kurkuma	• Kreuzkümmel • Oregano • Thymian • Kräuter der Provence • Italienische Kräuter • Puderzucker zum Bestäuben • Honig

Lebensmittel-Toplisten auf einen Blick

Wenn es dann doch mal etwas anderes sein darf und Sie sich kreativ in der Küche austoben möchten, sollen Ihnen die folgenden Listen dabei helfen, je nach Bedarf die richtigen Lebensmittel für Sie zu wählen. Mit diesen Listen können Sie sich wunderbar selbst Ihre Mahlzeiten zusammenstellen, ohne dabei auf wertvolle Nährstoffe verzichten zu müssen.

Top 10 der Proteinquellen für starke Muskeln und mehr Kraft im Alltag	
Lebensmittel	**Warum ist es wertvoll?**
Hähnchenbrustfilet	mageres Fleisch, enthält alle essenziellen Aminosäuren
Thunfisch im eigenen Saft	praktisch aus der Dose, reich an Omega-3 und Selen
Lachs	Omega-3 und Vitamin D für die Knochen
Mandeln	Vitamin E und Magnesium für das Herz
griechischer Joghurt	probiotische Kulturen und Kalzium
Eier	vollständiges Aminosäureprofil
Magerquark	Casein-Protein für lang anhaltende Sättigung
Hüttenkäse	natriumarm, reich an B-Vitaminen
Linsen (gekocht)	Ballaststoffe und Eisen
Quinoa (gekocht)	glutenfrei und mineralstoffreich

Top 10 der antientzündlichen Lebensmittel – natürliche Helfer für Entzündungen	
Lebensmittel	**Warum ist es wertvoll?**
Kurkuma	stark entzündungshemmend, mit Pfeffer kombinieren
Lachs	schützt Herz, Gehirn und reduziert Gelenkschmerzen
Heidelbeeren	Antioxidantien für gesunde Zellen
Ingwer	gegen Übelkeit und Entzündungen, wärmt von innen
Brokkoli	Entgiftung der Leber, Schutz vor freien Radikalen
extra natives Olivenöl	wie natürliches Ibuprofen, schützt das Herz
Spinat	verbessert Durchblutung und damit die Sauerstoffversorgung
Tomaten	besonders in gekochter Form schützen sie vor Zellschäden
Walnüsse	pflanzliche Omega-3-Fettsäuren für Herz und Gehirn
grüner Tee	beruhigt Entzündungen, unterstützt den Stoffwechsel

Top 10 der mediterranen Basis-Lebensmittel für eine herzgesunde Ernährung	
Lebensmittel	**Warum ist es wertvoll?**
extra natives Olivenöl	das flüssige Gold des Südens, schützt das Herz
Tomaten	Lycopin bewahrt vor Zellschäden
Feta	liefert Kalzium und probiotische Kulturen
Kichererbsen	bringen Ballaststoffe und pflanzliches Protein
Avocado	gesunde Fette und Kalium fürs Herz
Zitronen	enthält Vitamin C
Basilikum	Antioxidantien
Knoblauch	Allicin mit antimikrobieller Wirkung
rote Paprika	liefert Vitamin C
Oregano	antibakteriell

Diese Pläne und Listen sollen Ihnen das Leben leichter machen. Nutzen Sie sie flexibel und passen Sie alles an Ihre Bedürfnisse an! Gesunde Ernährung im Alter kann einfach und genussvoll sein.

Ihr Wegbegleiter für die kommenden Jahre

Sie haben es bis hierher geschafft, und das ist bereits ein wichtiger Schritt. Denn allein die Tatsache, dass Sie sich mit den Themen Ernährung, Nährstoffe und gesundes Altern auseinandergesetzt haben, zeigt, dass Sie Ihre Gesundheit selbst in die Hand nehmen wollen. Genau das war unser Ziel mit diesem Buch, Ihnen Wissen zu vermitteln, das Sie im Alltag nutzen können, um Ihre Lebensqualität zu verbessern und Ihrem Körper das zu geben, was er braucht. Vielleicht haben Sie beim Lesen festgestellt, dass manches vertrauter war als gedacht, während andere Informationen neu für Sie waren. Womöglich haben Sie sich in einigen Beschwerden oder Situationen wiedererkannt und fühlen sich nun besser gerüstet, diese anzugehen. Was auch immer Sie aus diesem Buch mitnehmen, es soll Sie dabei unterstützen, gut informiert Entscheidungen zu treffen.

Kleine Veränderungen, große Wirkung

Gesund zu altern bedeutet nicht, das ganze Leben von heute auf morgen umzukrempeln. Oft sind es die kleinen Veränderungen, die langfristig den größten Unterschied machen: ein Glas Wasser mehr am Tag, eine Handvoll Nüsse als Snack oder ein kurzer Spaziergang nach dem Essen. Finden Sie eine Ernährungsweise, die zu Ihrem Leben passt – ob mediterran, antientzündlich oder proteinreich – und die Sie langfristig durchhalten können. Auch Ihre Sport- und Bewegungsroutinen sollten Sie so gestalten, dass Sie diese leicht in Ihren Alltag integrieren können und sich nicht unter Druck setzen müssen, um alles zu schaffen.

Mikronährstoffe sind kein Wundermittel und ersetzen keine gesunde Lebensweise. Sie können jedoch dabei helfen, Defizite auszugleichen und Ihren Körper zu unterstützen, wenn sie gezielt und nach einer Blutuntersuchung eingesetzt werden. Auch im höheren Alter ist der Körper noch anpassungsfähig. Sie können Muskeln aufbauen und Ihre Knochen und Ihr Immunsystem stärken. Der beste Zeitpunkt, um damit anzufangen, ist immer jetzt.

Vom Wissen zum Tun: So gelingt der Alltag

Sie haben nun eine Menge Informationen gelesen über Nährstoffe, Ernährungsformen, gesundheitliche Herausforderungen im Alter und wie Sie diesen begegnen können. Doch Wissen allein reicht nicht aus. Der entscheidende Schritt ist, dieses Wissen auch umzusetzen. Und genau hier möchten wir Sie noch einmal ermutigen: Sprechen Sie mit Ihrer Ärztin oder Ihrem Arzt. Bevor Sie irgendwelche Nahrungsergänzungsmittel einnehmen, ist es unerlässlich, dazu Rücksprache zu halten. Wie Sie in Kapitel 2 erfahren haben, können Medikamente und Nährstoffe sich gegenseitig beeinflussen – im positiven wie im negativen Sinne. Nur Ihre Ärztin oder Ihr Arzt kennt Ihre vollständige Krankengeschichte, Ihre aktuellen Medikamente und kann beurteilen, welche Nahrungsergänzungsmittel sinnvoll und sicher für Sie sind. Lassen Sie auch regelmäßig Ihre Blutwerte überprüfen, um festzustellen, ob sie den Normen entsprechen. Das gilt besonders im Zusammenhang mit Vitamin D, Vitamin B_{12}, Eisen und anderen Nährstoffen, bei denen sowohl ein Mangel als auch eine Überdosierung problematisch sein können. Ihr Arzt kann anhand der Blutwerte beurteilen, ob die Dosierung angepasst werden muss oder ob die zusätzliche Gabe überhaupt notwendig ist.

Was Sie auf jeden Fall selbst bedenkenlos tun können, ist, Ihre Ernährung gesund zu gestalten. Nutzen Sie dazu die Rezepte und Wochenpläne aus diesem Buch und lassen Sie sich davon inspirieren. Sie müssen auch nicht jeden Tag etwas Neues ausprobieren. Wählen Sie ein paar Lieblingsgerichte aus und integrieren Sie diese in Ihren Alltag. Mit der Zeit werden Sie feststellen, dass gesunde Ernährung gar nicht so kompliziert ist, wie sie vielleicht anfangs wirkt.

Seien Sie geduldig mit sich selbst. Veränderungen brauchen Zeit. Sie werden nicht über Nacht einen Unterschied spüren, wenn Sie beginnen, sich bewusster zu ernähren oder Nahrungsergänzungsmittel einzunehmen. Oft dauert es mehrere Wochen oder sogar Monate, bis sich positive Effekte einstellen. Bleiben Sie dran, es lohnt sich.

Und machen Sie sich nicht verrückt. Ja, Nährstoffe sind wichtig. Ja, eine gesunde Ernährung kann viel bewirken. Aber nein, Sie müssen nicht jeden Tag alles perfekt machen. Es geht darum, insgesamt ein gesünderes Leben zu führen, und das heißt auch, sich nicht permanent zu stressen. Stress ist einer der größten Feinde der Gesundheit. Entspannen Sie sich, tun Sie das Beste, was Sie können, und freuen Sie sich über jeden kleinen Fortschritt.

Wir hoffen, dass dieses Buch Ihnen ein hilfreicher Begleiter auf Ihrem Weg zu mehr Gesundheit und Lebensqualität ist. Nutzen Sie es als Nachschlagewerk, kommen Sie immer wieder darauf zurück, wenn Sie Fragen haben, und teilen Sie Ihr Wissen gerne mit Familie und Freunden. Denn gemeinsam fällt vieles leichter.

Wir wünschen Ihnen alles Gute, viel Gesundheit und vor allem viel Lebensfreude bis ins hohe Alter!

Dank

Nachdem wir unser erstes gemeinsames Buch veröffentlicht hatten, dachten wir: Das zweite wird leichter. Wurde es aber nicht. Dieses Buch hat uns sogar mehr abverlangt – fachlich, menschlich und manchmal auch in puncto Geduld. Mutter und Tochter arbeiten eben nicht immer nach demselben Rhythmus. Und was die eine für brillant hält, findet die andere optimierbar. Aber genau das hat das Buch besser gemacht.

Wir danken allen, die uns dabei unterstützt haben: mit Fachwissen, ehrlichem Feedback und der nötigen Portion Nachsicht, wenn wir zu detailverliebt oder zu ungeduldig waren. Ihr habt uns geholfen weiterzumachen, auch wenn wir zwischendurch nicht mehr wussten, wie wir dieses Thema greifbar machen sollten.

Und wir danken Ihnen, liebe Leserinnen und Leser Dass Sie uns Ihr Vertrauen schenken, motiviert uns sehr. Wir hoffen, dieses Buch gibt Ihnen praktische Orientierung und vielleicht auch ein bisschen mehr Sicherheit für Ihre Gesundheit.

Von Herzen

Elke und Alicia

Quellen

Die Bedeutung von Nährstoffen im Alter

1 Smeuninx, B.; Greig, C. A. & Breen, L. (2020): »Amount, source and pattern of dietary protein intake across the adult lifespan: A cross-sectional study«. *Frontiers in Nutrition*, 7, 25, S. 3

2 Kreuel, K. (2023): »Körperzusammensetzung und kritische Nährstoffe im Alter«. *DGEWissen* (9, S. 121–124). *Deutsche Gesellschaft für Ernährung e. V.* S.122

3 Alfaddagh, A.; Elajami, T. K.; Ashfaque, H.; Saleh, M.; Bistrian, B. R. & Welty, F. K. (2018): »The effect of eicosapentaenoic and docosahexaenoic acids on physical function, exercise, and joint replacement in patients with coronary artery disease: A secondary analysis of a randomized clinical trial«. *Journal of Clinical Lipidology*, 12(3), S. 926 ff.

4 Kreuel, K. (2023): »Körperzusammensetzung und kritische Nährstoffe im Alter«. *DGEWissen* (9, S. 121–124). *Deutsche Gesellschaft für Ernährung e. V.*, S.123 f.

5 Rükgauer, M. (2004): »Mikronährstoffversorgung von Senioren«. *Pharmazeutische Zeitung*

6 Feldhaus, S. (2016): »Mit Mikronährstoffen und Vitaminen ins hohe Alter: Grundzüge der orthomolekularen Medizin«. *Gynäkologie*, 2, S. 20–21

7 AOK (2022): »Fit im Alter: Gesunde Ernährung für Senioren«. *AOK – Die Gesundheitskasse* (Hrsg.)

8 Eickholt, J. (2025): »Diese Nährstoffe braucht Ihr Körper für ein langes Leben«. *Focus Online*

9 Conzade, R.; Koenig, W.; Heier, M.; Schneider, A.; Grill, E.; Peters, A., & Thorand, B. (2017): »Prevalence and predictors of subclinical micronutrient deficiency in German older adults: Results from the population-based KORA-Age study«. *Nutrients*, 9(12), 1276, S. 5 ff.

10 ebd.

11 Deutsche Gesellschaft für Ernährung e. V. (2025): »Ausgewählte Fragen und Antworten zu Calcium«

12 Reichrath, J.; Saternus, R.; Reichrath, S.; & Vogt, T. (2018): »Die Haut als Hormonfabrik: eine kurze Übersicht über die Vitamin-D-Versorgung in Deutschland«. *Aktuelle Dermatologie*, 44(2), S. 57 ff.

13 Pludowski, P.; Takacs, I.; Boyanov, M.; Belaya, Z.; Diaconu, C. C.; Mokhort, T.; Zherdova, N.; Rasa, I.; Payer, J., & Pilz, S. (2024): »Vitamin D supplementation: A review of the evidence arguing for a daily dose of 2000 international units (50 µg) of Vitamin D for adults in the general population«. *Nutrients*, 16(3), 391, S. 8 f.

14 Falk, S. S. I., et al. (2024): »Is There a Need for Vitamin D Supplements During Summer Time in Northern Germany? A Study of Hospitalised Fracture Patients«. *Nutrients*, 16(23):4174, S. 3 ff.

15 Moewes, A. (2025): »Calcium-/Vitamin-D-Mangel: Ursachen, Diagnose, Therapien«. *Orthinform* (Hrsg.)

16 Mayinger, B. (2023): »Ein einflussreiches Hormon: Vitamin D im Faktencheck«. *Helios Gesundheit* (Hrsg.)

17 Starostzik, Dr. C. (2015): »Osteoporose bei Patienten in hohem Alter managen«. *Ärztezeitung*

18 Deutsche Gesellschaft für Ernährung e. V.: »Vitamin D«.

19 Steinbrenner, H. & Klotz, L.O. (2020): »Selen und Zink: ›Antioxidanzien‹ für ein gesundes Altern?«. *Zeitschrift für Gerontologie und Geriatrie. Springer Medizin* 53(4), 308 ff.

20 Dürselen, G. (2023): »Wichtige Spurenelemente: Zink und Selen«. *A. Vogel*.

21 Al Alawi, A. M.; Majoni, S. W. & Falhammar, H. (2018): »Magnesium and Human Health: Perspectives and Research Directions«. *International journal of endocrinology*, 9041694, S. 1–3

22 Volpe S. L. (2013): »Magnesium in disease prevention and overall health«. *Advances in nutrition* (Bethesda, Md.), 4(3), S. 378–380

23 Kisters, K.; Kühne, S.: Sprenger, J. & Gröber, U. (2023): »Magnesiummangel unter einer Therapie mit Cyclophosphamid – Medikamenteninteraktion«. *OM – Zeitschrift für Orthomolekulare Medizin*, 21(01), S. 13–15

24 Naaseh, A.; Tohmasi, S.; Stoll, C.; Luo, C.; Yaeger, L. H.; Hoofnagle, M. H.; Colditz, G. A. & Spruce, M. W. (2025): »Association of hyponatremia with outcomes after geriatric trauma: a systematic review and meta-analysis«. *Trauma surgery & acute care open*, 10(1), e001562, S. 2 ff.

25 Wang, K.; Jin, Y.; Wang, M.; Liu, J.; Bu, X.; Mu, J. & Lu, J. (2023): »Global cardiovascular diseases burden attributable to high sodium intake from 1990 to 2019«. *Journal of clinical hypertension* (Greenwich, Conn.), 25(9), S. 870 ff.

26 Nielsen, P. (2020): »Eisenmangel bei Senioren«. *MMW – Fortschritte der Medizin*, 162, S. 30–32

27 Dighriri, I. M.; Alsubaie, A. M.; Hakami, F. M.; Hamithi, D. M.; Alshekh, M. M.; Khobrani, F. A.; Dalak, F. E.; Hakami, A. A.; Alsueaadi, E. H.; Alsaawi, L. S.; Alshammari, S. F.; Alqahtani, A. S.; Alawi, I. A.; Aljuaid, A. A. & Tawhari, M. Q. (2022): »Effects of Omega-3 Polyunsaturated Fatty Acids on Brain Functions: A Systematic Review«. *Cureus,* 14(10), e30091, S. 2 ff.

28 Troesch, B.; Eggersdorfer, M.; Laviano, A.; Rolland, Y.; Smith, A. D.; Warnke, I.; Weimann, A. & Calder, P. C. (2020): »Expert Opinion on Benefits of Long-Chain Omega-3 Fatty Acids (DHA and EPA) in Aging and Clinical Nutrition«. *Nutrients,* 12(9), 2555, S. 4–6

29 Yan, Z.; Xu, Y.; Li, K.; Zhang, W. & Liu, L. (2024): »The relationship between dietary intake of ω-3 and ω-6 fatty acids and frailty risk in middle-aged and elderly individuals: a cross-sectional study from NHANES«. *Frontiers in nutrition,* 11, 1377910, S. 4–6

30 Wu, D.; Jia, Y.: Liu, Y. & Shang, M. (2024): »Dose-response relationship of dietary Omega-3 fatty acids on slowing phenotypic age acceleration: a cross-sectional study«. *Frontiers in nutrition*, 11, 1424156, S. 4–8

31 Alehagen, U.; Aaseth, J.; Alexander, J. & Johansson, P. (2018): »Still reduced cardiovascular mortality 12 years after supplementation with selenium and coenzyme Q10 for four years: A validation of previous 10-year follow-up results of a prospective randomized double-blind placebo-controlled trial in elderly«. *PLOS ONE*, 13(4), e0193120, S. 5 ff.

32 Mighty-Elements-Studie (2020): »Vergleich der Bioverfügbarkeit verschiedener Vitamin C-Präparate in flüssiger liposomaler, pulverisierter liposomaler und nicht-liposomaler Form«. *Surya Research Clinics*, Deutschland

33 Davis, J. L.; Paris, H. L.; Beals, J. W. et al. (2016): »Liposomal-encapsulated Ascorbic Acid: Influence on Vitamin C Bioavailability and Capacity to Protect against Ischemia-Reperfusion Injury«. *Nutrition and Metabolic Insights*, 9, S. 25–30

34 Deutsche Gesellschaft für Ernährung e. V. (2006): *Trinken im Alter.* S. 4 ff.

35 Edmonds, C.; Foglia, E.; Booth, P.; Fu, C.; Gardner, M. (2021): »Dehydration in older people: A systematic review of the effects of dehydration on health outcomes, healthcare costs and cognitive performance«. *Archives of Gerontology and Geriatrics*. Volume 95. 104380

Die Ursachen und Folgen von Nährstoffmangel

1 DeLano, F. A. & Schmid-Schönbein, G. W. (2024): »Aging by autodigestion«. *PLOS ONE*, 19(10), e0312149, S. 5 ff.

2 Salari, N.; Darvishi, N.; Bartina, Y.; Keshavarzi, F.; Hosseinian-Far, M. & Mohammadi, M. (2025): »Global prevalence of malnutrition in older adults: A comprehensive systematic review and meta-analysis«. *Public health in practice* (Oxford, England), 9, 100583, S. 5–6

3 Kaegi-Braun, N.; Gressies, C.; Tribolet, P.; Stumpf, F.; Keller, B. & Schuetz, P. (2023): »Mangelernährung in der Inneren Medizin: Screening, Assessment und Bedeutung [Malnutrition in internal medicine: Screening, assessment and importance]. *Innere Medizin* (Heidelberg, Germany), 64(6), S. 515–524

4 Hauner, H.; Kocsis, A.; Jaeckel, B.; Martignoni, M.; Hauner, D. & Holzapfel, C. (2020): »Häufigkeit eines Risikos für Mangelernährung bei Patienten in onkologischen Schwerpunktpraxen – eine Querschnittserhebung«. *Deutsche Medizinische Wochenschrift*, 145(1), e1–e9

5 Gürsoy, T. (2025): »Polypharmazie im Alter«. *Urologie in der Praxis*, 27(3), S. 12

6 Deutsche Gesellschaft für Allgemeinmedizin und Familienmedizin (DEGAM) (2024): *Multimorbidität – Living guideline* (S3-Leitlinie, AWMF-Register-Nr. 053-047, DEGAM-Leitlinie Nr. 20, Version 3.0), S. 10

Rundum versorgt mit der richtigen Ernährung

1 Bergmann, Dr. J. (o. J.): »Biologische Wertigkeit von Proteinen und Eiweiß: mit Tabelle«. *Akademie für Sport und Gesundheit*

2 Lei, H. T. M. et al. (2018): »Serial circulating omega 3 polyunsaturated fatty acids and healthy ageing among older adults in the Cardiovascular Health Study: prospective cohort study«. *The BMJ*, S. 4 ff.

3 Ali, S.; Aiello, A.; Zotti, T.; Accardi, G.; Cardinale, G.; Vito, P.; Calabrò, A.; Ligotti, M. E.; Intrieri, M.; Corbi, G.; Caruso, C.; Candore, G.; Scapagnini, G. & Davinelli, S. (2023): »Age-associated changes in circulatory fatty acids: new insights on adults and long-lived individuals«. *GeroScience*, 45(2), S. 784 ff.

4 Dr. Johanna Budwig Stiftung. (o. J.):*Omega-3 und Omega-6: Bedeutung und Balance bei der Dr. Johanna Budwig Stiftung*

5 Deutsche Gesellschaft für Ernährung. (o. J.): »Öle und Fette«

6 Laufs, U. (2025): »25 Eier am Tag – ein kurioser Fallbericht zu Cholesterin«. *Herzmedizin*

7 Deutsche Gesellschaft für Ernährung (2024): »Leitlinie Kohlenhydrate«

8 Deutsche Gesellschaft für Ernährung (2019): »Referenzwerte für Nährstoffe: Ballaststoffe«

9 Bundeszentrum für Ernährung (2023): »Kohlenhydrate – Power für den Körper«

10 AOK – Die Gesundheitskasse (2023): »Der Darm: So wichtig ist er für die Gesundheit«

11 Deutsche Gesellschaft für Ernährung (2019): »Referenzwerte für Nährstoffe: Ballaststoffe«

12 Deutsche Gesellschaft für Ernährung (2023): »Körperzusammensetzung und kritische Nährstoffe im Alter«

13 Pellowski, D.; Kusch, P.; Henning, T.; Kochlik, B.; Maares, M.; Schmiedeskamp, A.; Pohl, G.; Schreiner, M.; Baldermann, S.; Haase, H.; Schwerdtle, T.; Grune, T. & Weber, D. (2024): »Postprandial Micronutrient Variability and Bioavailability: An Interventional Meal Study in Young vs. Old Participants«. *Nutrients,* 16(5), 625, S. 5 ff.

14 Calder, P. C.; Ahluwalia, N.; Brouns, F.; Buetler, T.; Clement, K.; Cunningham, K.; Esposito, K.; Jönsson, L. S.; Kolb, H.; Lansink, M.; Marcos, A.; Margioris, A.; Matusheski, N.; Nordmann, H.; O'Brien, J.; Pugliese, G.; Rizkalla, S.; Schalkwijk, C.; Tuomilehto, J.; Wärnberg, J.;Winklhofer-Roob, B. M. (2011): »Dietary factors and low-grade inflammation in relation to overweight and obesity«. *The British journal of nutrition*, 106 Suppl 3, S. 18 ff.

15 Estruch, R.; Ros, E.; Salas-Salvadó, J.; Covas, M. I.; Corella, D.; Arós, F.; Gómez-Gracia, E.; Ruiz-Gutiérrez, V.; Fiol, M.; Lapetra, J.;, Lamuela-Raventos, R. M.;, Serra-Majem, L.; Pintó, X.; Basora, J.; Muñoz, M. A.; Sorlí, J. V.; Martínez, J. A.; Fitó, M.; Gea, A.; Hernán, M. A.; PREDIMED Study Investigators (2018): »Primary Prevention of Cardiovascular Disease with a Mediterranean Diet Supplemented with Extra-Virgin Olive Oil or Nuts«. *The New England journal of medicine*, 378(25), e34, S. 6 ff.

16 ebd.

17 Deutz, N. E.; Bauer, J. M.; Barazzoni, R.; Biolo, G.; Boirie, Y.; Bosy-Westphal, A.; Cederholm, T.; Cruz-Jentoft, A.; Krznariç, Z.; Nair, K. S.; Singer, P.; Teta, D.; Tipton, K. & Calder, P. C. (2014): »Protein intake and exercise for optimal muscle function with aging: recommendations from the ESPEN Expert Group«. *Clinical nutrition* (Edinburgh, Scotland), 33(6), S. 3 ff.

Nährstofftherapie bei gesundheitlichen Herausforderungen

1 Statistisches Bundesamt (2025): »Todesursachen 2024: Immer mehr Menschen versterben an Demenz«. *Pressemitteilung* Nr. 377

2 Stümpel, C. (2024, 1. August): »Bluthochdruck«. *Techniker Krankenkasse*. Abgerufen am 21. Oktober 2025, https://www.tk.de/techniker/krankheit-und-behandlungen/erkrankungen/behandlungen-und-medizin/herz-kreislauf-erkrankungen/bluthochdruck/bluthochdruck-2015754

3 Deutsche Gesellschaft für Kardiologie – Herz- und Kreislaufforschung (DGK) e. V. (Hrsg.) (2024): *Erhöhter Blutdruck und Hypertonie: Leitlinien für das Management von erhöhtem Blutdruck und Hypertonie*. (ESC Pocket Guidelines Version 2024) Börm Bruckmeier Verlag, S.10

4 Weltgesundheitsorganisation, Regionalbüro für Europa (2022): »Fünf Empfehlungen zur Reduzierung der Salzzufuhr für ein längeres und gesünderes Leben«

5 Deutsche Herzstiftung, Deutsche Gesellschaft für Kardiologie – Herz- und Kreislaufforschung, Deutsche Gesellschaft für Thorax-, Herz- und Gefäßchirurgie, Deutsche Gesellschaft für Pädiatrische Kardiologie und Angeborene Herzfehler & Deutsche Gesellschaft für Prävention und Rehabilitation von Herz-Kreislauferkrankungen (Hrsg.) (2025): *Deutscher Herzbericht – Update 2025*

6 Mortensen, S. A.; Rosenfeldt, F.; Kumar, A.; Dolliner, P.; Filipiak, K. J.; Pella, D.; Alehagen, U.; Steurer, G.; Littarru, G. P. & Q-SYMBIO Study Investigators (2014): »The effect of coenzyme Q10 on morbidity and mortality in chronic heart failure: Results from Q-SYMBIO: A randomized double-blind trial«. *JACC: Heart Failure*, 2(6), S. 644 ff.

7 Shero, J. A.; Lindholm, M. E.; Sandri, M. & Stanford, K. I. (2025): »Skeletal muscle as a mediator of interorgan crosstalk during exercise: implications for aging and obesity«. *Circulation research*, 136(11), 1407–1432

8 Deutsche Diabetes Gesellschaft (2024, Februar): *Fakten zu Diabetes: Ein Überblick*. S. 3

9 Robert Koch-Institut (2024: »Arthrose: Prävalenz (ab 18 Jahre). Gesundheitsberichterstattung des Bundes«

10 Hubert, M. (2025): »Auch Arthrosen haben etwas mit dem Mikrobiom des Darms zu tun«. *Orthopädie & Rheuma*, 2, 50869236.

11 Cruz-Jentoft, A. J. et al. (2019): »Sarcopenia: revised European consensus on definition and diagnosis«. *Age and Ageing*, 48(1), S. 18

12 Yuan, S. & Larsson, S. C. (2023): »Epidemiology of sarcopenia: Prevalence, risk factors, and consequences«. *Metabolism*, 144, 1555333

13 Stuck, A. K. et al. (2023): »Comparing Prevalence of Sarcopenia Using Twelve Sarcopenia Definitions in a Large Multinational European Population«. *Journal of nutrition, health and aging*, 27(3), S. 207

14 Buckinx, F. & Aubertin-Leheudre, M. (2022): *»Sarcopenia in Menopausal Women: Current Perspectives«. International journal of women's health*, 14, S. 806

15 Tang, T.; Zhuo, Y.; Xie, L.; Yang, M.; Zhu, Y.; Xu, J.; Wu, S.; Hou, X.; Jiang, S. & Yu, X. (2020) »Sarcopenia index based on serum creatinine and cystatin C is associated with 3-year mortality in hospitalized older patients«. *Scientific Reports*, 10(1), 1260, S. 3–6

16 Porter, R. S. (Hrsg.) (2025): »Überblick über die Funktion von Kalzium im Körper«. *MSD Manual – Ausgabe für Patienten*

17 Porter, R. S. (Hrsg.) (2025): »Überblick über die Funktion von Magnesium im Körper«. *MSD Manual – Ausgabe für Patienten*

18 Xu, M.; Tchkonia, T. & Kirkland, J. L. (2020); »Contributions of age-related thymic involution to immunosenescence and inflammaging«. *Immunity & Ageing*, 17(1), S. 4

19 Gui, J.; Su, D. M. (2022): »Age-related thymic involution: Mechanisms and functional impact«. *Aging Cell*, 21(8), e13671

20 Abo-Shaban, T., Sharna, S S., Hosie, S. et al. (2023): »Issues for patchy tissues: defining roles for gut-associated lymphoid tissue in neurodevelopment and disease.« *Journal of Neural Transmission*, 130, S. 270

21 Takanari, J.; Hirayama, Y.; Homma, K.; Miura, T.; Nishioka, H. & Maeda, T. (2014): »Effects of Active Hexose Correlated Compound on the Seasonal Variations of Immune Competence in Healthy Subjects«. *Journal of Evidence-Based Complementary & Alternative Medicine*, 20(1), S. 30

22 Singh, A.; Adam, A.; Rodriguez, L.; Peng, B. H.; Wang, B.; Xie, X., Shi, P. Y.; Homma, K. & Wang, T. (2023): »Oral Supplementation with AHCC®, a Standardized Extract of Cultured Lentinula edodes Mycelia, Enhances Host Resistance against SARS-CoV-2 Infection«. *Pathogens*, April 3;12(4), S. 4

23 Pilotto, A.; Sancarlo, D.; Addante, F.; Scarcelli, C. & Franceschi, M. (2020): »Prevalence and clinical correlates of constipation in hospitalized older patients«. *Journal of the American Medical Directors Association*, 21(11), S. 686–1692

24 Drozdowski, L. & Thomson, A. B. (2006): »Aging and the intestine«. *World Journal of Gastroenterology*, 12(47), S. 7580

25 Salles, N. (2007): »Basic mechanisms of the aging gastrointestinal tract«. *Digestive Diseases*, 25(2), 114 ff.

26 Gallagher, P., & O'Mahony, D. (2009): »Constipation in old age«. *Best Practice & Research Clinical Gastroenterology*, 23(6), S. 875–887

27 Ford, A. C.; Lacy, B. E. & Talley, N. J. (2020): »Irritable bowel syndrome«. *New England Journal of Medicine*, 376(26), S. 2570

28 Bouras, E. P. & Tangalos, E. G. (2009): »Chronic constipation in the elderly«. *Gastroenterology Clinics of North America*, 38(3), S. 469

29 Deutsche Gesellschaft für Ernährung (DGE) (2025): »Ausgewählte Fragen und Antworten zu Ballaststoffen«

30 Zhou, Q.; Verne, M. L.; Fields, J. Z.; Lefante, J. J.; Basra, S.; Salameh, H. & Verne, G. N. (2019): »Randomised placebo-controlled trial of dietary glutamine supplements for postinfectious irritable bowel syndrome«. *Gut,* 68(6), S. 1000 ff.

31 Frohnhofen, H. & Weeß, H.G. (Hrsg.) (2021): *Schlaf im Alter: Patientenratgeber der Deutschen Gesellschaft für Schlafforschung und Schlafmedizin (DGSM).* Deutsche Gesellschaft für Schlafforschung und Schlafmedizin. S. 6

32 Geschke, K.; Palm, S.; Reinwarth, A. & Leibinger, K. (2025): »Depression im Alter – wie häufig ist sie und was lässt sich dagegen tun?«. *DNP – Die Neurologie & Psychiatrie*, 26(1), S. 28–29

33 Kerckhoff, A. (o. J.): »Hausmittel als Einschlafhilfe«. Thieme Natürlich

34 Kelle-Herfurth, K. (2025): »Was unterscheidet eine echte Depression von schlechter Laune, Traurigkeit, Trauer?«. *Schlaganfallbegleitung*

35 Binder, S. (2022): »Mit Nährstoffen Stimmung machen«. *Deutsche Heilpraktiker-Zeitschrift*, 17(4), S. 37 ff.

36 Deutsche Gesellschaft für Neurologie e. V. & Deutsche Gesellschaft für Psychiatrie und Psychotherapie, Psychosomatik und Nervenheilkunde e. V. (Hrsg.) (2025): *S3-Leitlinie Demenzen (Version 5.2).* AWMF-Registernummer 038-013, S. 16–18

37 lores-Torres, M. H.; Christine, C. W.; Bjornevik, K.; Molsberry, S. A.; Hung, A. Y.; Healy, B. C.; Blacker, D.; Schwarzschild, M. A. & Ascherio, A. (2023): »Long-Term Intake of Folate, Vitamin B6, and Vitamin B12 and the Incidence of Parkinson's Disease in a Sample of U.S. Women and Men«. *Mov Disord*, 38, S. 870 f.

38 Smith, A. D.; Smith, S. M.; de Jager, C. A.; Whitbread, P.; Johnston, C.; Agacinski, G.; Oulhaj, A.; Bradley, K. M.; Jacoby, R. & Refsum, H. (2010): »Homocysteine-lowering by B vitamins slows the rate of accelerated brain atrophy in mild cognitive impairment: A randomized controlled trial«. *PLoS ONE*, 5(9), e12244, S. 3 ff.

39 Willers, J.; Schuchardt, J. P. & Hahn, A. (2013): »Bedeutung langkettiger ω-3-Fettsäuren für die neuronale und kognitive Funktion im Alter«. *Schweizer Zeitschrift für Ernährungsmedizin*, 1, S. 38 ff.

40 Chilibeck, P. D.; Candow, D. G.; Landeryou, T.; Kaviani, M. & Paus-Jenssen, L. (2015): »Effects of Creatine and Resistance Training on Bone Health in Postmenopausal Women«. *Medicine and science in sports and exercise*, 47(8), S.1591–1592

Register

Über die Autorinnen

In ihrer Zusammenarbeit verbinden Dr. med. Elke Mantwill und ihre Tochter Alicia Mantwill medizinische Praxiserfahrung mit wissenschaftlicher Arbeit. Gemeinsam konzipieren sie Fachvorträge, publizieren in Fachzeitschriften und sind Co-Autorinnen des 2024 im Riva Verlag erschienenen Ratgebers *Nährstoff-Guide für Frauen*. Ihre Arbeitsschwerpunkte liegen in der orthomolekularen und komplementären Medizin, darunter funktionelle Gastroenterologie, Sport-, Ernährungs- und Stressmedizin.

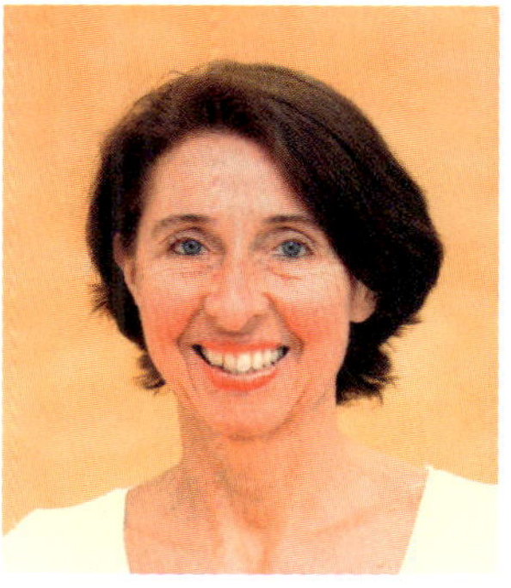

Dr. med. Elke Mantwill ist Fachärztin für Allgemeinmedizin mit den Zusatzbezeichnungen Ernährungsmedizin, Sportmedizin, Phlebologie und Akupunktur sowie Diplom-Sportwissenschaftlerin. Seit über 20 Jahren führt sie eine eigene allgemeinmedizinische Praxis und ist als Referentin europaweit tätig. Sie integriert Schulmedizin und komplementäre Methoden und veröffentlicht regelmäßig in verschiedenen Fachmedien.

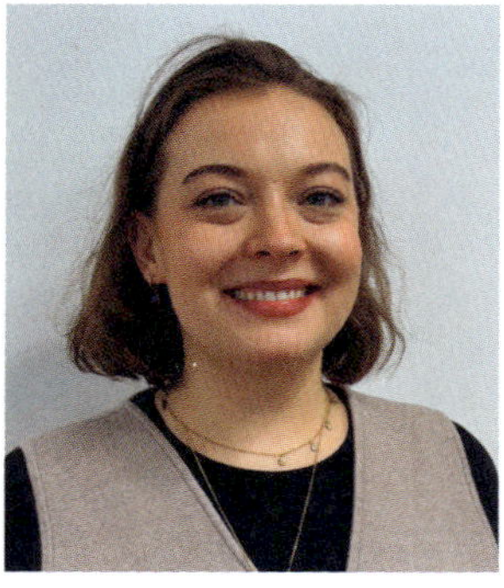

Alicia Mantwill hat Medizinmanagement und Medizinökonomie studiert (M. A., B. Sc.) und ist auf die wissenschaftliche Aufbereitung medizinischer Themen spezialisiert. Sie recherchiert aktuelle Studienergebnisse, verfasst Fachartikel und konzipiert gemeinsam mit ihrer Mutter medizinische Vorträge zu komplementär- und funktionalmedizinischen Themen.

Bibliografische Information der Deutschen Nationalbibliothek
Die Deutsche Nationalbibliothek verzeichnet diese Publikation in der Deutschen Nationalbibliografie. Detaillierte bibliografische Daten sind im Internet über https://dnb.de abrufbar.

Für Fragen und Anregungen
info@m-vg.de

Wichtiger Hinweis
Dieses Buch ist für Lernzwecke gedacht. Es stellt keinen Ersatz für eine individuelle medizinische Beratung dar und sollte auch nicht als solcher benutzt werden. Wenn Sie medizinischen Rat einholen wollen, konsultieren Sie bitte einen qualifizierten Arzt. Der Verlag und die Autorinnen haften für keine nachteiligen Auswirkungen, die in einem direkten oder indirekten Zusammenhang mit den Informationen stehen, die in diesem Buch enthalten sind.

Ausschließlich zum Zweck der besseren Lesbarkeit wurde auf eine genderspezifische Schreibweise sowie eine Mehrfachbezeichnung verzichtet. Alle personenbezogenen Bezeichnungen sind somit geschlechtsneutral zu verstehen.

Originalausgabe
1. Auflage 2026

Türkenstraße 89
80799 München
Tel.: 089 651285-0

Redaktion: Caroline Kazianka
Umschlaggestaltung: Sabrina Pronold
Umschlagabbildung: Shutterstock/Anastasiya_KV, LadadikArt, chumchum1212, Ade Santani, kyiv-top, farukdsg
Abbildungen im Innenteil:Die folgenden Grafiken wurden vom Verlag nachgebaut, mit freundlicher Genehmigung von Ganzimmun Diagnostics GmbH und biovis Diagnostik MVZ GmbH: S. 60–64; riva Verlag: S. 82, 195 o.; Anette Reisinger: S. 271 o.; privat: S. 271 u.; alle weiteren Abbildungen: AdobeStock:/gritsalak S. 142; /pikovit S. 195 u.; Shutterstock: /Andrii Bezvershenko, elenabsl, Finevector, MVshop, HappyPictures, GN.Studio S. 14; /Antonina Vlasova S. 20; /Tatjana Baibakova S. 22, 215; /monticello S. 32, 42, 116; /artem evdokimov S. 45; /inspiring.team, Victoria Sergeeva S. 48; /WinWin artlab S. 72; /Julia Sudnitskaya S. 85; /SHIROKUMA DESIGN, Hanna Novich, Graphics tune S. 88; /metsi, Victoria Sergeeva, Orxbyte, Ksu_Design_08 S. 128; /grinny S. 98; /pics five S. 100; /WinWinFolly S. 110; /yatate S. 118; /Double Brain S. 120; /Solarisys S. 131; /rob9000 S. 151; /VectorMine S. 156; /Lilia Solonari S. 163; /SAMAREEN S. 177; /AYO Production S. 181; /amenic181 S. 193; /Mary Long S. 204; /YARUNIV Studio S. 223; /Miljan Zivkovic S. 231; /Erhan Inga S. 234; /PeopleImages S. 236; /Lucigerma S. 244
Layout: Katja Muggli, www.katjamuggligrafikdesign.de
Satz: Daniel Förster
Druck: Florjancic Tisk d.o.o., Slowenien
Printed in the EU

ISBN Print 978-3-7423-2967-7
ISBN E-Book (EPUB, Mobi) 978-3-7453-2702-1